# 超音波を用いた
# 痙縮治療アトラス
### 標的筋への最適な施注のために

**Paul Winston**
pauljwinston@gmail.com

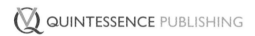

Quintessence Publishing Co, Ltd
Quintessence House
Grafton Road, New Malden, Surrey KT3 3AB
United Kingdom
www.quintessence-publishing.com

Copyright © 2023, Quintessence Publishing Co, Ltd

Atlas of Ultasound-Guided Nerve-Tageted Procedures for Spasticity
ISBN 978-1-78698-128-8
By Paul Winston / Daniel Vincent
Copyright© 2023 by KVM－Der Medizinverlag Dr. Kolster Verlags-GmbH, Berlin, Germany, ein Unternehmen der Quintessenz-Verlagsgruppe.
All Rights reserved.
Japanese language translation rights arranged with KVM－Der Medizinverlag Dr. Kolster Verlags-GmbH Berlin, Germany, ein Unternehmen der Quintessenz-Verlagsgruppe.

重要な注意事項：

医学は他のあらゆる科学分野と同様，常に発展している．

特に治療法に関しては，研究と臨床経験によりその知識の幅を広げている．

本書において投与量や投与方法が記載されている場合，著者，編集者，出版社が最新知識に基づき細心の注意を払っているが，出版社は薬剤の選択，投与指示，投与方法に関するいかなる情報を保証するものではない．したがって利用する際には必ず製品の添付文書を確認し，製造・販売業者に相談するよう十分注意すべきである．

なお，本書はすべて著作権により保護されており，出版社の許可なく使用することは禁じられ，違反である．これは特に複製，翻訳，マイクロフィルミング，電子システムでの保存および処理に適用される．

# 超音波を用いた
# 痙縮治療アトラス
## 標的筋への最適な施注のために

[編著] Paul Winston
Daniel Vincent

[訳] 久保　仁
瀬戸　一郎

クインテッセンス出版株式会社　2024

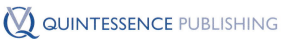

Berlin | Chicago | Tokyo
Barcelona | London | Milan | Paris | Prague | Seoul | Warsaw
*Beijing | Istanbul | Sao Paulo | Zagreb*

# 著者一覧

**Allart, Etienne, MD, PhD**
Physical Medicine and Rehabilitation
Université de Lille, CHU de Lille
Lille, France

**Angioni, Florence, MD**
Physical Medicine and Rehabilitation
University of Paris, APHP
Paris, France

**Bini, Nathalie, MD**
Orthopedic Surgeon
Ospedale Infantile Regina Margherita
Turin, Italy

**Brar, Arman, BSc**
Medical Student
University of British Columbia
Vancouver, Canada

**Boissonnault, Eve, MD, FRCPC**
Physical Medicine and Rehabilitation
University of Montreal
Montreal, Canada

**Cambon-Binder, Adeline, MD, PhD**
Orthopedic and Trauma Surgery
Sorbonne University
Paris, France

**Deltombe, Thierry, MD**
Physical Medicine & Rehabilitation
CHU UCL Namur site Godinne
Yvoir, Belgium

**Genêt, François, MD, PHD**
Physical Medicine and Rehabilitation
Université Paris Saclay, APHP
Garches, France

**Ghuman, Jaskiran, DO**
Brain Injury Medicine, & Physical Medicine
& Rehabilitation
Icahn School of Medicine at Mount Sinai
New York, NY, USA

**González-Buonomo, Javier, MD**
Physical Medicine & Rehabilitation, & Brain Injury
Medicine
Ponce Health Sciences University
Ponce, Puerto Rico

**Hashemi, Mahdis, MD**
Physical Medicine and Rehabilition
Vancouver Island Health Authority
Victoria, Canada

**Keenan, Mary Ann, MD**
Neuro-Orthopedic Surgery
MossRehab Hospital
Elkins Park, PA, USA

**Kivi, Anatol, MD**
Neurology and Neurorehabilitation and
Physical Therapy, Department of Neurology with
Stroke Unit and Neurorehabilitation
Vivantes Hospital Spandau
Berlin, Germany

**Lagnau, Philippe, MD**
Physical Medicine and Rehabilitation
Hopital Casanova
Saint-Denis, France

**Leclercq, Caroline, MD**
Consultant Hand Surgeon
Institut de la Main, Clinique Bizet
Paris, France

**Li, Sheng, MD, PhD**
Physical Medicine and Rehabilitation, & Brain
Injury Medicine, McGovern Medical School The
University of Texas Health Science
Center-Houston
Houston, TX, USA

**Lo, Alto, MD, FRCP**
Physical Medicine and Rehabilitation
University of Alberta
Edmonton, Canada

**Mahan, Mark A., MD, FAANS**
Neurosurgery
University of Utah
Salt Lake City, UT, USA

**Merlini, Lorenzo, MD**
Hand and Upper Limb Surgery
Institut de la Main, Clinique Bizet
Paris, France

**Munin, Michael C., MD**
Physical Medicine and Rehabilitation
University of Pittsburgh School of Medicine
Pittsburgh, PA, USA

**Nielsen, Jens Bo, MD, Phd, D, M, Sci**
Neuroscience, Department of Neuroscience University of Copenhagen
Copenhagen, Denmark

**Pandyan, Anand D., PhD**
Bioengineer
Bournemouth University
Bournemouth, UK

**Parot, Catalina, MD**
Pediatric Orthopedic and Trauma Surgery
Hospital Luis Calvo Mackenna, Instituto Teleton
Santiago
Santiago, Chile

**Paulos, Renata, MD, PhD**
Hand surgeon
Faculdade de Medicina da Universidade
de São Paulo
São Paulo, Brazil

**Picelli, Alessandro, MD, PhD**
Physical Medicine and Rehabilitation
University of Verona
Verona, Italy

**Reebye, Rajiv, MD, FRCPC**
Physical Medicine and Rehabilitation
University of British Columbia
Vancouver, Canada

**Ri, Songjin, MD**
Neurorehabilitation
Charité Medical University
Berlin, Germany

**Schramm, Axel, MD**
Neurologist
NeuroPraxis Fuerth
Fuerth, Germany

**Schnitzler, Alexis, MD, PhD**
Physical Medicine and Rehabilitation
Hôpital F. Widal-Lariboisière
Université de Paris
Paris, France

**Sturbois-Nachef, Nadine, MD**
Orthopedic Surgery
Institut de la Main, Clinique Bizet
Paris, France

**Vincent, Daniel, BScMed, MD, FRCPC**
Anesthesiology and Interventional Pain Management
University of British Columbia
Victoria, British Columbia, Canada

**Winston, Paul, MD, FRCPC**
Physical Medicine and Rehabilitation
University of British Columbia
Victoria, British Columbia, Canada

**Wissel, Jörg, MD**
Neurological Rehabilitation and Physical Therapy, Vivantes Klinikum Spandau, Berlin and
University of Potsdam, Rehabilitation Science,
Health Campus Brandenburg,
Germany

# 推薦の序

痙性麻痺，拘縮は神経リハビリ治療の主要なテーマである．それに関する教科書，モノグラフは多数あるが，本書はそれらの中にあって，他書にはないユニークな特長を備えたアトラス的教科書である．まず，本を開くと多数の精緻な末梢神経・筋のイラストをみることができ，それに目を奪われる．それに加えて，二次元コードが呈示され，スマートフォンを駆使すると，目的神経，筋，血管が示される．これは動的画像である．微細な末梢神経，筋，血管の拍動などが同時に可視化され，刺入針との位置関係が明らかになる．これにより，確実に目的神経を同定することができる．同定神経を各種の神経ブロック法を利用して，痙縮，拘縮への効果（診断的神経ブロック）を確かめ，必要に応じてフェノール，アルコール，凍結などによる非可逆的神経ブロック療法に進むことができる．また，目的筋のボツリヌス神経毒素製剤（BoNT）による筋弛緩治療にも確実にターゲットを絞れる．

しかしながら，本書は単なる動的アトラスではない．施行者が痙縮，拘縮の基礎的，臨床的意義を十分に理解するための説明に十分なスペースを割いており，その内容は最新である．つまり本書はアトラスの域を遙かに超えた教科書でもある．そして，痙縮・拘縮治療のアプローチとして診断的神経ブロックの重要性を説き，各種の可逆的・非可逆的ブロック法の長所や問題点を明らかにしてくれる．また，神経リハビリの領域を超えて，神経内科・整形外科における筋電図検査，末梢神経伝導検査のアトラスとしても重宝されるだろう．

本書はカナダのブリティッシュ・コロンビア大学理学療法・リハビリテーション科のP. Winston博士と，麻酔科のD. Vincent博士が中心となり，33人の国際的エキスパートが分担執筆している．このアトラスの神経リハビリにおける内容が最新であり，プレゼンテーション手法も斬新なことに感銘を受け，国際医療福祉大学市川病院リハビリテーション科の久保 仁医師と総合南東北病院放射線治療科／東京大学医学部非常勤講師の瀬戸一郎医師が，多忙な診療の中にもかかわらず，邦訳を引き受けてくださった．ぜひ一度本書を手に取って，まずイラストをみて，お持ちのスマートフォンをそっと二次元コードに当てていただきたい．

総合南東北病院神経科学研究所所長
福島県立医科大学名誉教授
山本悌司

## 翻訳の序

　中枢神経疾患後の患者は痙縮をきたすことがあり，これは慢性期のADLに多大な影響を及ぼす．したがって慢性期の治療のターゲットのひとつとして痙縮への対応が重要視されている．なかでもボツリヌス神経毒素製剤やフェノール，エチルアルコールといった薬剤を使用した痙縮治療が本邦でも広まっている．

　この治療の成否を左右するポイントとして，「標的筋に正確に施注できるかどうか」がある．この対策として超音波を使用した方法があるが，超音波を用いた標的筋・神経の同定・施注に関する詳細がまとまった書籍は本邦では少ない．

　本書の構成として多忙を極めるこの分野の医療関係者が活用しやすいよう，大きく2つに分かれている．

　1章から4章まではこの分野の研究の歴史や臨床の基礎を中心に記載され，実施までの設備などの準備についてを中心にまとめられている．

　5章「上肢編」と6章「下肢編」は，写真やイラストを多用し，中には症例なども織り込まれ，実践的な内容が中心となっている．

　なかでも特筆すべきは，二次元コードを用いて動画にアクセスすることも可能となっており，イメージしやすいように配慮されている点である．これにより，施注時に医師が本書をベッドサイドまで携行し，参考にしながら施注することが可能となっている．

　翻訳にあたっては，和文に該当があるものについては和文を掲載するようにしている．日本の本分野の専門家にとってなじみのないものに関しては，理解しやすいよう，補足や日本での記述に近くなるよう考慮しながら翻訳を行った．

　なお，本書の原典は欧米諸国の医療従事者が執筆したものである．本邦の医療機器や薬剤の適用とは異なる場合があり，著者および訳者はこれらの責任を負うものではない．本書記載内容を実臨床に活用する場合，最新情報を今一度確認のうえ，適宜各施設において倫理委員会に諮るなどのしかるべき段階を経るべきであろう．

　これまでの諸外国の研究者および専門医の努力と，患者様のご理解とご協力が集約された貴重な知見を，日本でも大いに活用いただきたい．今後，多くの臨床家の皆様の力添えを得て，正確な施注と良好な転帰によって，適切に日本で普及していくこと，そして将来的には高い技術を習得した医療者の育成がひろがることを，翻訳者として，心より願っている．

　最後に，本書翻訳に際し，推薦文の記載・本書の記載内容のチェックに貴重な時間を費やしてくださった山本悌司先生，根気よく対応してくださったクインテッセンス出版の方々に，心より御礼を申し上げる．

2024年9月

国際医療福祉大学市川病院　　総合南東北病院放射線治療科
リハビリテーション科　　東京大学医学部非常勤講師
久保　仁　　　　　　　　瀬戸一郎

# Contents

著者一覧　IV
推薦の序　山本悌司　V
翻訳の序　久保　仁／瀬戸一郎　VI
略語一覧　VIII
訳者略歴　171

## 1 はじめに ......................................... 1
1.1　著者紹介 ............................................ 1
1.2　謝辞 .................................................. 1
1.3　本アトラスの使い方 .............................. 2
1.4　痙縮に対する臨床測定のアプローチを変える .... 3

## 2 序論 .................................................. 7
2.1　診断的神経ブロックの紹介 ..................... 7
2.2　フランスにおける運動神経ブロックの
　　歴史とそのすすめ ................................ 11
2.3　多職種での共同アトラスの必要性 ............ 13
2.4　神経内科・整形外科における
　　患者中心のチーム医療 .......................... 14
2.5　集学的痙縮治療における麻酔科医の役割 ..... 17
2.6　四肢の痙縮姿勢 ................................. 17

## 3 超音波の原理 .................................... 27
3.1　超音波トランスデューサーの
　　オリエンテーション ............................. 27
3.2　神経，動脈，静脈の空間的位置関係 ......... 29
3.3　さまざまな神経枝の表面解剖ランドマーク ... 32
3.4　解剖構造は個人差があるため
　　そのランドマークが鍵 ........................... 33
3.5　外科的神経切除術 ............................... 34
3.6　超音波による三次元神経イメージング ........ 35
3.7　超音波による痙縮筋変化の評価：
　　修正 Heckmatt スケールの使用 .............. 37
3.8　神経のトラッキング（近位から遠位へ）：
　　円回内筋から内在筋の正中神経 ............... 40
3.9　注射液のトラッキング ......................... 42
3.10　刺激装置のセットアップ ...................... 44
3.11　超音波ガイド下診断的神経ブロックにおける
　　人間工学 .......................................... 45
　　付録　超音波ガイド下診断的神経ブロックと
　　　　　超音波ガイド下化学的除神経の両方に
　　　　　適用できる一般的な人間工学的原則 ...... 51

## 4 神経を標的とする手技 ......................... 53
4.1　フェノールとエチルアルコールによる
　　化学的神経溶解療法 ............................ 53
4.2　凍結神経融解 - 痙縮肢に対する
　　新しい経皮的低侵襲療法 ....................... 60
4.3　ViVe アルゴリズム．
　　診断的神経ブロックを用いた新規発症した
　　脳卒中後麻痺側肩関節疼痛の管理 ............ 65
4.4　痙縮性上肢に対する神経切除術 .............. 67

## 5 神経を標的とする手技　上肢編 ............. 71
5.1　肩の内転・内旋 ................................. 71
5.2　大胸筋と神経血管構造 ......................... 72
5.3　外側胸筋神経：大胸筋 ......................... 74
5.4　内側胸筋神経：小胸筋 ......................... 76
5.5　胸背神経：広背筋 .............................. 78
5.6　肘の痙性屈曲 ................................... 80
5.7　筋皮神経：上腕二頭筋 ......................... 84
5.8　筋皮神経：上腕筋 .............................. 86
5.9　橈骨神経：腕橈骨筋 ........................... 88
5.10　手首と指：解剖学的ガイドと遠位上肢における
　　新しいフェノール神経ブロックの方法 .......... 90
5.11　痙縮に関与する
　　上肢筋運動神経枝の解剖 ....................... 97
5.12　神経ブロックの診断に使用している
　　手の痙縮の評価 .................................. 101
5.13　正中神経：円回内筋 .......................... 102
5.14　正中神経：橈側手根屈筋 .................... 104
5.15　正中神経：浅指屈筋 .......................... 106
5.16　正中神経：前骨間神経から深指屈筋 ........ 108
5.17　正中神経：前骨間神経から長母指屈筋 ...... 110
5.18　正中神経：前骨間神経から方形回内筋 ...... 112
5.19　正中から内在筋：虫様筋 1 - 2，短母指外転筋,
　　短母指屈筋，母指対立筋 ....................... 114
5.20　尺骨神経：尺側手根屈筋 .................... 116
5.21　尺骨神経：深指屈筋 .......................... 118
5.22　尺骨神経：尺骨深部内在筋 - part 1 ....... 120
5.23　尺骨神経：尺骨深部内在筋 - part 2 ....... 122
5.24　橈骨神経：
　　長橈側手根伸筋と短橈側手根伸筋 ............. 124
5.25　橈骨神経：尺側手根伸筋 .................... 126
5.26　橈骨神経：総指伸筋 .......................... 128

## 6 神経を標的とする手技　下肢編 ............ 130

| 6.1 | 閉鎖神経 ................................................ 130 |
| 6.2 | 閉鎖神経：長内転筋への前部分枝 ...... 132 |
| 6.3 | 閉鎖神経：短内転筋への前部分枝 ...... 134 |
| 6.4 | 閉鎖神経：薄筋への前部分枝 ............ 136 |
| 6.5 | 閉鎖神経：恥骨筋への前部分枝 ......... 138 |
| 6.6 | 閉鎖神経：大内転筋への後部分枝 ...... 140 |
| 6.7 | 大腿神経 ............................................ 142 |
| 6.8 | 大腿神経：大腿直筋 ........................... 144 |
| 6.9 | 坐骨神経 ............................................ 146 |
| 6.10 | 坐骨神経：大腿二頭筋 ........................ 148 |
| 6.11 | 坐骨神経：半膜様筋 ........................... 150 |
| 6.12 | 坐骨神経：半腱様筋 ........................... 152 |

| 6.13 | 足部痙縮の管理における<br>診断的神経ブロックの役割 ................. 154 |
| 6.14 | 脛骨神経への超音波 ........................... 156 |
| 6.15 | 脛骨神経の外科的解剖 ........................ 157 |
| 6.16 | 脛骨神経幹と神経枝 ........................... 158 |
| 6.17 | 脛骨神経：腓腹筋 .............................. 160 |
| 6.18 | 脛骨神経：ヒラメ筋 ........................... 162 |
| 6.19 | 脛骨神経：後脛骨筋 ........................... 164 |
| 6.20 | 脛骨神経：長趾屈筋 ........................... 166 |
| 6.21 | 内在筋に対する脛骨神経支配：<br>内側足底神経と外側足底神経 ........... 168 |

## Index ......................................................... 170

# 略語一覧

本文中では以下の略語を使用している.

| AFO | 短下肢装具 |
| AIN | 前骨間神経 |
| ASP | 上腕痙縮位 |
| BI | Barthel 指数 |
| BoNT | ボツリヌス神経毒素製剤 |
| CNS | 中枢神経系 |
| CRPS | 複合性局所疼痛症候群 |
| DBUN | 尺骨神経深枝 |
| DIO | 背側骨間筋 |
| DNB | 診断的神経ブロック |
| ECRB | 短橈側手根伸筋 |
| ECRL | 長橈側手根伸筋 |
| ECU | 尺側手根伸筋 |
| EDC | 総指伸筋 |
| EDB | 短趾伸筋 |
| EI | エコー強度 |
| EMG | 筋電図 |
| EPB | 短母指伸筋 |
| EPL | 長母指伸筋 |
| FCR | 橈側手根屈筋 |
| FIM | 機能的自立度評価法 |
| FPB | 短母趾屈筋 |
| FDP | 深指屈筋 |

| FDS | 浅指屈筋 |
| FPL | 長母指屈筋 |
| HSN | 超選択的神経切除 |
| HSP | 麻痺側肩関節疼痛 |
| LPN | 外側胸筋神経 |
| MAS | 修正 Ashworth スケール |
| MSCN | 筋皮神経 |
| MPN | 内側胸筋神経 |
| PMM | 大胸筋 |
| PSS | 脳卒中後痙縮 |
| ROM | 関節可動域 |
| SCI | 脊髄損傷 |
| SEMLC | 多段階化学的神経溶解術 |
| SEVF | 痙性足 |
| SMD | 痙縮がもたらす運動障害 |
| SMO | 痙性筋過活動 |
| TBI | 脳外傷（外傷性脳損傷） |
| TEL | 大腿骨通顆線 |
| TIP | 握り母指 |
| UMN | 上位運動ニューロン |
| UMNS | 上位運動ニューロン徴候 |
| US | 超音波 |

# 1 はじめに

## 1.1 著者紹介

Paul Winston博士は，カナダ理学療法・リハビリテーション協会の元会長であり，ブリティッシュ・コロンビア州ビクトリアにあるアイランド・ヘルスリハビリテーションおよびトランジション部門のメディカル・ディレクターであり，ブリティッシュ・コロンビア大学の臨床准教授である．同じくブリティッシュ・コロンビア大学のRajiv Reebye博士とともに，カナダの痙縮・神経・整形外科コンソーシアム（Canadian Advances in Neuro-Orthopedics for Spasticity Consortium：CANOSC）の共同創設者である．

各国で独自に行われている痙縮治療の進歩を目の当たりにし，痙縮治療における国際的な協力体制を強化したい思いから本アトラスを構想するに至った．

Daniel Vincent博士は，ブリティッシュ・コロンビア大学の麻酔科医である．本アトラスに掲載されるすべての診断的神経ブロックの超音波プロトコルを開発し，凍結神経融解プロトコルの初期開発にも携わった．

本書のアトラス画像は，グラフィックデザイナーのBrad Duffy氏が作成，ラベル付け，修正を行ったものである．

## 1.2 謝辞

本書にはこの分野の第一人者である著名な専門家が数多く登場する．

外科のMary Ann Keenan医師，Caroline Leclercq医師，Thierry Gustin医師，Phillipe Denormandie医師による本分野での画期的な取り組みに感謝したい．

また理学療法専門家であるAlain Yelnik博士，Thierry Deltombe博士，François Genêt博士，Alessandro Picelli博士ならびに神経科医であるJörg Wissel博士の研究内容が含まれている．

本書は著者全員が惜しみなく知識を共有してくれた．また，基礎的作業に貢献したArman Brar氏，本書の構成を提供したクインテッセンス出版，Wolfgang Jost教授，Merz社の財政的支援に感謝する．特にYannick Grosskreutz氏はMerz社とともに，医療従事者と患者向け教育資源の向上に高い目標をもっていた．

初期の国際ワーキンググループはIpsen社のAmandeep Mann氏に支援いただいた．ビクトリア病院財団はわれわれの超音波装置に協力し，アイランド・ヘルス・リサーチには強固なパートナーシップを提供してくれた．CANOSCのHeather Dow女史は世界的教育活動の基礎を築いてくれた．Reebye博士の協力とパートナーシップ，William氏とKieran氏の惜しみないサポートに感謝したい．

### 1.3 本アトラスの使い方  Paul Winston

『ボツリヌス療法アトラス(Atlas of Botulinum Toxin Injection)』(Wolfgang Jost 著)は2008年に出版され，痙縮筋に対するボツリヌス神経毒素製剤(BoNT)注射の標的を定める詳細な解剖アトラスである．版をさらに重ね，臨床経験にもとづくヒントや筋肉の超音波(US)画像も掲載され，本アトラスは臨床現場において定番となり，慣れ親しんだ画像，原則が普及し，現在もBoNT注射の局在診断のスタンダードであり続けている．

痙縮に対する治療は多様なアプローチが必要である．これは，経口薬からBoNTやフェノール/エチルアルコールなどの薬物療法が含まれ，近年では外科的な神経切離／神経切除や腱の延長，キャスト固定，装具，そして経皮的な凍結神経融解などの手術介入も注目されつつある．

これらを実施するにあたり，痙縮筋の過活動を理解することが重要である．痙縮姿勢では可逆的変形に起因することがあり，関節が受動または能動的に広範囲で動かせることを意味する．通常，ゆっくりとした受動運動では可能だが，速い動きには突然の抵抗をもたらした後，運動しにくくなり，拘縮にいたることがある．

筋腱性拘縮とは筋をそれ以上伸ばせず，完全可動域が得られない状態である．

拘縮という言葉は後者を指すものだが，理学的検査だけでは関節が完全拘縮しているかを確定できない．痙縮筋の過活動は，筋肉がその長さまで単純に伸びないだけのこともある．例えば，患者は朝や夜の非活動時には自分の手をひらくことができるが，日中の活動時になると無理にひらけなくなることに気づくかもしれない．本アトラスでは診断的神経ブロック(DNB)の手技を紹介していく．DNBは筋活動ブロックを目的とするため，痙縮筋活動を無効化し，真の拘縮を鑑別できる．痙性ジストニアは痙縮治療時に検討しなければならない付随パターンである．

もっとも一般的な四肢痙直位については序章でJörg Wissel博士が説明している．Anand D. Pandyan教授とJens Bo Nielsen教授は，痙縮診断の難しさ，評価や転帰の評価の不適切さについて概説している．

DNBに関する文献はほとんどがフランス語圏のものであり，表面解剖学的局在と経皮的電気刺激(e-stim)に関するものである．本書ではUSガイド下でのDNBを効率よく実施できるように神経とその分枝の表面位置とランドマークを提供している．また，近接する神経と血管構造が描写されているので，標的神経を迅速に特定可能である．カラードップラーUS検査を用いることで血管への誤った穿刺が回避可能である．

これまでの図譜では，神経の空間的関係を正しく反映できず，神経枝の近接性や生体での神経枝の多様性を示せていなかった．しかし今回はAxel Schramm博士による3次元的神経再構築と，Caroline Leclerq博士とMark A. Mahan博士による手術画像を提供している．DNBは痙縮管理の新たな基盤である．例えば，上腕二頭筋枝にDNBを行うと，この筋が麻痺していても患者は完全可動域を獲得できるため，BoNT療法の標的はこの筋だけでよいことがわかる．痙縮性肘関節の管理については，François Genêt博士とPaul Winston博士によるアトラスで取り上げている．同様に，腓腹筋やヒラメ筋脛骨枝のDNBは，どの筋肉が関与しているかを示している．これは，Thierry Deltombe博士とAlessandro Picelli博士によるUS画像での局在について詳細に説明されている．以上より，DNBは痙縮に関与する主要筋肉を正確に把握し，標的とすることで，BoNTやフェノールを最大限に利用できる．DNBはまた，長期的かつ有効的なブロックのために，凍結神経融解による神経切離／神経切除術のような，より決定的な処置が可能かどうかを提案する．

整形外科医のCaroline Leclercq博士は神経を標的とした手術について解説する．また，Heakyung Kim博士とMichael Munin博士は，痙縮におけるフェノールの役割について，Sheng Li博士は，フェノールを用いた手くびと指の神経の手術について解説する．

数十年の集大成である本書のコンテンツには，複数の国から多くの専門家が参加している．Rajiv Reebye博士は，USを用いた手技と筋線維化における問題点について解説する．

本アトラスは神経を標的とする治療の熟練者であっても初心者であっても，治療成績を向上させるためのガイダンス，デモンストレーション，臨床症例，治療オプション，二次元

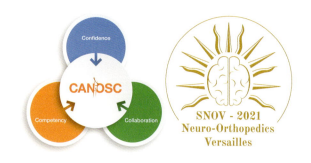

本アトラスは，CANOSCとSNOVに所属する医師たちの協力によって考案された．

コードでアクセスできる約60点の動画を提供している．本書を通じ，特に複雑な症例には多職種の介入と専門家同士の連携協力が必須であることを認識してもらえれば幸いである．

本書は，CANOSCとベルサイユ国際神経外科シンポジウム（SNOV）を代表するメンバーによる取り組みであり，世界規模で痙縮への治療，介入に関する高度で利用しやすい教育の提供を目的としている．

## 1.4 痙縮に対する臨床測定のアプローチを変える
Anand D. Pandyan & Jens Bo Nielsen

### はじめに

「痙縮」は，神経学的リハビリテーションにおいて広く普及している用語の１つであり，臨床分野・研究分野ともに浸透している[1-3]．しかし，ほとんどの文献（30％）でその定義は明確にされず，一貫性がない[3,4]．定義については過去に議論されたものの，現時点では再度検討される予定はない[3-5]．したがって本書ではその代替として，治療に役立つ可能性のある測定評価方法の原理について提示していく．

### 痙縮とはなにか？

痙縮という単語を調べる前に，通常の運動制御の進化について考えてみたい．

われわれは生まれながらに自発的な運動制御や目的をもった動きができない．この制御能力は時間をかけて獲得され，筋肉の興奮機能と抑制機能の組み合わせに基づいている．

通常，ある動作を初めて学ぶ際には，必要以上の筋肉を使おうとするが，能力が向上するにつれ，効率的な動きとともに不要な筋肉を使わないことを学ぶようになる（例：ダンスや武道の学習など）．

中枢神経系（CNS）内での興奮機能と抑制機能のプロセスは非常に活発で，運動制御は練習レベル，個人能力（例：強さ，フィットネスなど）や環境とともに進化する．

この章では，CNS内の（上位）運動ニューロン経路の損傷に焦点をあてていく．

CNSは損傷に対し驚くほどの適応能力があり，損傷にともなう徴候や症状は，その部位や範囲だけでなく，CNSの回復機序にも影響される．損傷されると，**興奮機能**と**抑制機能**をともに失う．重度の**興奮作用の喪失**は麻痺として，軽度の喪失では筋力低下と器用さの喪失が組み合わさった状態であらわれる．**抑制機能の喪失**はおもに，外部刺激（例えば，

冷たさ）や内部刺激（例えば，痛み）に対する無意識のα運動ニューロンの過剰な活性化（**痙縮**）として現れる．厳密には，CNSへの損傷の初期症状を表すもっとも適切な用語は，「**痙性麻痺**」である[5]．この論理に従うと，CNSに損傷をきたした成人患者のほとんどが**痙縮徴候**（つまり，通常は抑えられているべき筋肉が活動すること）を示す可能性が高いことが推測できる．

### 痙縮と拘縮の臨床症状とその発症経過

「痙縮の臨床症状とその時間的経過」に関する文献は，そのほとんどが測定評価を検証しないため信頼性に欠けている．また混乱した臨床尺度を利用しているため，そこからは十分な情報が得られない[4,5]．直接測定をした研究では，臨床症状の概要を以下のようにまとめている（参考文献5参照）．

- 安静時の筋肉活動（痙性ジストニア）．
- 安静時の筋肉が伸展する際の筋肉活動．この活動は速度[1]および/または位置依存性[2]として現れる可能性がある（ストレッチ誘発性筋肉活動[3]）．
- この状態は折りたたみ式ナイフのような症状を呈することもある．すなわち，抵抗が蓄積されその動きを停止させるものの，動きを継続すると突然解放されることがある．
- 痙攣および/またはクローヌス．
- 筋肉，腱，関節，結合組織における二次的な変化は，収縮性の増加を経て最終的に拘縮をきたす（痙攣性ミオトニアあるいはここで述べられたように，痙縮の一環として分けるべきか議論の余地がある．ほかの痙縮性の徴候や症状と臨床的に分離するのは難しいかもしれない）．

目的をともなった動きなのか，痙縮から生じた異常な運動パターンや共同収縮なのかについてコメントすることは難しい．それは筋力の弱い人では正常な生理的反応の可能性があるからである．

---

1　受動的な伸張速度が増加すると，筋活動の早い段階の角度および/または筋活動が大きくなる．
2　筋活動は，筋が受動的に伸張/伸展されるのに比例して増加する．
3　この現象は，痙縮のランス定義と一致している[5]．

はじめに

直接測定法を用いた研究と臨床評価を用いた研究を比較すると，痙縮が報告される頻度に顕著な違いがある．客観測定法を用いた研究によると，脳卒中患者の約79%に痙縮を発症する可能性があり，ほとんどが発症3週間以内に出現すると報告している[9,10]．

一方，臨床評価を用いた研究では，約37%に発生し，重度痙縮は発症6か月後まで認めないと報告している[11-13]．この違いの理由は，臨床評価が受動運動に対する抵抗が増加した場合にのみ痙縮と推定する傾向があり，その増加は神経の過活動というよりは筋肉や腱の弾性的変化(拘縮)を反映している可能性が高いからである．

## 患者の視点から見た痙縮とは？

「痙縮」という言葉は，一般の人が関心をもつものではない．「痙縮」として初めて聞くのは，その状態になる可能性があると医師が患者(またはその家族)に伝えたときである．そのため，患者にその言葉の理解を求めてもきっと混乱を招くだけだろう．また，痙縮にて受診した患者記録を調査すれば，痙縮を有すると考えられる人々が抱える問題についても情報が得られるかもしれない．最近行った評価[17]では，痙縮で受診する人のうち，痙縮そのものの治療を求める人はほとんどおらず，痙縮によって引き起こされるさまざまな問題(下記参照)を解決するための治療を求めていた．

・四肢のこわばり感や動きづらさ．
・疼痛．
・睡眠や日常生活に必要な活動を妨げる痙縮．
・美容・衛生(拘縮や四肢変形，手を清潔にできないために生じる悪臭)．
・圧迫性潰瘍(時に重篤な感染症に進展する)．
・筋力や体力の低下．
・効率的な歩行が困難になる，バランスをとりづらくなる．
・日常生活に必要な場面で手を使うことができない．
・スプリント，座席システムのような補助技術を使用できない．

特に重度の神経障害を抱える人々のケアを担当する介護者も忘れてはならない．介護者は，四肢の変形，圧迫性潰瘍，痛みをともなう患者のケアがより複雑であることに気づく．それは，合併症を未然に防ぐための治療を求める動機づけとなる．

## 痙縮治療における考え方のパラダイムシフト

痙縮患者の求める具体的ニーズについては，痙縮そのものが問題点の原因となっているか否かをまず考えるべきである．もし痙縮が原因ならば，正しく測定評価し，治療すべきである．もし違えば，治療自体がそもそも無駄になる[1,2]．この議論は新しいものではなく，現在までに知られている文献をまとめることが有用かもしれない[4]．

ただ，現在一般的に使用している痙縮測定の臨床尺度はその妥当性や信頼性が乏しいのが現状である[3-5]．痙縮の測定自体は有用である可能性はある．しかし，測定の手法があるにもかかわらず，一貫性をもった報告がほとんどされていないのである[19]．客観的な手法を使用して痙縮を直接測定することは可能だが，複雑なため，臨床実践ではめったに使用されていない[3-5]．

痙縮を測定しても，痙縮の存在自体が機能回復を必ずしも妨げるものではないという証拠が十分にある[9]．さらに，腕の機能が回復しない患者は(急性イベントの数日以内に)痙縮を認め，痙縮のない人よりも拘縮と四肢変形に進展していく可能性が高いというエビデンスもある[10]．

全身薬物療法介入に関するコクランの研究報告では痙縮測定(臨床尺度)，活動評価(例：歩行測定)に基づいた結果，どの治療も効果がなかったことがわかっている[20]．多くの全身薬物療法が神経系を抑制し，運動学習を妨げる傾向があることを考慮すると[20,21]，積極的なリハビリテーション中にそのような治療を同時使用すべきではないと考えられる．また，機能回復が見込めない患者に対し，早期に(つまり発症後早期*に)電気刺激またはボツリヌス神経毒素製剤A型(BoNT A)で治療することが，痙縮と拘縮の発生率を減少させ，拘縮矯正装置の必要性を減らし，鎮痛剤使用を減少させるエビデンスもある[22]．ある研究報告によれば，特に上肢において拘縮と疼痛が生じた後に，上記の治療効果を低減させることを示している[23]．

---

4　われわれは「最新技術」という言葉を使うことをためらうが，それはすべて第一原理的な議論に基づき，1900年代初頭からの先駆的文献により報告されてきたからである．

*　和文注：日本では「発症後早期」にBoNT Aを用いた治療が行われることは，まれである．

要約すると，痙縮が適正に特定され治療されると，痙縮やいくつかの二次的合併症が予防できるということになる．課題としては評価を変更し，適切に治療が必要な患者を識別し，「最適なタイミング」で治療を受けられるようにすることである[24, 25]．本書では，痙縮の治療方法について紹介していく．

ただし，これらの治療法を効果的に実行する場合，適切な患者を選択し，利用可能な治療を患者のニーズにあわせ，適正な測定を行うことが重要である．それにより，提供される治療が痙縮を改善させ，「入院時に発生した」二次的合併症の予防可能性をさらに向上できるかもしれない．

## References

[1] Landau WM. Spasticity: the fable of a neurological demon and the emperor's new therapy. Arch Neurol 1974;31:217–219.

[2] Landau WM. Spasticity after stroke: why bother? Stroke 2004;35:1787–1788.

[3] Pandyan AD. Spasticity: clinical perceptions, neurological realities and meaningful measurement. Disabil Rehabil 2005;27:2–6.

[4] Malhotra S et al. Spasticity, an impairment that is poorly defined and poorly measured. Clin Rehabil 2009;23:651–658.

[5] Pandyan AD et al. Definition and measurement of spasti-city and contractures. In: eds Pandyan AD, Hermens HJ, Conway BA (eds). Neurological Rehabilitation: Spasticity and Contractures in Clinical Practice and Research. Boca Raton, FL:CRC Press.

[6] Nielsen JB et al. Spastic movement disorder: should we forget hyperexcitable stretch reflexes and start talking about inappropriate prediction of sensory consequences of movement? Exp Brain Res 2020;238:1627–1636.

[7] Nielsen JB et al. Pathophysiology of spasticity. In: Pandyan AD, Hermens HJ, Conway BA (eds). Neurological Rehabilitation: Spasticity and Contractures in Clinical Practice and Research. Boca Raton, FL: CRC Press.

[8] Lorentzen J et al. Functional problems in spastic patients are not caused by spasticity but by disordered motor control. In: Pandyan AD, Hermens HJ, Conway BA (eds).Neurological Rehabilitation: Spasticity and Contractures in Clinical Practice and Research. Boca Raton, FL: CRC Press.

[9] Malhotra S et al. Spasticity and contractures at the wrist after stroke: time course of development and their association with functional recovery of the upper limb. Clin Rehabil 2011;25:184–191.

[10] Lindsay C et al. Can the early use of botulinum toxin in post stroke spasticity reduce contracture development? A randomised controlled trial. Clin Rehabil 2021;35:399–409.

[11] Watkins CL et al. Prevalence of spasticity post stroke. Clin Rehabil 2002;16:515–522.

[12] Sommerfeld DK et al. Spasticity after stroke: its occurrence and association with motor impairments and activity limitations. Stroke 2004;35:134–139.

[13] Lundström E et al. Time-course and determinants of spasticity during the first six months following first-ever stroke. J Rehabil Med 2010;42:296–301.

[14] Pandyan AD. A review of the properties and limitations of the Ashworth and modified Ashworth Scales. Clin Rehabil 1999;13:373–383.

[15] Pandyan AD. Contractures in the post stroke wrist: a pilot study of its time course of development and its association with upper limb recovery. Clin Rehabil 2003;17:88–95.

[16] Lanin NA et al. Effects of splinting on wrist contracture after stroke a randomized controlled trial. Stroke 2007;38; 111–116.

[17] Fitzgerald A, Pandyan A. An evaluation of the current assessment methods used within a district general NHS Trust spasticity service. Physiotherapy UK (AS-PTUK-2020-00098), 2020.

[18] Stockley R et al. Current therapy for the upper limb after stroke: a cross-sectional survey of UK therapists. BMJ Open 2019;9:e030262.

[19] Mills PB et al. Intra-rater and inter-rater reliability of the Penn Spasm Frequency Scale in People with chronic traumatic spinal cord injury. Spinal Cord 2018;56:569–574.

[20] Lindsay C et al. Pharmacological interventions other than botulinum toxin for spasticity after stroke. Cochrane Database Syst Rev 2016;CD010362.

[21] Willerslev-Olsen M et al. The effect of baclofen and diazepam on motor skill acquisition in healthy subjects. Exp Brain Res 2011;213:465–474.

[22] Lindsay C et al. Can the early use of botulinum toxin in post stroke spasticity reduce contracture development? A randomised controlled trial. Clin Rehab 2020;35(3).

[23] Cousins E et al. Objective measurement of poststroke spasticity and its response to treatment with botulinum toxin – a two person case report. Phys Ther 2009;89:688–697.

[24] Pandyan AD et al. The construct validity of a spasticity measurement device for clinical practice: an alternative to the Ashworth scales. Disabil Rehabil 2006;28:579–585.

[25] Bar-On L et al. Manually controlled instrumented spasticity assessments: a systematic review of psychometric properties. Dev Med Child Neurol 2014;56:932–950.

## 2 　序論

### 2.1 診断的神経ブロックの紹介

Paul Winston & Daniel Vincent

　痙縮は上位運動ニューロン(upper motor neuron：UMN)損傷から生じる感覚運動制御の障害であり，断続的または持続的な無意識の筋収縮として認められる[1]．これは痙縮筋の一部の過剰な活動スペクトラムである．痙縮に対する医学的介入は，そのほとんどが神経伝達と伸展反射の抑制が焦点であり，筋肉に作用していない．これはバクロフェンやチザニジンなどの経口薬，フェノールやエチルアルコールなどの化学療法薬，BoNT，および外科的神経切離術が含まれる．特定の各筋肉を支配する神経枝や束支に注目が集まっている[2-8]．

　TardieuとHarrigaらによるエチルアルコールを用いた痙縮管理および麻酔神経ブロックの研究は1964年にまでさかのぼる[9]．診断的神経ブロック(The motor diagnostic nerve block：DNB)は，ターゲットとなる神経切除や神経切離のアウトカム予測として研究，標準化されてきた[10]．脊髄半身麻痺の患者30名が痙縮による外反足を有し，麻酔下DNBとそれに続く同脛骨神経の運動神経枝レベルの選択的脛骨神経切除により効果を認めた．

　2019年にフランスで「末梢運動神経ブロックガイドライン」が発表され，おもにフランス語文献からの豊富な経験をもとに最善のDNB法が記述された．この論文では超音波(US)ガイドや電気刺激ガイドがもっともすぐれていた．またフランス麻酔科医協会は「局所麻酔のためのUSガイドを推奨する」をGrade 1＋の強い合意としている[12]．DNBは一時的かつ可逆的な手法であり，長い間，精密に神経を標的にすることが重要であるとしている．1978年にWoodはフェノールやエチルアルコールを用いた末梢神経ブロックが非選択的な破壊であることを指摘し，損傷程度は使用濃度と総量に直接相関していると述べた[13]．

　1990年にKeenanは上腕二頭筋，上腕筋，橈骨神経筋皮枝を局在同定する技術を記述した[7]．最近では，USガイドを用いた痙縮での上腕神経，脛骨神経，坐骨神経の局在同定を向上させる手法を紹介している[4, 5, 14, 15]．Matsumotoは，USと電気刺激を組み合わせる場合，電気刺激単独よりもフェノール使用量を減らせるとした[16]．

　USは，異常な解剖学的構造やアプローチが困難な症例に利点がある．例えば，肩を内転させた状態で上腕外側から筋皮神経にアプローチする場合，理想的な外転位ができない場合がある[5]．また，エチルアルコール神経溶解以外にも，精密な束支を標的とした他の経皮的手法も存在する．これには凍結神経融解／凍結神経切開術[17-19]，選択的ラジオ波神経切開術[20]，およびレーザーが含まれる．液体製剤，例えば麻酔薬やアルコールなどは，拡散して広がる可能性があるが[16]，実施にあたっては，正確な局在同定を把握する必要がある．USを用いることで麻酔薬の必要量が削減されることがある[21]．

　冷凍無痛法のパイオニアであるAndrea Trescottは，2003年に「成功させるには，少量の局所麻酔薬を用いた特異的診断注射と精密な神経局在の把握が不可欠である」と述べている[22]．2019年にPicelliは「日常臨床では，USと針の電気刺激とを組み合わせて精密な鑑別に最大限活用すべきだ」と述べている[14]．解剖的に正確な神経微小束支を把握することは，よりすぐれた効果をもたらすであろう[23]．

　経験豊富な超音波技師ならば痙縮の文献で説明される解剖学的ランドマークを駆使し神経を素早く特定できる．なお，長期研究が行われている麻酔文献では，感覚ブロックを対象としており，麻酔投与量が多いため直接比較することはできない．

　静脈-動脈-神経束を形成することで大血管が対象となる神経に直接隣接していることがよくある．また，ボツリヌス神経毒素製剤(BoNT)およびエチルアルコール/フェノールの反復化学変性療法により，痙縮筋の脂肪萎縮や線維化を引き起こす可能性もある[14]．

　現在，痙縮におけるUSガイドの優位性を示すにはエビデンスがまだ不十分である．麻酔文献のメタアナリシスでは周辺神経刺激とUSガイドの神経局在を比較したところ，USガイドを用いた周辺神経ブロックのほうが成功率は高く，手技時間が短く，作用時間が速く，持続時間が長かった．USガイドはまた，ブロック実施中に偶発的な血管穿刺リスクを減少させた[24]．

序論

最近のメタアナリシスでは，US下の神経位置決めが，電気刺激と比較して周辺神経ブロックの成功率を高め，血管誤穿刺の可能性を減少させていた[25]．また，ある麻酔文献では，中腕部アプローチ法の効率性についても説明している．1994年にDupreによって初めて記述されたこの手法は，上腕部の腋窩動脈をおもな解剖学的なランドマークとして，皮膚の1か所の穿刺で尺骨，橈骨，および筋皮神経の内側を選択的に刺激するものである[26, 27]．USはすべての構造を視覚化し，効率をさらに向上させる．

DNBは，痙縮を一時的に改善するかどうか，または固定された変形症状により関節全体の可動範囲が狭くなるかを判断するうえで不可欠である．DNBを実施する際には，リドカインなど速効性の局所麻酔が好まれる．

USガイドと電気刺激を組み合わせ，各神経ブロックにおけるリドカインの最適投与量は2％溶液1.0～1.5 mLである．これは，リドカイン投与量が20～30 mgであり，リドカイン毒性投与量の5 mg/kgを大幅に下回り，最大で300 mgが推奨される[11]．電気刺激による筋収縮応答は，目標筋群において注射後5秒以内に外部およびUS下でともに消失させるべきである．浸透後，DNB効果を10～15分で評価する．

一般的にリドカインを用いた運動神経ブロックの持続時間は1～3時間である．死体を用いた外科研究によれば，筋肉を支配する各神経枝に解剖学的変異があることが指摘されている．

Yangは上腕二頭筋の神経支配について3つの変異と上腕筋に2つの変異があることを記載しており，そのなかには筋肉への第二の枝が含まれている[28]．

USは，それぞれの神経幹から分枝する神経枝を直接視覚化することを可能にし，電気刺激は周囲の筋肉ではなく神経を刺激するため，1 mA未満の最小刺激を使用する[29,30]．USガイドを使用すると，例えば内側腓腹筋の場合，目的の筋肉が振動していること，底にある腓腹筋ではないことを視覚的に確認可能である[14]．

本書は，数十年にわたる痙縮治療専門チームによって作成され，目的としては，表面解剖学の専門家，USガイド，神経ブロック，および末梢神経外科の専門家の知識を融合し，臨床・研究プロトコルの枠組みのため，治療医に指針を与え，専門家の意見をまとめた知見を提供するためのアトラスである．

↓スマホでcheck（音声なし・英文のみ）

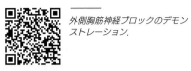
外側胸筋神経ブロックのデモンストレーション．

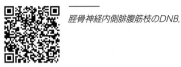
脛骨神経内側腓腹筋枝のDNB．

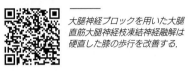
大腿神経ブロックを用いた大腿直筋大腿神経枝凍結神経融解は硬直した膝の歩行を改善する．

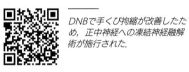
DNBで手くび拘縮が改善したため，正中神経への凍結神経融解術が施行された．

正中神経浅指屈筋枝に対するDNB施行症例．

# References

[1] Pandyan AD, Gregoric M, Barnes MP, et al. Spasticity: clinical perceptions, neurological realities and meaningful measurement. Disabil Rehabil 2005;27:2–6.

[2] Deltombe T, De Wispelaere JF, Gustin T, Jamart J, Hanson P. Selective blocks of the motor nerve branches to the soleus and tibialis posterior muscles in the management of the spastic equinovarus foot. Arch Phys Med Rehabil 2004;85:54–58.

[3] Genêt F, Schnitzler A, Droz-Bartholet F, et al. Successive motor nerve blocks to identify the muscles causing a spasticity pattern: example of the arm flexion pattern. J Anat 2017;230:106–116.

[4] Yoshida T, Nakamoto T, Kamibayashi T. Ultrasound-guided obturator nerve block: a focused review on anatomy and updated techniques. Biomed Res Int 2017;2017:7023750.

[5] Matsumoto ME, Berry J, Yung H, Matsumoto M, Munin MC. Comparing electrical stimulation with and without ultrasound guidance for phenol neurolysis to the musculocutaneous nerve. PM R 2017;10:357–364.

[6] Albert TA, Yelnik A, Bonan I, Lebreton F, Bussel B. Effectiveness of femoral nerve selective block in patients with spasticity: preliminary results. Arch Phys Med Rehabil 2002;83:692–696.

[7] Keenan MA, Tomas ES, Stone L, Gerstén LM. Percutaneous phenol block of the musculocutaneous nerve to control elbow flexor spasticity. J Hand Surg Am 1990;15:340–346.

[8] Elovic EP, Esquenazi A, Alter KE, Lin JL, Alfaro A, Kaelin DL. Chemodenervation and nerve blocks in the diagnosis and management of spasticity and muscle overactivity. PM R 2009;1:842–851.

[9] Tardieu G, Hagira J. Treatment of muscular rigidity of cerebral origin by infiltration of dilute alcoho. (Results of 500 injections) [in French]. Arch Fr Pediatr 1964;21:25–41.

[10] Deltombe T, Bleyenheuft C, Gustin T. Comparison between tibial nerve block with anaesthetics and neurotomy in hemiplegic adults with spastic equinovarus foot. Ann Phys Rehabil Med 2015;58:54–59.

[11] Yelnik AP, Hentzen C, Cuvillon P, et al. French clinical guidelines for peripheral motor nerve blocks in a PRM setting. Ann Phys Rehabil Med 2019;62:252–264.

[12] Fletcher D, Raymond Poincaré H, Publique-Hôpitaux de Paris A, et al. Anesthésie loco-régionale périnerveuse (ALR-PN) Groupe d'Experts de la SFAR. Sfar 2016:1–14.

[13] Wood KM. The use of phenol as a neurolytic agent: a review. Pain 1978;5:205–229.

[14] Picelli A, Chemello E, Verzini E, et al. Anatomical landmarks for tibial nerve motor branches in the management of spastic equinovarus foot after stroke: an ultrasonographic study. J Rehabil Med 2019;51:380–384.

[15] Akkaya T, Unlu E, Umay E, et al. Pure motor axonal neuropathy, organomegaly, impaired glucose tolerance, M protein, skin changes, multiple plasmacytomas & acute interstitial nephritis in osteolytic myeloma: beyond POEMS! Reg Anesth Pain Med 2018;34:115–119.

[16] Matsumoto ME, Berry J, Yung H, Matsumoto M, Munin MC. Comparing electrical stimulation with and without ultrasound guidance for phenol neurolysis to the musculocutaneous nerve. PM R 2018;10:357–364.

[17] Kim PS, Ferrante FM. Cryoanalgesia: a novel treatment for hip adductor spasticity and obturator neuralgia. Anesthesiology 1998;89:534–536.

[18] Winston P, Mills PB, Reebye R, Vincent D. C Cryoneurotomy as a percutaneous mini-invasive therapy for the treatment of the spastic limb: case presentation, Review of the literature, and proposed approach for use. Arch Rehabil Res Clin Transl 2019;1:100030.

[19] Paulin MH, Patel AT. Cryodenervation for the treatment of upper limb spasticity: a prospective open proof-of-concept study. Am J Phys Med 2015;94:12.

[20] Kanpolat Y, Caglar C, Akis E, Erturk A, Ulug H. Percutaneous selective RF neurotomy in spasticity. Acta Neurochir Suppl (Wien) 1987;39:96–98.

[21] Ponrouch M, Bouic N, Bringuier S, et al. Estimation and pharmacodynamic consequences of the minimum effective anesthetic volumes for median and ulnar nerve blocks: a randomized, double-blind, controlled comparison between ultrasound and nerve stimulation guidance. Anesth Analg 2010;111:1059–1064.

[22] Trescot AM. Cryoanalgesia in interventional pain management. Pain Physician 2003;6:345–360.

[23] Gras M, Leclercq C. Spasticity and hyperselective neurectomy in the upper limb. Hand Surg Rehabil 2017;36:391–401.

[24] Abrahams MS, Aziz MF, Fu RF, Horn JL. Ultrasound guidance compared with electrical neurostimulation for peripheral nerve block: a systematic review and meta-analysis of randomized controlled trials. Br J Anaesth 2009;102:408–417.

[25] Munirama S, McLeod G. A systematic review and meta-analysis of ultrasound versus electrical stimulation for peripheral nerve location and blockade. Anaesthesia 2015;70:1084–1091.

[26] Frizelle HP. Technical note: the humeral canal approach to the brachial plexus 1999;71:585–589.

[27] Dupré LJ. Brachial plexus block through humeral approach [in French]. Cah Anesthesiol 1994;42:767–769.

[28] Yang ZX, Pho RWH, Kour AK, Pereira BP. The musculocutaneous nerve and its branches to the biceps and brachialis muscles. J Hand Surg Am 1995;20:671–675.

[29] Kong KH, Chua KS. Neurolysis of the musculocutaneous nerve with alcohol to treat poststroke elbow flexor spasticity. Arch Phys Med Rehabil 1999;80:1234–1236.

[30] Matsuda H, Oka Y, Takatsu S, et al. Ultrasound-guided block of selective branches of the brachial plexus for vascular access surgery in the forearm: a preliminary report. J Vasc Access 2016;17:284–290.

## 2.2 フランスにおける運動神経ブロックの歴史と
## そのすすめ

Alexis Schnitzler & Florence Angioni

### フランスにおける物理療法とリハビリテーションの歴史

　フランスにおける物理療法とリハビリテーションの歴史は長く，1920年代にまでさかのぼり，第一次世界大戦後に始まる．Pitié-Salpêtrièr病院の整形外科医Gabriel Bidouらは，戦争による手足の部分的な切断患者の治療を担当していた．患者らは医学的問題がなかったにもかかわらず，重篤な機能障害を抱えており，なすすべもなく大変苦慮していた．

　1950年代になってからこの治療に対する試みがGarchesにあるRaymond Poincaré病院の神経学者Grossiord教授とともに継承拡大された．当時は彼の仕事を正当に評価せず，感染リスクが高かったため，パリ郊外のポリオ専門病院部長に指名した．当時のポリオの深刻かつ永続的な後遺症への医療資源も乏しく，その治療は非常に困難なものだった．そのため，Grossiordは戦争にともなった手足切断患者に対する医療に影響を受け，患者の機能的能力と生活の質を向上させることに焦点をあてることとなり，1965年にフランスで物理療法とリハビリテーションは正式な医学専門分野となった．

　ワクチンの誕生によってポリオが終息したことで，物理療法とリハビリテーションは交通事故の被害者に焦点をあてるようになった．事故が多発する交通量の多い高速道路の近くあるGarchesのRaymond Poincaré病院は，多くの患者を急性およびリハビリケアの対象として受け入れた．ほとんどが外傷性脳損傷（TBI）および脊髄損傷（SCI）であり，治療は麻痺や痙縮などの神経障害をもつ患者に特化されていった．Held教授に続き，Bussel教授やDizien教授などがこの領域の専門知識を築きあげていった．この変化はPRM（物理療法およびリハビリテーション）を受ける患者やフランス国内外の大規模なリハビリテーションセンターにおいても同様に起こり，評価と，治療に結びつく新しい技術が発展していった．

### 運動神経ブロックの歴史

　1980年代から1990年代にかけて，診断目的の運動神経ブロック法が開発された．神経周囲ブロックは以前からあった手法で，1928年にその利点について論じられている[1]．1982年にGarlandらはフェノールを用いた治療的神経周囲ブロックについて発表し[2]，これは筋皮神経に関しては効果的だっ

たが，脛骨神経にはアキレス腱の外科的延長術を必要としたため，有望とまではいかなかった．1993年，Wassefは痙縮患者を評価する予後予測ツールとして，リドカインを用いた閉鎖神経ブロック法を発表し[3]，用量-反応関係と有用性を示した．21世紀初頭，2名のフランス人医師がリドカイン運動神経ブロックで評価された最初の症例を発表した．彼らは815名に対して研究を行った[4]．その直後，フランスの別チームが同じテーマで文献レビューを発表した[5]．このように2000年代初頭に診断法はBoNT注射や痙縮評価のための神経内科・整形外科学とともにフランスで普及していった．

　2005年，このトレンドを追い求め，神経内科・整形外科の患者ケアを容易にするための小冊子シリーズが作成された．最初は，BoNT注射に使用する解剖学的ランドマークに関するものであった（ANATOXプロジェクト）[6]．本プロジェクトは文献調査を行い，Monnier博士，De Normandie博士，Bensmail博士，Parratte博士，Decq博士からなる専門家グループを構成し，より大きな団体に手紙を書き四肢の写真を見せたのちにそれぞれ注射部位を尋ね，その結果を集計し，筋肉の解剖学的情報と比較した[6]．これが何万部も発行されたガイドラインの作成へとつながっていき反響が大きかったため，その後同専門家グループが別の小冊子を続けて作成することとなった．同手法で，運動神経ブロックにおけるガイドラインを2008年に出版したところ，これも同様に何万部も発行された[7]．以上からこの2冊は痙縮分野において非常に重要な基礎参考文献となった．

　BoNT注射を施行する医師は増えているものの，運動神経ブロックは特殊な手技が要求されるために施行する医師はごく限られていた．また心原性イベントを引きおこす可能性が高く危険であると当時指摘され，局所麻酔薬の神経周囲注射に多くの厳しい制約があった背景もある．さらに麻酔科指導医は，適切な訓練を受けていない医師に対し神経周囲リドカイン注射を指導することに消極的であったことも影響していた．

　その後，長い議論の末に，理学療法学専門医，リハビリテーション学専門医，麻酔科学術団体が合意し，2019年に臨床ガイドラインを編集するに至った[8]．そのなかにはリドカインを安全に使用するための注意事項として，心原性ショックのリスク患者，リドカインに対するアレルギーがある患者には注射しないこと，国際標準化比（INR）が3.0を超える抗凝固療法中の患者には注射しないこと，リドカイン総投与量を

序論

2 mg/kgに制限することを明記している．公表されているほとんどのガイドラインでは4.5 mg/kgとしているが，1回投与量が300 mgを超えないようにし，24時間あたりの最大投与量は2,400 mgとした．また，フランスのガイドラインは灌流やリアルタイムのモニタリングを必要とせず，手技後1時間の観察期間が必須であると規定している．

技術的には，電気刺激とともにUSを用いた神経幹位置の確認が推奨される．これは合併症を抑えつつ検査するための基本である．今後はBoNT同様，本診断法は痙縮治療に取り組む医師の間で一般的に行われていくと思われる．さらに，最近，理学療法士やリハビリテーション科医がUSガイド下で診断する機会が増えてきているため，今回のアトラス作成が不可欠となった．

## References

[1] Labat G. Regional anesthesia, its technic and clinical application. Philadelphia, PA: WB Saunders, 1928:286–287.

[2] Garland DE, Lucie RS, Waters RL. Current uses of open phenol nerve block for adult acquired spasticity. Clin Orthop Relat Res 1982;(165):217–222.

[3] Wassef MR. Interadductor approach to obturator nerve blockade for spastic conditions of adductor thigh muscles. Reg Anesth 1993;18:13–17.

[4] Filipetti P, Decq P.L'apport des blocs anesthésiques dans l'évaluation du patient Spastique: À propos d'une série de 815 blocs moteurs. Neuro-chirurgie (Paris) 2003;49:226–238.

[5] Viel E, Pellas F, Ripart J, Pélissier J, Eledjam JJ. Peripheral neurolytic blocks and spasticity [in French]. Ann Fr Anesth Reanim 2005;24:667–672.

[6] Schnitzler A. Guide des pointsd'Injection de Toxine Botulinique de Type A. A Dire d'Experts. Paris: Expression Santé, 2006.

[7] Schnitzler A, Genêt F. Atlas des Points d'Injections. Bloc moteur. A dire d'experts. Paris: Expression Santé, 2007.

[8] Yelnik AP, Hentzen C, Cuvillon P, et al. French clinical guidelines for peripheral motor nerve blocks in a PRM setting. Ann Phys Rehabil Med 2019;62:252–264.

## 2.3 多職種での共同アトラスの必要性

Mary Ann Keenan

　長い間，痙縮治療には多職種のチームが携わってきた．痙縮治療はおもに特定の神経，筋肉，関節を対象としている．複合的なケアは，患者の機能改善のために，複数の治療法を組み合わせることを目標としている．これは複数の専門家の知識と専門性を活用することで最大限に発揮される．

　四肢の機能不全の評価は多くの側面がある．それぞれの関節可動域(ROM)と受動域の臨床検査が基本である．姿勢，ストレス，痛み，有害刺激，動作速度の影響を観察し，四肢の能動的運動評価を行う．局所麻酔薬を用いたDNBは痙縮軽減が選択した筋の動作にどのような影響を与えるかを示す有用な手法である．神経ブロックは拘縮の有無についても評価する．筋活動に関する詳細情報を得るためには，多チャンネルでの筋電図検査が必要なのかもしれない．同様に検査室での歩行評価も治療法選択に役立つ．

　痙縮には理学療法，作業療法，スプリント，ギプス固定などさまざまな治療法がある．フェノールやエチルアルコールの神経ブロック，凍結神経融解療法は，標的を絞った治療法である．解剖学的に正確な筋肉，血管，神経を特定することは治療成績の向上につながる．腱の経皮的解放は現在，頻繁に利用されている．外科的な選択的神経切除術は上・下肢で行われ，腱延長術，腱解放術，腱移植術などがある．関節固定術が必要になることはまれだが，これも有用である．

　通常，単肢ごとに治療するが，同時間枠で施行されるとは限らず，痙縮や拘縮の慢性度，重症度を鑑みて治療を順番に施行していく．

　治療の最適化は，治療医間の協力が不可欠であり，変形に対する可能なすべての手技を検討し，具体的な治療タイミングを考慮すべきである．

　痙縮や拘縮は時間とともに変化するため，患者を長期経過観察することを要する．特に筋力は加齢，体重増加，移動や身の回りの世話などの介助により変化する可能性がある．将来，追加治療が必要になることもあり，新たな治療法が開発される可能性もある．患者にとって複数の専門医知識と治療法の選択肢を提示することは，非常に有益である．

　痙縮治療においては，多職種の連携が最適なアプローチとされてきた．痙縮に関する知識が増え，洗練された評価や治療技術が開発されるにつれ，専門医間の連携はますます重要になることだろう．下図はこの化学的除神経の薬剤使用初期に術中に行われたフェノールの使用例である(**図2-1**および**2-2**)．注射の手技は進化し，現在ではUSガイドを駆使した技法も含まれるようになった．本書は，痙縮治療へのア

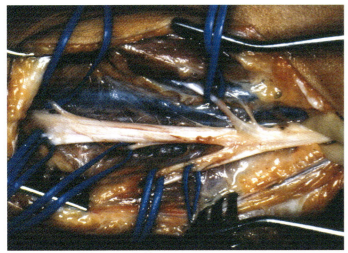

図2-1　脛骨神経とその分枝

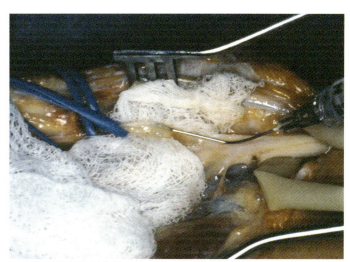

図2-2　脛骨神経分枝へのフェノール注射

序論

プローチをさらに進化させるためのツールである．DNBは，どの手技が患者にとって最良であるかを把握するための礎となると確信している．

## 2.4 神経内科・整形外科における 患者中心のチーム医療
Etienne Allart, Rajiv Reebye & Nadine Sturbois-Nachef

神経内科・整形外科疾患に関連した痙縮および/または拘縮を有する患者への治療は内科医，外科医および関連医療チーム間の連携が重要である．神経内科・整形外科的な管理を最適化するには3つの戦略が必要である：

1．問題となる症状の要因を正確に特定する．
2．障害が機能に及ぼす影響を評価し，患者と協力チームの治療目的と目標を決定する．
3．治療結果を最適化するために，的確かつタイムリーな治療を提案する．

上記を達成するために，外科介入前に徹底的な患者評価，身体診察，および複数の他の治療法の選択肢を考慮し，患者中心のアプローチを検討すべきである．高リスク患者の手術介入は，必要に応じ麻酔科医にも相談すべきである．

### なぜ協力しなければならないのか？

多くの場合，神経学的疾患の管理は医師と医療職チームとの協力体制が必要である（神経因性膀胱治療，褥瘡管理，身体的および認知的リハビリテーションなど）．このチーム医療では，リハビリテーション科医，整形外科医，神経外科医，看護師，理学療法士，作業療法士の連携が患者のケアとリハビリテーションを通じて必要である．

現実問題としては，各専門医は独自のアプローチ，スキル，評価戦略をもち，他の医療専門家と同じように患者を診ないこともある．協力的なアプローチにより，チームメンバーが集団ではたらき，各スキルを共有することで，患者ケアを最適化できる．例えば，理学療法とリハビリテーション専門家は患者機能，目標にむけての総合的なアプローチを共有でき，多方面からの治療戦略とチームアプローチを患者に提供できる．外科医は，外科介入が正当かを議論し，合併症などの問題点の可能性についてチームを教育できる．例えば，理学療法士やリハビリテーション科医は外科介入の価値を理解し，外科医は治療成果を最大化するために患者の機能評価を取り入れる．領域の違いで対立するのではなく，診療科の違いを相乗的に補完し合い，最適な患者ケアを提供しなければならない．痙縮患者はケアにあたって長く複雑なプロセスが必要であるため，このようなチーム医療が適している．神経内科・整形外科疾患は，理学療法士とリハビリテーション科医が多剤併用療法や薬物療法，必要に応じ手術の紹介などをコーディネートすることが多い．

### 協力モデル

複数の専門家が同時に存在するだけでは，効率的な協力は保証されず，多職種，職種間，そして職種横断的な相互協力が必要である[1]．
- **多職種モデル**は内科，外科，関連医療従事者が同時もしくは異なる時系列で各々独立して患者を治療するが，その領域の境界を越えることはない[2]．理学療法士とリハビリテーション科医，外科医がそれぞれ独自に患者を評価し，それぞれの専門に特化した側面に焦点をあてているため，両者の相互作用はほとんどない．

- **職種間モデル**は異なる専門分野の専門家が同じテーマで協働し，この目標を達成するために境界を越え，協調的で一貫した方法で専門分野間のつながりを分析，統合，調和させようとする[3].
- **職種横断モデル**は，内科学，外科学，そして医療関連分野の同僚が，「共通の問題に対処するために，分野固有の理論，概念，アプローチを結集し，共有された概念的枠組み」を用いて患者を治療する[2].

神経内科・整形外科領域では，チーム医療の方法を開発する際，「共通のソフトウェア」を使用できるため，職種間および職種横断モデルは非常に重要である．

## 神経内科・整形外科における連携モダリティ

神経内科・整形外科では多くの場合，連携は多職種によるコンサルト（職種間または職種横断的モデル）を通じて行われる．これらの最適なケアを提供するには，治療目標，神経内科・整形外科的手術，リハビリテーションの治療計画コンセンサスを得ることが不可欠である．理学療法士や外科医だけでなく，ほかのリハビリテーション療法士も同時に関与するこの連携アプローチは標準的なものとして広く受け入れられている[4-6].

DNBは，原因を特定するうえで必須である．神経内科・整形外科的介入前に，治療目標の設定が複雑であることを考慮すると，対面式またはバーチャルプラットフォームを用い，チームで評価することが理想である[7-8].診察だけでなく，一般入院や日帰り入院あるいは訪問診療に，神経内科・整形外科，内科-外科ユニットを取り入れたチームもある．実際，診察の意思決定プロセスは協力的であっても，手術管理は外科で行われることが多く，患者は術後の神経学的症状のある患者の経験が少ないユニットに移されることもあるが，上記のような病棟では，患者は術前術後の治療期間中いつでも専門の内科-外科チームの存在から恩恵を受けることができる．また"ネットワーク"も重要である．これは術後ケアを最適化し，治療中断を抑え，患者のパスウェイを改善することにつながると考えられる．これにより，最良なケアのための外科医療チームへの患者紹介を最適化できるからである．ネットワーク構築は専門外の上流組織（リハビリテーションセンター，神経内科，整形外科，神経外科）と協力し，彼らに必要なフィードバックの提供を行うことを意味する．

## 患者中心の協力体制

これまで医療従事者間の連携を強調してきたが，治療はそもそも患者が中心であり，不可欠なチームメンバーであることはあきらかであり，2つの概念から成り立っている：

1. 神経内科・整形外科的障害に注目するだけではなく，神経疾患が患者の活動，社会参加，環境に与える影響を評価することは，治療を共同計画するうえで重要になる．
2. 患者（や親族）の具体的な目標を考慮する．これは，「訴え」が主体であり，すなわち具体的で，測定可能で，達成可能で（達成不可能な目標は破棄すべきである），（日常生活に）関連性があり，時間的制約があるものでなければならない（SMART）．患者や介護者に何が期待され，何が可能で何が不可能かをしっかり説明し，その目標について相互に合意することが重要である．特に外科手術をともなう場合では患者や家族の期待が大きい場合があるため，この点は重要である．

序論

## 効率的に連携するためのヒント

効率的に連携するためには下記の4原則が重要である：

1. 領域の境界：患者を中心とした協力的な連携を提供するためには，専門医と関連医療従事者の垣根を取り払い，専門医間のいわゆる"パワープレー"をなくさなければならない．これは特に，医療提供者間の相互尊重と信頼を意味している．

2. チーム内のコミュニケーションを強化する．チームメンバーには意見する機会を設け，その声を聞かなければならない．集合的知性が発揮されるよう，機能的なコミュニケーションが奨励されるべきである．反省的アプローチ，つまりチーム全体が推論プロセスを追え，思考プロセスを言語化するようにしなければならない．また，遠慮せずに批判は自由に表現されなければならない．

3. チームメンバーは，継続的な学習と発展の視点に身を置き，固執した考えにとらわれないようにしなければならない．これは各領域の進歩や，新しい組織体制やケアの実践に対しオープンでなければならないことを意味している．医学生と外科学生・研修生との早い段階での交流を奨励し，協力的な文化を発展させることが必要である．

4. チームは1つのユニットとして機能し，失敗した際には，その決定に対し責任を負わなければならない．定期的なフィードバックと質の保証は，神経内科・整形外科の共同アプローチにおいて不可欠である．神経内科・整形外科チームは，多くの患者を治療するにつれて自信を深めていくが，成功例や失敗例について話し合うことは今後の神経内科・整形外科，共同で行うチーム医療の改善と最適化につながるため不可欠である．

## 結論

神経内科・整形外科は内科 - 外科の連携と患者を中心としたケアに適している．

痙縮患者の評価と管理を最適化するには，相互の信頼と尊重をもち，職種間または職種横断的チームモデルで行い，神経内科・整形外科チームメンバー間の障壁を減らすことが重要な原則である．内科 - 外科統合病棟モデルを開発することも，神経内科・整形外科の共同ケアを最適化するための重要な検討事項である．

## References

[1]　Collin A. Multidisciplinary, interdisciplinary, and transdisciplinary collaboration: implications for vocational psychology. Int J Educ Vocat Guid 2009;9:101–110.

[2]　Slatin C, Galizzi M, Melillo KD, Mawn B, Phase In Healthcare Research Team. Conducting interdisciplinary research to promote healthy and safe employment in health care: promises and pitfalls. Public Health Rep 2004;119:60–72.

[3]　Baird D, Nordmann A, Schummer J. Interdisciplinary Issues in Nanoscale Research [Internet]. https://www.semanticscholar.org/paper/Interdisciplinary-Issues-in-Nanoscale-Research-Baird-Nordmann/74ef5cbebf9296ab6c7d49f312057008d51760bb.Accessed 22 September 2022.

[4]　Deltombe T, Wautier D, De Cloedt P, Fostier M, Gustin T. Assessment and treatment of spastic equinovarus foot after stroke: guidance from the Mont-Godinne interdisciplinary group. J Rehabil Med 2017;49:461–468.

[5]　Genêt F, Denormandie P, Keenan MA. Orthopedic surgery for patients with central nervous system lesions: concepts and techniques. Ann Phys Rehabil Med 2019;62:225–233.

[6]　Keenan MA. The management of spastic equinovarus deformity following stroke and head injury. Foot Ankle Clin 2011;16:499–514.

[7]　Buurke JH, Kleissen RFM, Nene A, et al. A feasibility study of remote consultation to determine suitability for surgery in stroke rehabilitation. J Telemed Telecare 2004;10:108–112.

[8]　Renzenbrink GJ, Buurke JH, Nene AV, Geurts ACH, Kwakkel G, Rietman JS. Improving walking capacity by surgical correction of equinovarus foot deformity in adult patients with stroke or traumatic brain injury: a systematic review. J Rehabil Med 2012;44:614–623.

[9]　Deltombe T, Gilliaux M, Peret F, et al. Effect of the neuro-orthopedic surgery for spastic equinovarus foot after stroke: a prospective longitudinal study based on a goal-centered approach. Eur J Phys Rehabil Med 2018;54:853–859.

[10]　Mayo AT, Woolley AW. Teamwork in health care: maximizing collective intelligence via inclusive collaboration and open communication. AMA J Ethics 2016;18:933–940.

## 2.5 集学的痙縮治療における麻酔科医の役割

Daniel Vincent

　従来の痙縮治療の専門医に加え，疼痛管理や局所麻酔の訓練を受けた麻酔科医も，痙縮評価，DNB，化学的神経溶解（フェノールまたはエチルアルコール），凍結神経融解，高周波パルス神経調節/熱神経切除にかかわることができる．麻酔科医は長い間，神経ブロックを臨床で利用してきた．

　厳密には麻酔科医として行動し，外科医と相談しながら，術前評価後に神経切除，腱切開，筋切開，骨切開，腱長延長または移植などの外科的介入において，最適な麻酔技術を決定していく．全身麻酔，局所麻酔，局所神経ブロック，神経叢ブロックなど，患者を最適にケアするためのアプローチを検討する．

　エピネフリンを含まないリドカインの最適かつ安全な投与量，例えば4.5〜5 mg/kgは，局所神経ブロック，区域神経ブロック，神経叢ブロックの投与前に算定する．術前薬物療法では使用麻酔薬に禁忌がなければ，抗凝固薬の中止，鎮静薬，抗けいれん薬，精神安定薬の中断が必要となる．局所麻酔またはその実施可能性は，患者の協力度と認知度を考慮すべきである．

　腹臥位や側臥位などの外科的アプローチにおける患者の体位は，どの姿勢が両者にとって最適であるか，外科医と相談する必要がある．局所麻酔や局所麻酔を含む臥位での手術では，鎮静の有無にかかわらず，気道は自発呼吸で管理できる．全身麻酔では，声門上エアウェイ（喉頭マスクエアウェイなど）または気管内挿管で気道を管理できる．腹臥位で行う手技では，気管内挿管と，四肢の最適な位置，顔面および末梢神経保護のための十分なパッドが必要である．

　DNBは，痙縮を一時的に回復させるか，または固定変形が関節全体の可動域が減少させるかを判断するうえで不可欠である．DNBを行う際には，リドカインのような短時間作用型の局所麻酔薬が望ましい．USガイドと電気刺激を併用すると，各神経ブロックに対するリドカイン至適投与量は2％溶液 1.0〜1.5 mLである．つまり投与量は 20〜30 mgであり，体重 50 kgでは 250 mgである．これは毒性量の4〜

5 mg/kgをはるかに下回る．筋肉の電気刺激による肉眼的もしくはUS下での痙攣は，注射後5秒以内に消失することが望ましい．10 〜 15分後にDNBの有効性を評価できる．一般的にリドカインによる運動ブロックの持続時間は1〜3時間である．

## 2.6 四肢の痙縮姿勢　Songjin Ri, Anatol Kivi & Jörg Wissel

### 痙縮性運動障害，姿勢，障害

　上位運動ニューロン徴候（upper motor neuron syndrome：UMNS）は高張性の筋活動や弱くなった筋の代償による異常な痙縮姿勢や運動パターンに関係し，過剰活性化脊髄反射はUMNS患者で認めることが多いため臨床像を分類することで治療戦略と介入を既存の臨床問題に照らし合わせ，体系的に構築できる．このパターンと治療法は互いに密接に関連するため，施術者と医師のコミュニケーションが成り立つ．

　痙縮患者の異常姿勢や運動パターンを知ることは重要である．なぜなら，痙縮後には関節に関連する筋や結合組織の退行性変化が生じる可能性があるためである．痙縮の合併症は拘縮を形成し，不可逆となる可能性があるため，リハビリテーション治療における目標達成の妨げとなる．手足に生じた痙縮や姿勢は脳卒中サバイバーの患者や介護者の日常生活や身体のケアを妨げるだけでなく，社会参加を制限する大きな原因となる．また後遺症により軟部組織や腱の外科治療が必要になることもまれではない．

　最近では，上肢の異常姿勢・運動をともなう痙縮パターン（Hefter分類[1]）と，機能的自立度測定法（Functional Independence Measure：FIM）やBarthel指数（Barthel Index：BI）を用いた自立度との関連が調査されている．この研究は，脳卒中や外傷性脳損傷後の腕の痙縮患者を対象に行われ[2]，腕の痙縮姿勢が自立度低下と関連することを示している．痙縮パターンとFIMの関連は，Hefter分類の腕痙縮位（arm spastic position：ASP）Iでもっとも強い結果となった（後述参照）[1,2]．

序論

　機能的自立のためには，「痙縮」と「痙縮がもたらす運動障害」をしっかり区別することが重要である．

　障害のある痙縮や痙縮がもたらす運動障害(spastic movement disorder：SMD)には，機能制限を克服するための理学療法に加え，医学的な治療が必要である[3]．SMDの管理や予後を改善するために，特にその障害が強い場合は，理学療法に加え局所的な医学的介入に焦点をあてた研究がいくつか存在し，これらには筋内BoNT A注射，痙縮筋へのフェノール注射，関連する末梢神経の神経切離術が含まれる．適切な介入を適宜組み合わせ，さまざまな痙縮パターンに応じて選択されるべきである．したがって，日常臨床では，四肢の異なる体位(仰臥位，座位，歩行)における近位および遠位個々の痙縮位置を詳細に分析することから始めることが重要である．

　続いて，痙縮部位のパターン分類を行っていく．正確な筋の選択は，適切なSMD管理のための局所治療介入の基礎であり必須である．上下肢の痙縮パターンの正確な分析と分類をすることで治療目標の設定とリハビリ治療の計画が容易になる．以上より，SMDの上下肢の主要な典型的な痙縮ポジションを紹介し，われわれの意見を述べていく．

## 上肢の痙縮パターン

　腕の痙縮は上肢の機能を麻痺させることが多く，患者の機能的な自立を損なう．

　脳卒中後痙縮(PSS)の場合，そのほとんどが肘，手首，肩のすべて，またはその組み合わせがSMDに関与している[4-7]．脳卒中後の慢性期には，顕著な障害性痙縮が粗大運動ならびに精緻運動機能の両者とも影響を及ぼす(表2-1)[4-7]．肩甲帯の痙縮は上肢関節運動(受動的可動域)を制限し，運動機能検査で測定される能動的な運動や，それにともなう作業に障害を与える[8-10]．

　以下の項では，Hefterの分類システムにもとづき，上肢の多様な痙縮運動パターンを説明する[11]．

## Hefter分類(ASP Ⅰ-Ⅴ)

　Hefterら[1]は脳卒中後の痙縮患者665名の上肢姿勢と痙縮パターンを分析した．コホート研究において94％に歩行，立位，座位時の腕の位置の典型的な5パターンを認めた(図2-3)．

表2-1　肩の運動に関する肩甲帯筋の寄与度

| 肩の筋肉 | 挙上 | 引き下げ(下制) | 前方移動 | 屈曲 | 伸展 | 内旋 | 外旋 |
|---|---|---|---|---|---|---|---|
| 棘上筋 | | | | | | | (+) |
| 三角筋 | | | | (+) | (+) | (+) | (+) |
| 大胸筋 | | + | | + | | + | |
| 肩甲下筋 | | | | | | + | |
| 広背筋 | | + | | | + | + | |
| 大円筋 | | | | | + | + | |
| 小円筋 | | | | | | | + |
| 棘下筋 | | | | | | | + |
| 僧帽筋 | + | | | | | | |
| 前鋸筋 | | (+) | + | | | | |
| 小胸筋 | | | + | | | | |

四肢の痙縮位

| | 肩 | 肘 | 前腕 | 手くび |
|---|---|---|---|---|
| 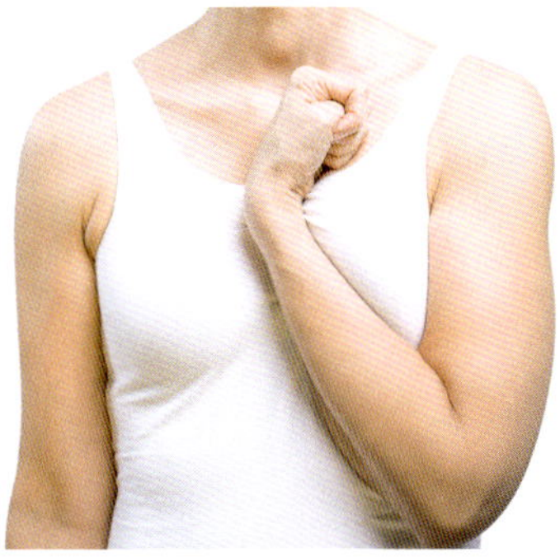 | 内旋／内転 | 屈曲 | 回外 | 屈曲 |
| 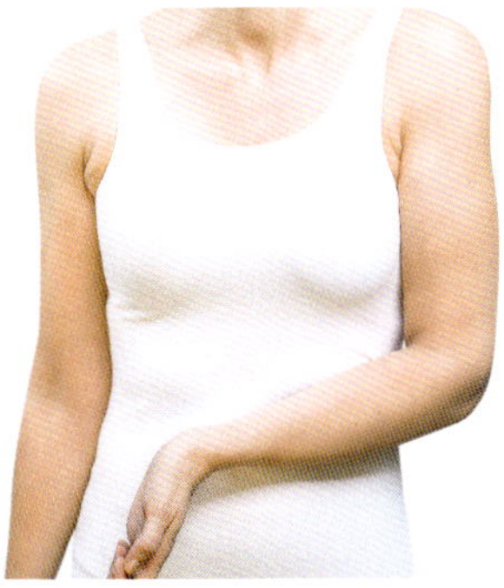 | 内旋／内転 | 屈曲 | 回外 | 伸展 |
| 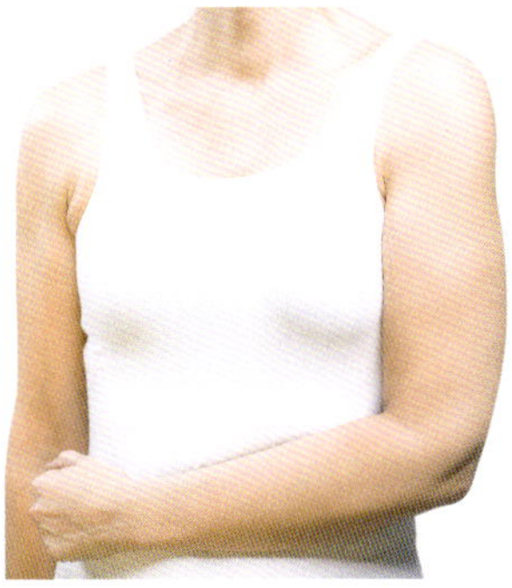 | 内旋／内転 | 屈曲 | ニュートラル<br>ポジション | ニュートラル<br>ポジション |
| 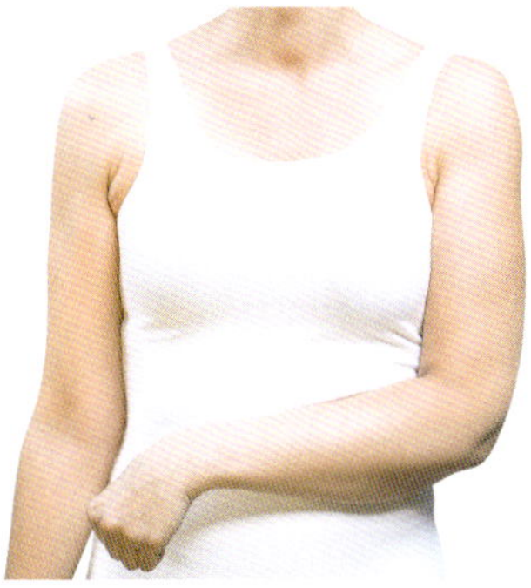 | 内旋／内転 | 屈曲 | 回内 | 屈曲 |
| 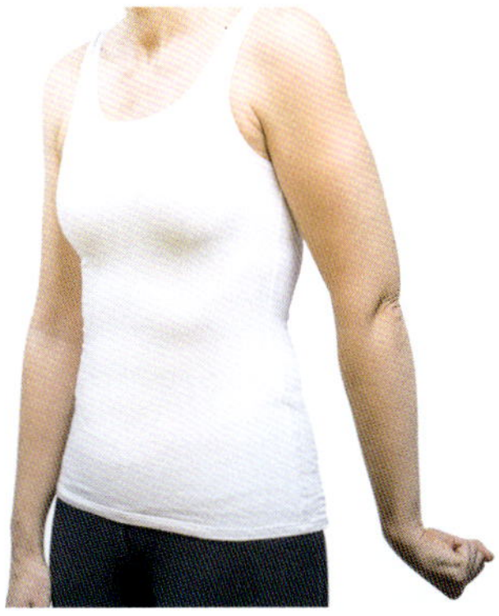 | 内旋／後屈 | 屈曲 | 回内 | 屈曲 |

**図 2 - 3**　腕の痙縮パターン分類（Hefterら）[1]．上肢痙縮パターン．注）5つの上肢痙縮パターンはすべて痙縮した手と指の位置（例えば，クローハンド（鷲手），痙縮性，屈曲性，手内在筋性，虫様筋性など）の組み合わせで決まる．

2

ASP I - V：

ASP I：肩の内旋・内転，肘の屈曲，前腕の回外，手くびの屈曲（24.8%[1]，3.4%[12]，34%[13]）

ASP II：肩の内旋・内転，肘の屈曲，前腕の回外，手くびの伸展（5.3%[1]，9.4%[12]，3%[13]）

ASP III：肩の内旋/内転，前腕と手くびのニュートラルポジションでの肘関節屈曲（41.8%[1]，52.3%[12]，36%[13]）

ASP IV：肩の内旋・内転，肘の屈曲，前腕の回内，手くびの屈曲（18.9%[1]，19.5%[12]，23%[13]）

ASP V：肩の内旋/後屈，肘の伸展，前腕の回内，手くびの屈曲（3.6%[1]，3.4%[12]，3%[13]）．

各パターンの頻度に注目した臨床研究では，ASP III が52.3%と圧倒的に多く，次いでASP I とIVであった[1,12]．脳卒中後痙縮患者409名を対象とした他の国際多施設共同研究では，患者の99%でさえ，5つの腕Hefter痙縮パターンのうち1つ（パターンIII 36%，I 34%，IV 23%）を示していた[13]．

原則としてBoNT注射の痙縮治療は，分類システムに従うことが推奨されるが，投与量や標的筋に応じ，その最終決定は医師が行う．ASP I - VによるBoNT A（Dysport）の平均投与量は，ASP I が707 IU，ASP II が575 IU，ASP III が711 IU，ASP IVが799 IU，Vが747 IUであり，総平均投与量は728 IU（範囲100-2,300 IU）であった[13]．

この研究では，84%の患者が個々の目標を達成し，91.3%が医師の評価で改善していた．特筆すべきは，BoNT注射のほとんどが，筋電図，電気刺激，USなどの技術的誘導技術を使用して行われたことである[13]．

表2-2に機能解剖学と近年の論文にもとづき，ASP I - V分類において注射が推奨される筋肉を示す．

遠位上肢の痙直位はHefter分類には含まれない．これは，外反および内在性脊髄の過活動によるすべての手，母指，手指の痙直位が含まれる結果，「鉤爪」，「握りこぶし」，「内反手」，「掌内母指」などの過誤位が生じるためである．このパターンは，肩や腕の痙縮パターンとは系統的関連はないが，治療目的であれば遠位側パターンをHefterら[1]が示した近位側パターンと組み合わせれば容易である[1]．

## 手，母指，指の痙縮パターン

手，母指，指の痙縮は，脳卒中や脳外傷（TBI）後の手のリハビリテーションにおける主要なトピックである．これは筋膜や腱の進行性収縮と関連しているため，その運動機能が障害される．手，指，母指の痙縮は少なくとも6分類があり，安静時と機能時で評価される．

## 手関節と手指におけるZancolliポジション分類
（Zancolli et al.）[14]

レベル0：屈曲痙縮なし
レベル1：最小の屈曲痙縮
レベル2a：手くびを伸ばせる中等度の伸展痙縮
レベル2b：手くびを伸ばせない中等度の伸展痙縮
レベル3：重度の伸展痙縮

## House TIP分類
（Houseら，1981）[15]

大小の物を把持する際に評価される痙縮母指位には4タイプがある（図2-4B）．

I 型：中手骨内転
I a型：指節間関節ニュートラル
I b型：指節間関節過伸展
I c型：指節間過屈曲
II 型：中手骨内転＋中手指節関節屈曲
II a型：中手指節間関節ニュートラル
II b型：中手指節間関節過伸展
III 型：中手骨内転＋中手指節過伸展
IV 型：中手骨内転＋中手指節屈曲＋指節間屈曲

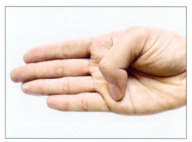

図2-4A　Corry分類[16]

母指伸展（5段階，図2-4A）と母指外転（3段階）のCorry分類[16]とSakellarides母指分類（4段階）[17]は，House TIP分類に比べ臨床医にとって付加的な価値がある．

**前腕変形分類**（4段階，Gschwind & Tonkin[18]）は，脳卒中患者にはあまり使用されない．

四肢の痙縮姿勢

表2-2 ASP Ⅰ-Ⅴ分類において注射が推奨される筋肉

| | 推奨 | 付加的推奨 |
|---|---|---|
| **1．上肢** | | |
| 肩と腕（ASP Ⅰ-Ⅴ）[1] | | |
| ASP Ⅰ | PM, 上腕二頭筋, FCR, FCU | Br, Pm, BR, TM, Sup |
| ASP Ⅱ | PM, 上腕二頭筋 | Br, Pm, BR, TM |
| ASP Ⅲ | PM, 上腕二頭筋, Br, BR | Pm, PT |
| ASP Ⅳ | PM, 上腕二頭筋, BR, PT, FCR, FCU | Br, Pm, TM |
| ASP Ⅴ | 上腕三頭筋, LD, TM, PT, FCR, FCU | 三角筋, SS, IS |
| *手と指のポジショニング* | | |
| 手首の屈曲（Zancolli[14]レベル＞1） | FCR, FCU | PL |
| クローハンド（鷲手） | FCR, FCU, FDP, FDS | |
| 握りこぶし | FDP, FDS | FPL |
| 手内虫様筋 | 虫様筋群 | |
| HTIP[13] FPL, FPB, AP | | |
| Ⅰa | AP | |
| Ⅰb | AP | EPL |
| Ⅰc | AP, FPL | |
| Ⅱa | AP, FPB | |
| Ⅱb | AP, FPB | EPL |
| Ⅲ | AP, EPB | |
| Ⅳ | AP, FPL | FPB |
| **2．下肢** | | |
| 股関節の屈曲 | 腸骨筋および／または大腰筋 | 恥骨筋（外旋／屈曲） |
| 股関節内転／内旋 | AM, AL, 縫工筋, 薄筋 | AB, ST/SM |
| 膝の屈曲 | BF | SM/ST |
| 膝伸展（硬直）／膝外側伸展 | 大腿四頭筋（おもにRF）, GCM/GCL | |
| 下垂足 | ヒラメ筋 | GCM/GCL |
| 内反尖足 | TP,ヒラメ筋 | GCM/GCL |
| 外反母趾の過伸展 | EHL | |
| 鉤爪趾 | FDL | FDB |

ASP：上肢痙縮位, PM：大胸筋, Br：上腕筋, Pm：小胸筋, BR：腕橈骨筋, TM：大円筋, Sup：回外筋, PT：前胸筋, FCR：橈側手根屈筋, LD：広背筋, SS：棘上筋, IS：棘下筋, FDS：浅指屈筋, LD：広背筋, SS：棘上筋, IS：棘下筋, FDS：浅指屈筋, FCU：尺側手根屈筋, LD：広背筋, SS：棘上筋, IS：棘下筋, FDS：浅指屈筋, FDP：深指屈筋, PL：長掌筋, FPL：長母指屈筋, FPB：短母指屈筋, AP：母指内転筋, HTIP：HouseTIP分類, AM：大内転筋, AL：長内転筋, AB：短内転筋, ST：半腱様筋, SM：半膜様筋, BF：大腿二頭筋, RF：大腿直筋, TP：後脛骨筋, EPL：長指伸筋, EPB：短指伸筋, EHL：長趾伸筋, FDL：長趾屈筋, FDB：短趾屈筋.

序論

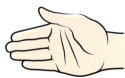
MC 内転
+MCP 正常
+IP 正常

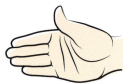
MC 内転
+MCP 正常
+IP 過伸展

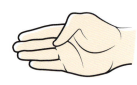
MC 内転
+MCP 正常
+IP 過屈曲

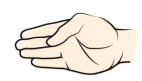
MC 内転
+MCP 過屈曲
+IP 正常

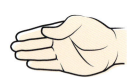
MC 内転
+MCP 過屈曲
+IP 過伸展

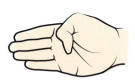
MC 内転
+MCP 過屈曲
+IP 過屈曲

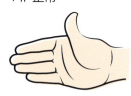
MC 内転
+MCP 過伸展
+IP 正常

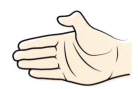
MC 内転
+MCP 過伸展
+IP 過伸展

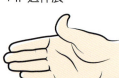
MC 内転
+MCP 過伸展
+IP 過伸展

図2-4B 痙縮母指位の4タイプ．
TIP変形[41]MC，中手骨；MCP，中手指節；IP，指節間関節；A＝Ⅰa，B＝Ⅰb，C＝Ⅰc，D＝Ⅱa，E＝Ⅱb，F＝Ⅳ，G/H/I＝Ⅲ，G/H/I＝Ⅲ（House TIP分類）．

### 下肢の痙縮パターン

脳卒中後のWernicke-Mann歩行は，上肢の抗重力位と腕の屈曲位，下肢の伸展位と股関節の軽度屈曲位，膝関節の伸展位，足部の正反膝位または負膝位をそれぞれにともなう運動パターンであると考えられている．脳卒中，脳外傷（TBI），脊髄損傷後のUMNSでは下肢の姿勢，痙縮運動パターン，相乗運動が変化する．

異なる下行性運動経路（皮質脊髄路，網様体脊髄路，前庭脊髄路）に影響を及ぼす病変部位は，UMNSの出現する痙縮パターン（伸展または屈曲，歩行を模倣する相乗的自動症）にとって重要である[19]．ここでは，脳卒中，TBI，脳性麻痺（cerebral palsy：CP），多発性硬化症（multiple sclerosis：MS）後のUMNSにおける下肢痙縮の典型的な姿勢を紹介する．

### 脳卒中と脳外傷（TBI）における下肢の痙直位

近位下肢のもっとも一般的な痙縮パターンは，股関節の屈曲，内旋，内転-伸展だが，股関節と膝関節の屈曲もある．ごくまれに，特に脊髄損傷患者では，痙縮による脚の過伸展や外旋，股関節の**外転**が起こりうる．痙縮パターンが多様に出現するメカニズムは複数あり，まだ完全に解明されていない．しかし，重要な要因として（1）病変のレベル，（2）下行性運動路の損傷・温存，（3）感覚系の影響などが考えられる[19-21]．下肢痙縮では，足底屈，足底転位，両足底転位などの痙縮性足関節位がよくみられる．これらは脳卒中やTBI後の伸筋痙縮パターンの一部である[21]．

下肢痙縮の場合，障害の程度は必ず歩行時に評価しなければならない．例えば，脳卒中の後に生じた痙縮では軽度の股関節屈曲を腰椎前湾の増大で補うことが多いが，**股関節屈曲**

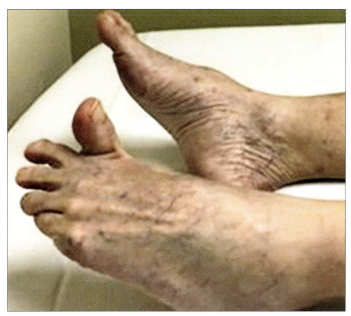

図2-5　条状体足：左足母趾の過伸展[21]

が中等度または重度になると歩行が不可能となる．多発性硬化症では**股関節の内転**が非歩行の寝たきり患者で問題となる．患者が歩行可能であれば，股関節の内転は歩行，歩行訓練，歩行リハビリテーションにおける歩行機能改善のおもな障害となりうる．すなわち治療前に歩行時や安静時の痙縮姿勢や動作パターンを詳細に分析することが推奨される[4, 7, 22]．UMNSにおける母趾の過伸展(Babinski徴候)は，他の足II～Vの屈曲をともなうか否かを問わず，それぞれ線状体足，「Striatal toe」，鉤爪趾，「Claw toe」と命名される(図2-5)[21]．すべての趾(外反母趾と趾II～V)が屈曲した「full house」趾屈曲パターンは，足の「Clawパターン」である．

### 脳性麻痺(CP)の痙縮パターン

小児，若年成人，成人のCPにおける痙縮による異常姿勢や運動パターンは，おもにTBI/SCI(UMNS)後の成人と同様のメカニズムによるものと推測される．また，CPでの痙縮は筋力低下を代償し，拘縮を発症させるリスクがあるため，治療を検討する際に十分考慮する必要がある．CPは骨変形や関節異常(例えば股関節の亜脱臼や，足底瘤/外反母趾のような足の異常につながる発達障害)であることを念頭に置くことが重要である．CPにおける下肢の代償性筋活動および相乗的痙縮またはジストニー性非揮発性運動パターンは，腱性および骨変形によるpROM低下と各筋の活性パターンの両方が混在した個別的なものである．これらの運動パターンは，痙縮による運動障害，運動障害または運動亢進症，非活動性運動障害で知られている命名法を用いて記述すべきである．脳/脊椎損傷後のSMDと同様，CPでは障害の現状をふまえて下肢機能を改善するために(1)痙縮筋，(2)歩行異常と歩行分析，または(3)臨床歩行パターンに焦点をあてる．

CPには片側型(片麻痺・半球麻痺)と両側型(片麻痺・傍痙縮，四肢麻痺・四肢痙縮)がある．CPにおける痙縮姿勢と歩行パターン分類は，臨床的または装置的な歩行分析言語において，これらのカテゴリーに従って記述される．CPにおける下肢のもっとも一般的な姿勢は股関節の亜脱臼/脱臼をともなう股関節の屈曲，内転，内旋，膝関節の屈曲，足の外反または内反をともなう足底屈である[23]．

### Winters分類(Wintersら)[24]

Wintersらは，CPの歩行半側症コホート研究で4つの異なる歩行パターンを定義した．この分類は，痙性片麻痺CPのパターンを説明するために広く受け入れられている．

- **グループⅠ**：遊脚期で患側足関節の背屈がニュートラル(下垂足)より上にない
- **グループⅡ**：立脚期(アキレス腱の緊張)または遊脚期(下垂足)で患側足関節の背屈がニュートラルより上にない，時に立脚相で膝関節過伸展をともなう
- **グループⅢ**：膝関節可動域が歩行周期45°未満，遊脚相で屈曲50°未満，足関節の尖足
- **グループⅣ**：足関節，膝関節，股関節病変があり，股関節可動域が35°未満に制限される．

Roddaら[23]は，膝ポジションについてWinters分類Ⅱ群を2つのサブグループに分けた：

- **グループⅡa**：尖足＋膝ニュートラル＋股関節伸展群
- **グループⅡb**：尖足＋膝反張＋股関節伸展

また，Riadら[25]によって，正常からの逸脱がもっとも低いグループ0が追加された．

### 痙性片麻痺／四肢麻痺によくみられる姿勢／歩行パターン

Roddaらは，CPのさまざまな病型における下肢の痙縮と歩行パターンをまとめた[23,26]．

## 脳性麻痺(CP)による痙性片麻痺／四肢麻痺の痙縮パターン

**グループⅠ**：真の尖足パターン．立脚相で足関節が底屈し，股関節と膝関節が伸展する(時に尖足が再発する)．骨盤位は正常または前方．

**グループⅡ**：跳躍歩行(膝関節の硬直をともなう/ともなわない)．ハムストリング，股関節屈筋，ふくらはぎの痙縮をともなう，より近位部での病変が非常に多い．尖足，膝および股関節の屈曲，しばしば膝の硬直をともなう．骨盤位は正常または前方．

**グループⅢ**：見かけ上の尖足(膝の硬直をともなう/ともなわない)．依然としてつま先歩行を認めるが，立脚期の足関節の背屈範囲は正常で，立脚期の股関節と膝の過度の屈曲がより強い．骨盤位は正常または前方．

**グループⅣ**：屈曲膝歩行(膝の硬直をともなう/ともなわない)．足関節の過度の背屈または踵骨屈曲，膝と股関節の過度の屈曲をともなう．骨盤の位置は前方，正常，または後方．

**グループⅤ**：非対称歩行．上記のパターンのいずれか2つの組み合わせ．

## 痙性片麻痺性CPの歩行パターンに関するHullin分類

　Hullinらは，片麻痺性CPを記述・分類し，痙性片麻痺性歩行についてまとめた．片麻痺性CPの歩行パターンはⅠ-Ⅴ群に分類される[27]．

**グループⅠ**：下垂足をともなう軽度歩行障害．

**グループⅡ**：股関節伸展が正常な膝関節屈曲状態．

**グループⅢ**：股関節と膝関節の屈曲状態．

**グループⅣ**：膝関節過伸展と脛骨停止状態．

**グループⅤ**：膝関節過伸展と足関節背屈持続状態．

## オバーン(O'Byrne)矢状運動学によるCP歩行パターン分類

　CP患者(片麻痺55名，両麻痺91名)の8歩行パターンに対する3次元動作分析を含み，もっとも差別化されたカテゴリーである[28]．

**グループ1**：移動性クラウチング：股関節は屈曲し，ニュートラル近くまで伸展することはなく，膝は屈曲し，足首は底屈するが，これらの関節の可動域は妥当〜良好．膝の最大屈曲時，遊脚期中に足くびの背屈を試みる．

**グループ2**：つま先歩行をともなうstiff crouch，stiff leg歩行で，グループ1と同様に股関節，膝，足くびが硬く(可動域が狭く)，まっすぐである(最大屈曲が少ない)．

**グループ3**：下垂足パターン．遊脚期は足関節が底屈し，立脚期は受動的で，足関節背屈まで弱く引き上げる．

**グループ4**：足関節ダブルバンプパターン．股関節可動域は良好，膝関節可動域は減少，両関節の完全伸展は可能，足関節可動域は減少するが，地面に叩きつけられるとニュートラルポジションからわずかに背屈する可能性があり，股関節と膝関節は屈曲する．

**グループ5**：足関節近位屈曲歩行．股関節と膝関節はグループ1と同様に屈曲しているが，足関節の可動域はほぼ正常である．

**グループ6**：軽度の反張膝．膝関節の過伸展，足関節背屈の可能性はあるが，遊脚時には十分ではない．

**グループ7**：重度反張膝．膝関節の顕著な過伸展，股関節の軽度屈曲，足関節の顕著な底屈がみられる．

**グループ8**：重度のしゃがみ．歩行は非常に悪く，可動域は非常に小さく，進行も非常に悪い．股関節と膝は屈曲し，伸展域は非常に悪い．

## 多発性硬化症(MS)における痙縮パターン

　MSでは痙縮が一般症状として高い有病率(最大84%)を示しているにもかかわらず[29]，その管理は，脳卒中後の痙縮やCPほど標準化されておらず，詳しいデータベースがない．疫学的には，MSの72.7%が，特に下肢の中等度から重度の痙縮を患っている[30]．重度障害者や寝たきり患者における下肢のもっとも一般的な痙縮パターンは，股関節屈曲・内転パターン，尖足[33-35]，痙性膝伸展[34]，痙性半身麻痺外来患者における複雑な歩行パターン，さらにはさみ足歩行をともなう痙性股関節内転である[35]．

## 脊髄損傷（SCI）における痙縮パターン

　痙縮はSCIでみられるが（全体で65〜78％），受傷後 5 年までは，**障害のある**痙縮の有病率は35〜41％である[36, 37]．中胸部病変をともなうSCIにおける下肢の典型的な痙縮パターンは，「トリプル屈曲または伸展」パターン（股関節，膝関節，足関節）または「トリプル屈曲と伸展」パターンを交互に繰り返す痙性麻痺である[38]．さらに，典型的なSCIでは，尖足（足関節の底屈），股関節内転，母趾過伸展をともなう足趾屈曲がSCIにおける痙縮パターンの一部となることがある[39, 40]．

## まとめ

　上下肢の異常痙縮姿勢の分類を紹介し，各異常痙縮パターンに応じた治療すべき標的筋群を紹介した（**表 2 - 2**）．

## References

[1]　Hefter H, Jost WH, Reissig A, Zakine B, Bakheit AM, Wissel J. Classification of posture in poststroke upper limb spasticity: a potential decision tool for botulinum toxin A treatment? Int J Rehabil Res 2012;35:227–233.

[2]　Doussoulin A, Bacco JL, Rivas C, Saiz JL. Association between postural patterns of spastic upper extremity and functional independence after TBI and stroke. NeuroRehabilitation 2020;46:551–559.

[3]　Lundström E, Smits A, Terént A, Borg J. Time-course and determinants of spasticity during the first six months following first-ever stroke. J Rehabil Med 2010;42:296–301.

[4]　Wissel J, Schelosky LD, Scott J, Christe W, Faiss JH, Mueller J. Early development of spasticity following stroke: a prospective, observational trial. J Neurol 2010;257:1067–1072.

[5]　Wissel J, Verrier M, Simpson DM, et al. Post-stroke spasticity: predictors of early development and considerations for therapeutic intervention. PM R 2015;7:60–67.

[6]　Fheodoroff K, Dressler D, Woldag H, et al. Treatment goals in patients with post-stroke upper limb spasticity following injection of botulinum toxin A: results of the German-Austrian subgroup of the ULIS-II study [in German]. Nervenarzt 2019;90: 361–370.

[7]　Glaess-Leistner S, Ri SJ, Audebert HJ, Wissel J. Early clinical predictors of post stroke spasticity. Top Stroke Rehabil 2021;28: 508–518.

[8]　Wissel J, Bensmail D, Scheschonka A, et al. Post hoc analysis of the improvement in shoulder spasticity and safety observed following treatment with incobotulinumtoxinA. J Rehabil Med 2020;52:jrm00028.

[9]　Turner-Stokes L. Goal attainment scaling (GAS) in rehabilitation: a practical guide. Clin Rehabil 2009;23:362–370.

[10]　Ashford, Royal College of Physicans. Spasticity in adults: management using botulinum toxin. National guideline. Sudbury, Suffolk: Lavenham Press, 2018.

[11]　Wissel J, Bensmail D, Ferreira JJ, et al. Safety and efficacy of incobotulinumtoxinA doses up to 800 U in limb spasticity: the TOWER study. Neurology 2017;88:1321–1328.

[12]　Doussoulin A, Rivas C, Bacco J, et al. Prevalence of spasticity and postural patterns in the upper extremity post stroke. J Stroke Cerebrovasc Dis 2020;29:105253.

[13]　Jost WH, Hefter H, Reissig A, Kollewe K, Wissel J. Efficacy and safety of botulinum toxin type A (Dysport) for the treatment of post-stroke arm spasticity: results of the German-Austrian open-label post-marketing surveillance prospective study. J Neurol Sci 2014;337:86–90.

[14]　Zancolli EA, Goldner LJ, Swanson AB. Surgery of the spastic hand in cerebral palsy: report of the Committee on Spastic Hand Evaluation (International Federation of Societies for Surgery of the Hand). J Hand Surg Am 1983;8:766–772.

[15]　House JH, Gwathmey FW, Fidler MO. A dynamic approach to the thumb-in palm deformity in cerebral palsy. J Bone Joint Surg Am 1981;63:216–225.

[16]　Corry IS, Cosgrove AP, Walsh EG, McClean D, Graham HK. Botulinum toxin A in the hemiplegic upper limb: a double-blind trial. Dev Med Child Neurol 1997;39:185–193.

[17]　Sakellarides HT, Mital MA, Matza RA, Dimakopoulos P. Classification and surgical treatment of the thumb-in-palm deformity in cerebral palsy and spastic paralysis. J Hand Surg Am 1995;20:428–431.

[18]　Gschwind C, Tonkin M. Surgery for cerebral palsy: part 1. Classification and operative procedures for pronation deformity. J Hand Surg Br 1992;17:391–395.

[19]　Li S, Chen YT, Francisco GE, Zhou P, Rymer WZ. A unifying pathophysiological account for post-stroke spasticity and disordered motor control. Front Neurol 2019;10:468.

[20]　Nielsen JB, Christensen MS, Farmer SF, Lorentzen J. Spastic movement disorder: should we forget hyperexcitable stretch reflexes and start talking about inappropriate prediction of sensory consequences of movement? Exp Brain Res 2020;238:1627–1636.

[21]　Li S. Ankle and foot spasticity patterns in chronic stroke survivors with abnormal gait. Toxins (Basel) 2020;12:646.

[22]　Urban PP, Wolf T, Uebele M, et al. Occurence and clinical predictors of spasticity after ischemic stroke. Stroke 2010;41:2016–2020.

[23]　Rodda J, Graham HK. Classification of gait patterns in spastic hemiplegia and spastic diplegia: a basis for a management algorithm. Eur J Neurol 2001;8(suppl 5):98–108.

[24]　Winters TF Jr, Gage JR, Hicks R. Gait patterns in spastic hemiplegia in children and young adults. J Bone Joint Surg Am 1987;69:437–441.

[25]　Riad J, Haglund-Akerlind Y, Miller F. Classification of spastic hemiplegic cerebral palsy in children. J Pediatr Orthop 2007;27:758–764.

[26]　Rodda JM, Graham HK, Carson L, Galea MP, Wolfe R. Sagittal gait patterns in spastic diplegia. J Bone Joint Surg Br 2004;86:251–258.

[27]　Hullin MG, Robb JE, Loudon IR. Gait patterns in children with hemiplegic spastic cerebral palsy. J Pediatr Orthop B 1996;5:247–251.

[28]　O'Byrne JM, Jenkinson A, O'Brien TM. Quantitative analysis and classification of gait patterns in cerebral palsy using a three-dimensional motion analyzer. J Child Neurol 1998;13:101–108.

[29]　Rizzo MA, Hadjimichael OC, Preiningerova J, Vollmer TL. Prevalence and treatment of spasticity reported by multiple sclerosis patients. Mult Scler 2004;10:589–595.

序論

[30] Zettl UK, Henze T, Essner U, Flachenecker P. Burden of disease in multiple sclerosis patients with spasticity in Germany: mobility improvement study (Move I). Eur J Health Econ 2014;15:953–966.

[31] Link A, Kabus C, Haas J. Use of spasmography to assess the effects of botulinum toxin type A in patients with lower-limb spasticity. Eur J Neurol 1999;6:S69–S73.

[32] Restivo DA, Tinazzi M, Patti F, Palmeri A, Maimone D. Botulinum toxin treatment of painful tonic spasms in multiple sclerosis. Neurology 2003;61:719–720.

[33] Sosnoff JJ, Shin S, Motl RW. Multiple sclerosis and postural control: the role of spasticity. Arch Phys Med Rehabil 2010;91:93–99.

[34] Puce L, Currà A, Marinelli L, et al. Spasticity, spastic dystonia, and static stretch reflex in hypertonic muscles of patients with multiple sclerosis. Clin Neurophysiol Pract 2021;6:194–202.

[35] Wissel J, Entner T. Botulinum toxin treatment of hip adductor spasticity in multiple sclerosis[in German]. Wien Klin Wochenschr 2001;113:20–24.

[36] Adams MM, Hicks AL. Spasticity after spinal cord injury. Spinal Cord 2005;43:577–586.

[37] Holtz KA, Lipson R, Noonan VK, Kwon BK, Mills PB. Prevalence and effect of problematic spasticity after traumatic spinal cord injury. Arch Phys Med Rehabil 2017;98:1132–1138.

[38] Elbasiouny SM, Moroz D, Bakr MM, Mushahwar VK. Management of spasticity after spinal cord injury: current techniques and future directions. Neurorehabil Neural Repair 2010;24:23–33.

[39] Chen B, Sangari S, Lorentzen J, Nielsen JB, Perez MA. Bilateral and asymmetrical contributions of passive and active ankle plantar flexors stiffness to spasticity in humans with spinal cord injury. J Neurophysiol 2020;124:973–984.

[40] Marciniak C, Rader L, Gagnon C. The use of botulinum toxin for spasticity after spinal cord injury. Am J Phys Med Rehabil 2008;87:312–317.

[41] Choi JY, Rha D-W, Kim SA, Park ES. The dynamic thumb-in-palm pattern in children with spastic cerebral palsy and its effects on upper limb function. Children (Basel) 2021;8:17.

# 3 超音波の原理

## 3.1 超音波トランスデューサーのオリエンテーション

　高周波(13〜4 MHzなど)のリニアアレー・トランスデューサーを短軸像(横断面)に使用する．多くの神経では横断面が推奨される(図3-1および図3-2)．血管を回避して導入するにはこの面がもっとも見やすいことが理由である．さらにカラードップラーを用いることで，血管と他の構造物との区別がつきやすくなる．神経の位置同定には長軸像(縦断面)の評価が含まれ，横断面または短軸像で蜂巣状を呈していればそれは神経と認識される．長軸像では線状となる(図3-3および図3-4)．また，ボツリヌス神経毒素製剤(BoNT)注射の多くはトランスデューサーの中心に対し垂直に穿刺する交差法(out-of-plane approach)を使用することがあるが，不可能でない限り，神経を標的とする手技においては針先と注入物を目視できる平行法(in-plane technique)が推奨される(図3-3〜図3-6)．針またはプローブは，トランスデューサーと超音波(US)ビームに平行に挿入されるため，針の位置を明確に特定できる．

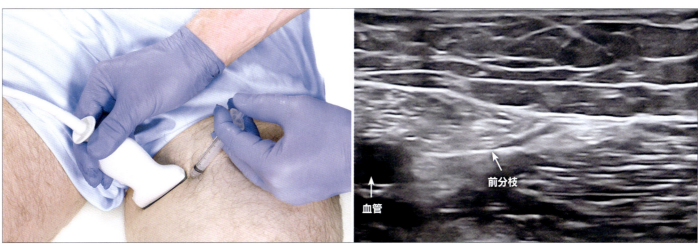

図3-1　短軸像(横断面)では血管が容易に確認でき，上部から分枝していることがわかる．後部分枝は下部にある．

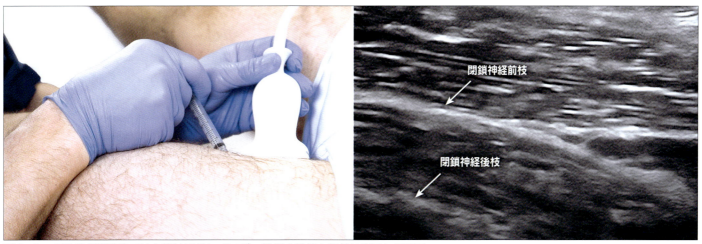

図3-2　長軸像(縦断面)では血管は見えにくいが，神経の前枝と後枝は容易に見える．

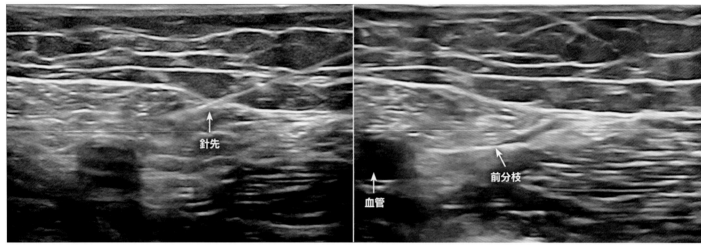

図 3 - 3　平行法 (in-prane approach) では針先が見える．画像は13-4 MHzのリニアアレー・トランスデューサーを使用．標的は閉鎖神経の前部分．

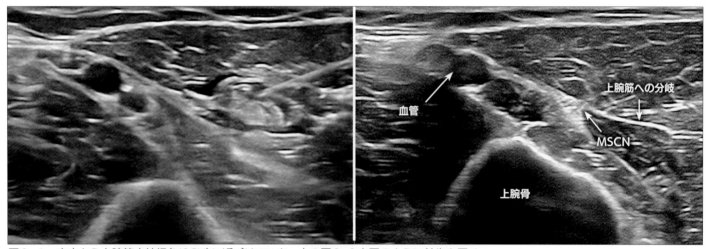

図 3 - 4　右方から上腕筋皮神経 (MSCN) に近づけていき，上の図 3 - 3 左図のように針先を置く．

↓スマホでcheck（音声なし・英文のみ）

閉鎖神経を
横から縦方向へ
回転させる．

超音波ガイド下神経刺激と
診断的神経ブロック (DNB) の
実際．

## 3.2 神経，動脈，静脈の空間的位置関係

鼠径部の神経血管構造で神経と血管の近接性を右に図示する．解剖図に用いる古典的な配色は，黄色が神経，青色が静脈，赤色が動脈である．血管の位置を特定すると通常，隣接する神経枝にたどり着く．

↓スマホでcheck（音声なし・英文のみ）

カラードップラーでみる外側胸筋神経の血管．

大腿直筋における神経血管構造の筋内分枝．

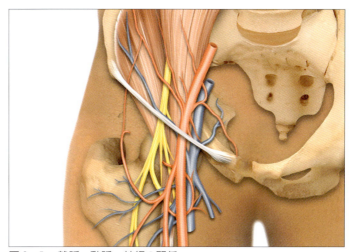
図3-5　静脈，動脈，神経の関係．

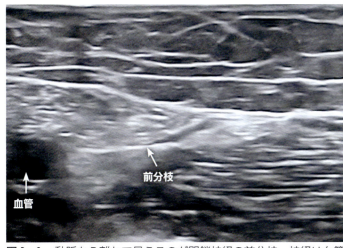
図3-6　動脈から離れて見えるのが閉鎖神経の前分枝．神経は血管周囲を探せば同定しやすい．

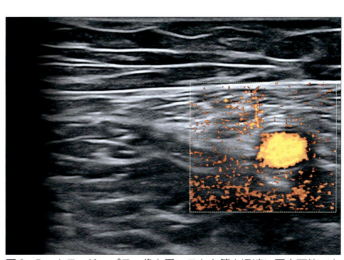
図3-7　カラードップラー像を用いると血管を迅速に同定可能である．また血管誤穿刺の回避にも役立つ．

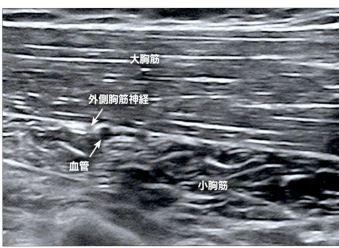
図3-8　外側胸筋神経は小胸筋の下に層状になって存在しており，筋膜面と間違えやすい．

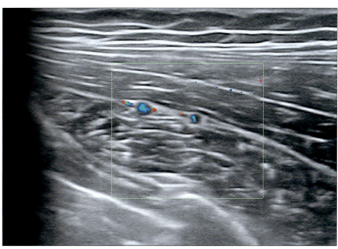
図3-9　外側胸筋神経が血管構造と並走しているのがカラードップラー像で明瞭にわかる．

超音波の原理

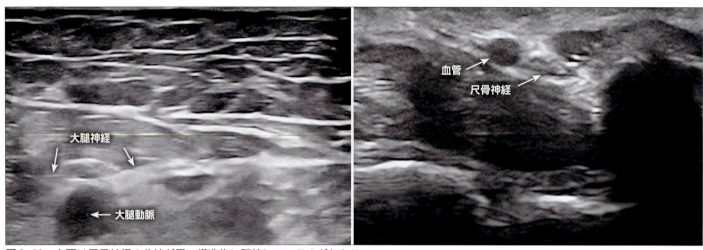

図3-10　右図は尺骨神経の分枝が黒い構造物に隣接しているのがわかる．

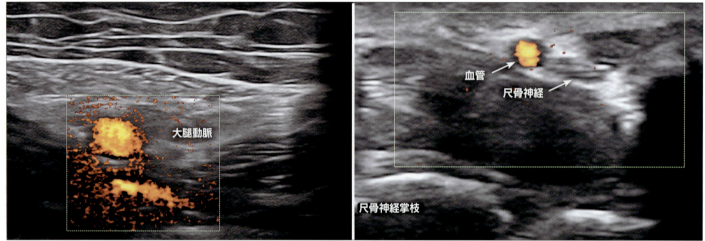

図3-11　カラードップラー像は同定を迅速にし，血管誤穿刺の回避にも役立つ．

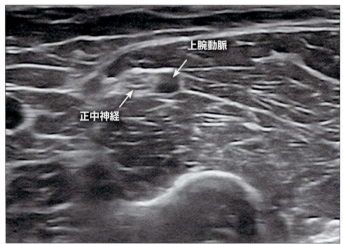

図3-12　肘上にある円回内筋を含めた正中神経．

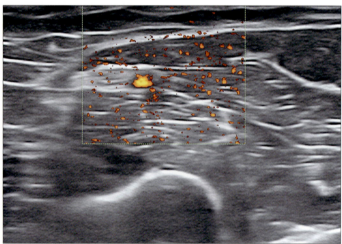

図3-13　カラードップラー像は神経幹と動脈の密接な関係を示す．

神経，動脈，静脈の空間的位置関係

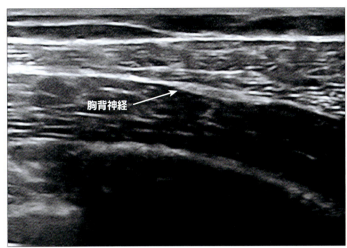

図3-14 広背筋へ向かう胸背神経．筋膜面と混同されることがある．

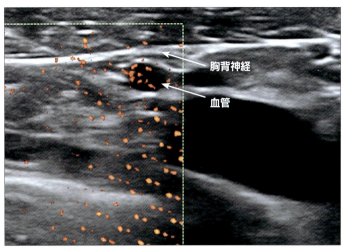

図3-15 カラードップラー像は穿刺のリスクがある部位と神経の正確な位置を確認できる．

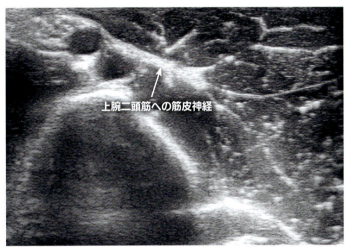

図3-16 上腕二頭筋に向かう筋皮神経．

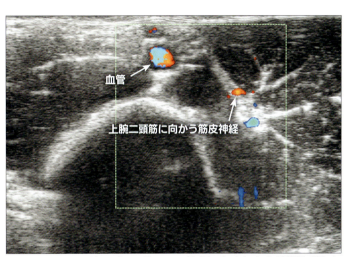

図3-17 カラードップラー像にて，神経に包まれた血管構造がわかる．

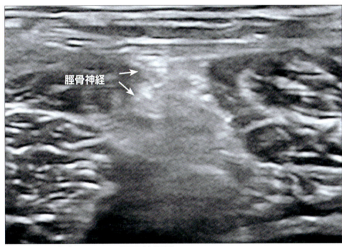

図3-18 膝窩における脛骨神経幹．

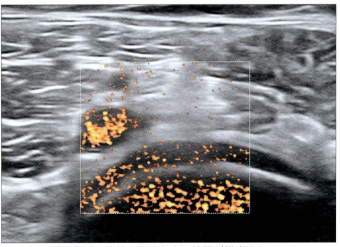

図3-19 脛骨動脈の隣接または上方に神経が描出されている．

## 3.3 さまざまな神経枝の表面解剖ランドマーク

　表面解剖を用いて神経を特定するには限界がある．神経走行はそれぞればらつきがあり，死体研究でみられた分枝のバリエーションについても模式図では考慮されていない．あくまで近似的なものでしかない．さらに患者体型はさまざまであるため，体表模式図の使用をよりいっそう複雑にさせている．

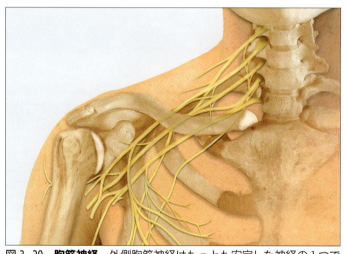

図3-20　**胸筋神経**．外側胸筋神経はもっとも安定した神経の1つであるが，内側胸筋神経はばらつきが大きい．

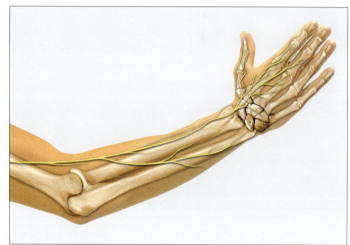

図3-21　**橈骨神経**．

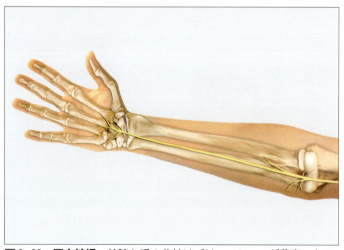

図3-22　**正中神経**．前腕と手の分枝はバリエーションが豊富である．

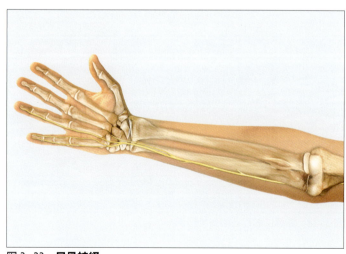

図3-23　**尺骨神経**．

## 3.4 解剖構造は個人差があるため そのランドマークが鍵

US画像に筋肉と神経の外観は非常に多様なことが表われる．修正Heckmattスケールを超えた個人差を示している．下図（図3-24～3-26）はすべて上腕二頭筋の筋皮神経（MSCN）である．

↓スマホでcheck
（音声なし・英文のみ）

上腕二頭筋への
凍結神経融解．

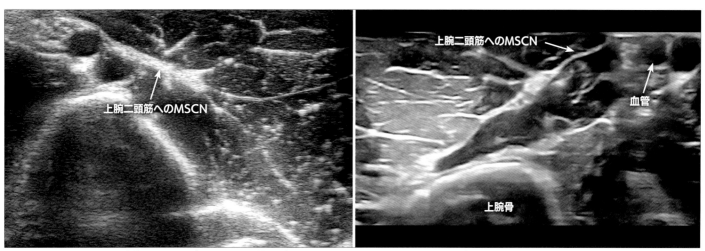

図3-24 最初は異なる鏡像に見えるが，どちらも神経が血管から上腕骨に下降しているのがわかる．左：痙縮のない10代の右腕．右：脳性麻痺の10代，DNB後に短縮した筋肉が伸長している．

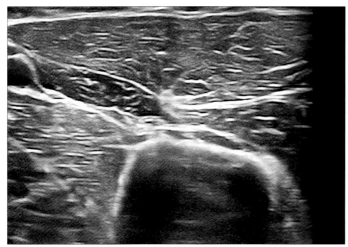

図3-25 成人男性．上腕二頭筋への筋皮神経（MSCN）が血管から上腕骨に向かって下降しているのがわかる．

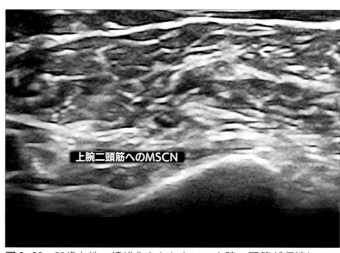

図3-26 59歳女性．線維化をともない，上腕二頭筋が収縮している．神経分枝の同定が困難なため，電気刺激が不可欠である．

## 3.5 外科的神経切除術　　Mark A. Mahan

　外科的神経切除術は，患者満足度が高く，痙縮を持続的に軽減できる可能性がある．高選択的部分神経切除術，選択的神経切離術，あるいは単に神経切除術ともよばれ，外科医にとって痙縮筋すべての枝を同定することが重要であり，US検査は欠かせない．しかし，教科書に載っている図だけに頼っていたのでは，具体的な患者の解剖やUS画像にうまく対応できない．電気刺激は，術中であろうとUS局在診断と関連していようと，正しい神経枝同定に重要な情報を得られる．いずれの手技においても，まず体表解剖構造から神経の位置を推定する．つぎにUSで局在同定を確認し，標的神経を低振幅で刺激させ，目的筋の収縮を確認する．

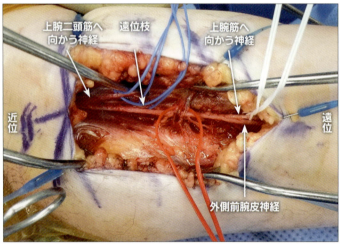

図3-27　上腕の筋皮神経(MSCN)．上腕二頭筋への2本の枝と上腕筋の支配枝が確認できる．上腕神経は感覚神経である外側前腕皮神経と対になっていることに注意．

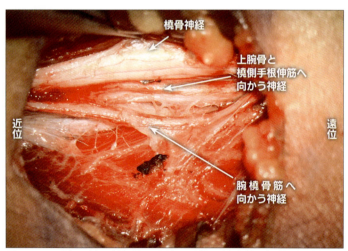

図3-28　肘上の橈骨神経枝．上腕二頭筋，棘上筋，短橈側手根伸筋の枝は橈骨神経外側で区別できる．上腕二頭筋が肘関節屈曲痙縮に有意に関与することがまれにある．

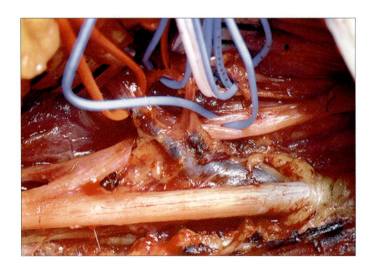

図3-29　典型例：正中神経とMSCNは側索レベルで分離し，正中神経から上腕二頭筋や上腕筋へ分枝したり，逆にMSCNから手関節外反筋や前腕筋へ分枝する．ここでは，上腕枝(下の青ループ)は正中神経から生じ，外側上腕皮神経(同神経枝のループしていない部分)から分離している．

## 3.6 超音波による三次元神経イメージング

Axel Schramm

太い神経の主幹を簡単にUSで特定でき，高解像度装置では，細い神経の枝も見ることが可能である．断層神経超音波装置を用いて描出された以下の三次元（3D）画像に示している（Canon Aplio a ［Canon メディカルシステムズ］とPIUR Infinity ［piur imaging社］を使用して記録）．たとえ細い枝が直接表示できなくても，対応する筋枝が走行する筋肉間をUSで識別し，確実な神経ブロックを可能にする．

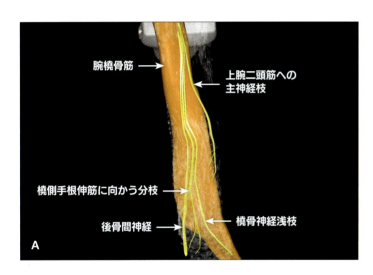

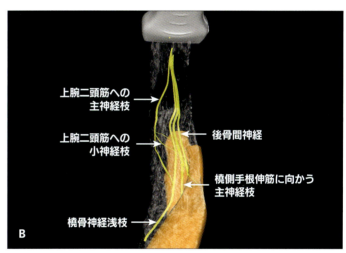

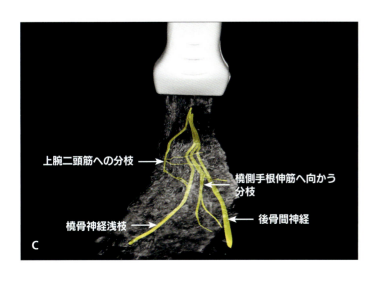

図3-30A–C **橈骨神経**．左図に上腕遠位から始まる橈骨神経枝を示す：橈骨神経浅枝，腕橈骨筋と橈側手根伸筋への筋枝．上腕二頭筋へ向かう主神経のブロックは上腕二頭筋と上腕筋の間にある上腕遠位外側で可能となる．

超音波の原理

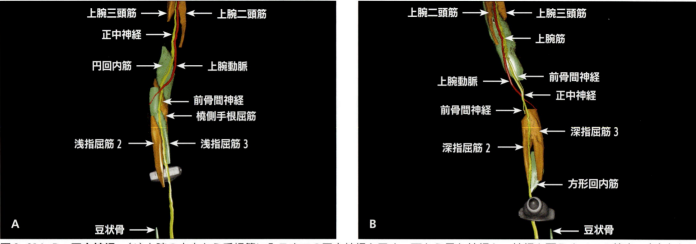

図 3-31A, B　**正中神経.**（A）上腕の中央から手根管に入るまでの正中神経を示す．下から見た神経と，神経を覆うすべての筋肉．（B）上から見た神経と，神経が通過するすべての筋肉．

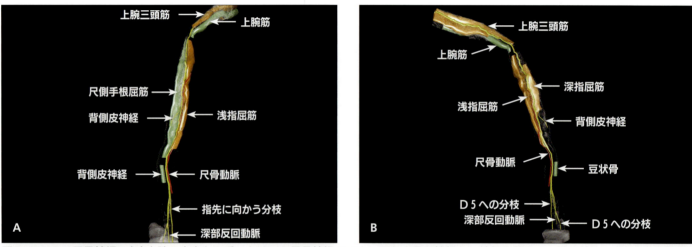

図 3-32A, B　**尺骨神経.**（A）上腕の中央から手にかけての尺骨神経を示す．下から見た神経と，神経を覆うすべての筋肉．（B）上から見た神経と，神経が接するすべての筋肉．

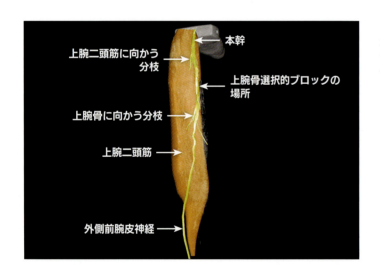

図 3-33　**筋皮神経（MSCN）.**　図は上腕二頭筋の下にあるMSCNを示す．上腕二頭筋と上腕筋への筋枝が見える．これにより，両筋を包含する近位神経ブロック，あるいは上腕二頭筋に向かう分枝の遠位をブロックし，上腕筋の病変を選択的に評価できる．

## 3.7 超音波による痙縮筋変化の評価：修正Heckmattスケールの使用

Rajiv Reebye & Michael C. Munin

一部の痙縮患者では，筋構造の変化がみられる．USを使用するとエコー強度（EI）増加によって描出され，脂肪浸潤や線維化が示唆される[1, 2, 3]．また，USガイド下で痙縮筋を評価すると，筋萎縮と皮下脂肪組織沈着が増加していることがわかる例として，図3-34A,Bは，痙縮肢と正常肢のUSガイド下で可視化された構造的変化を強調したものである．

筋EI評価でもっとも一般的に用いられる視覚的尺度はデュシェンヌ型筋ジストロフィにおける定性的基準を提唱したHeckmattとDubowitzにより開発された[4-6]．

もともとHeckmattスケールは，US像の視覚評価により，筋エコー特性を4段階尺度で評定するもので，1は正常な筋構造にもっとも近く，4はEIが最大で，典型的には骨エコーのような高エコーと表現される．筋のエコーがUS下で骨に近いほど，このパターンは脂肪や線維の浸潤を示唆する[5]．

筋が全体にわたり均質に侵されているとは限らず正確な区別を妨げるため，グレード2と3を区別することは元来のHeckmattスケールの大きな欠点といえる[4]．

元来のHeckmattスケールはさまざまなミオパチーでの筋エコー評価目的に作られたが，特にBoNT注射のための筋選択に関連し，痙縮患者においてその使用が増加傾向にある．

Moretaらは痙縮筋は筋全体に均一な病理学的変化を示さない可能性があり，グレード間の特異性を高めるためにHeckmattスケールを修正した．彼らの修正Heckmattスケールは，US画像の視覚評価による4段階尺度を用い，痙縮の病理学的筋変化を評価するのに信頼性と妥当性が高かった[3]．修正Heckmattスケールは，元来と比較してもグレード間EIをより正確に評価でき，特にEIが軽度～中等度に上昇する範囲（グレード2および3）の筋肉に適している．

グレード1の筋肉は正常であり，容易に識別できる．同様にグレード4の筋肉は極度に線維化し，骨のような高エコーに見える．グレード2は，可視化された筋の50％以上でEIが上昇していると検者が推定した場合にグレード3と区別される[3]．

さらに，修正Heckmattスケールを定量的グレイスケール分析と比較したところ，すぐれた一致性が認められた．これは修正Heckmattスケールが痙縮患者の筋変化評価に有効なツールであることを示している[3]．表3-1は，元来のHeckmattスケールと修正Heckmattスケールを比較したものである．

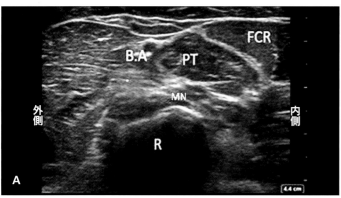 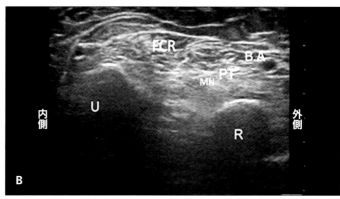

図3-34 A, B　正常筋と線維性変化をともなう痙縮筋の比較．（A）障害のない右前腕．（B）脳卒中後線維性変化をともなう罹患した左前腕．痙縮筋の構造的変化．罹患肢で線維化が増大し，筋膜面外観が変化している．筋萎縮もみられる．線維化と筋萎縮が進行した結果，正中神経が見えづらくなっている．骨のランドマークを使用し，四肢を十分に観察することで，対象筋群が認識可能となる．
FCR：橈側手根屈筋，PT：円回内筋，MN：正中神経，R：橈骨，B.A：上腕動脈，U：尺骨
（画像はSonoSite X-porte（FujiFilm SonoSite社製）15-6Hzのリニアアレー・トランスデューサーを使用）[3]．

超音波の原理

表3-1　元来のHeckmattスケールと修正Heckmattスケールの比較[3-5].

| グレード | 元来のHeckmattスケール | 修正Heckmattスケール |
| --- | --- | --- |
| 1 | 正常. | 骨エコーと異なる90％以上の筋肉に正常エコーを認める. |
| 2 | あきらかな骨エコーをともなう筋エコー強度の増加. | 10〜50％で筋エコー増加だが，あきらかな骨エコーであっても筋エコーが正常な領域がある. |
| 3 | 骨エコーが減少，筋肉エコー強度が増加. | 50％〜90％で筋エコーが著明に増加，骨エコーと筋エコーの区別低下. |
| 4 | 非常に強い筋肉エコー，骨エコーの完全消失. | 90％以上で骨エコーがほぼ完全消失し，筋エコーが非常に強い. |

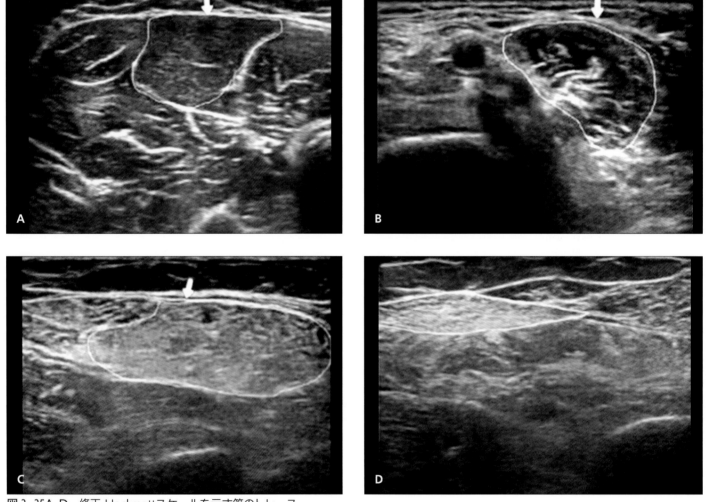

図3-35A-D　修正Heckmattスケールを示す筋のトレース.
グレード1（A）：筋の90％以上に正常エコーを認め，骨エコーと区別できる．グレード2（B）：10〜50％で筋エコーが増加するが，骨エコーが明瞭で，正常な筋エコー領域も認める．グレード3（C）：50％〜90％で筋エコーが著明に増加し，骨エコーと筋エコーの区別が低下．グレード4（D）：筋エコーが非常に強く，90％以上で筋から骨エコーがほぼ完全に消失[3].

図3-35A～Dは修正Heckmatt スケールのグレード1 - 4 のEIレベルが異なる痙縮筋の例を示す.

高いEIを呈する筋へのBoNT注射はその効果が減弱し, 他の治療法が好まれやすい[7, 8]. 反対に, 正常(のようにみえる)筋へのBoNT注射は等位性痙縮が改善する[6].

このことから痙縮に対するUSガイド下筋性EIレベル判別が大きな関心を集めている.

筋のEIの可視化・レベル分けは, 「低エコーな筋ポケット」特定の一助となるため, 低/高エコーポケットに対するBoNT注入の比較研究は今後ますます注目されていくだろう. また修正Heckmattスケールのグレードが高い筋は, 神経ブロックの標的神経の視覚化が難しくなると考えられるため,

化学的除神経や神経ブロック評価をする筋ならびに末梢神経の予備スキャン時のEI増加レベルには注意を払うべきである(図3-34A, Bでは線維化した筋により正中神経が見えなくなっているのがわかる).

修正Heckmattスケールの痙縮アウトカム指標としての使用は, 治療のトリアージ決定に役立つ可能性があり, 応用できるか今後注目される. 特にEIの高い筋では, 併用療法, 化学的除神経, および/または外科的介入といった治療方針決定の鍵になるかもしれない.

今後は痙縮で化学的除神経を受けている患者対象に, 修正Heckmattスケールを用い筋EIの経時的変化を評価する疫学研究も実施できると思われる.

## References

[1] Lieber RL, Steinman S, Barash IA, Chambers H. Structural and functional changes in spastic skeletal muscle. Muscle Nerve 2004;29:615–627.

[2] Pillen S, Arts IM, Zwarts MJ. Muscle ultrasound in neuromuscular disorders. Muscle Nerve 2008;37:679–693.

[3] Moreta MC, Fleet A, Reebye R et al. Reliability and validity of the Modified 438 Heckmatt Scale in evaluating muscle changes with ultrasound in spasticity. Arch Rehabil Res Clin Transl 2020;2:100071.

[4] Pillen S, van Keimpema M, Nievelstein RA, Verrips A, van Kruijsbergen-Raijmann W, Zwarts MJ. Skeletal muscle ultra-sonography: visual versus quantitative evaluation. Ultrasound Med Biol 2006;32:1315–1321.

[5] Heckmatt JZ, Dubowitz V. Ultrasound imaging and directed needle biopsy in the diagnosis of selective involvement in muscle disease. J Child Neurol 1987;2:205–213.

[6] Shen J, Cartwright MS. Neuromuscular ultrasound in the assessment of polyneuropathies and motor neuron disease. J Clin Neurophysiol 2016;33:86–93.

[7] Picelli A, Bonetti P, Fontana C, et al. Is spastic muscle echo intensity related to the response to botulinum toxin type A in patients with stroke? A cohort study. Arch Phys Med Rehabil 2012;93:1253–1258.

[8] Zaidman CM, Malkus EC, Connolly AM. Muscle ultrasound quantifies disease progression over time in infants and young boys with duchenne muscular dystrophy. Muscle Nerve 2015;52:334–338.

[9] Zaidman CM, Harms MB, Pestronk A. Ultrasound of inherited vs. acquired demyelinating polyneuropathies. J Neurol 2013;260:3115–3121.

[10] Picelli A, Baricich A, Chemello E, et al. Ultrasonographic evaluation of botulinum toxin injection site for the medial approach to tibialis posterior muscle in chronic stroke patients with spastic equinovarus foot: an observational study. Toxins (Basel) 2017;9:375.

[11] Santamato A, Micello MF, Panza F, et al. Can botulinum toxin type A injection technique influence the clinical outcome of patients with post-stroke upper limb spasticity? A randomized controlled trial comparing manual needle placement and ultrasound-guided injection techniques. J Neurol Sci 2014;347:39–43.

超音波の原理

### 3.8 神経のトラッキング（近位から遠位へ）：円回内筋から内在筋の正中神経

DNBや施術の前に，神経と血管構造の関係を熟知しておくことが重要である．これは，USプローブで神経走行をたどることで可能となる．神経枝や神経支配，筋構造の外観には高いばらつきがある．位置の正確性を確保するためには，標的とする筋への神経刺激が鍵となる．

↓スマホでcheck
（音声なし・英文のみ）

正中神経の追跡

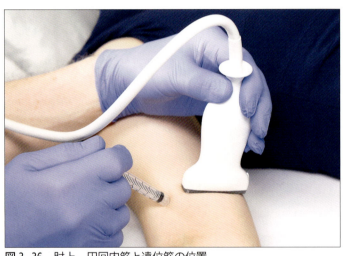

図3-36 肘上．円回内筋と遠位筋の位置．

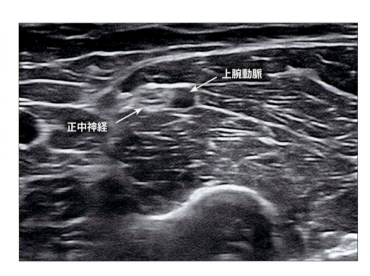

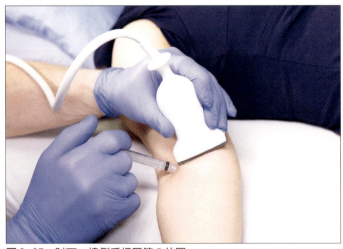

図3-37 肘下．橈側手根屈筋の位置．

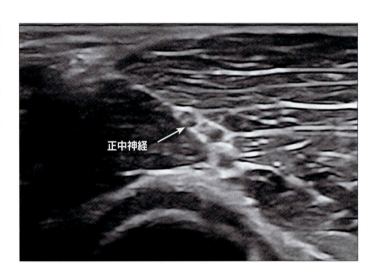

神経のトラッキング（近位から遠位へ）：円回内筋から内在筋の正中神経

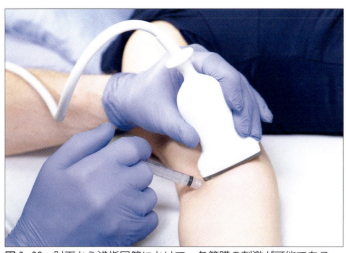
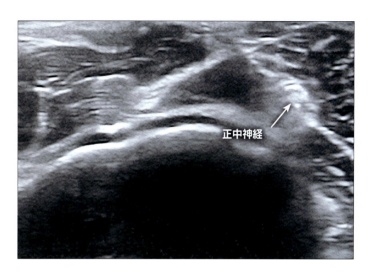

図3-38　肘下から浅指屈筋にかけて．各筋膜の刺激が可能である．

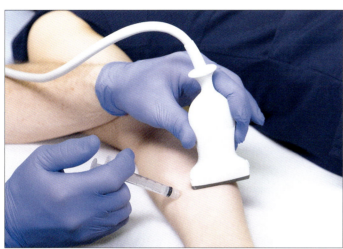
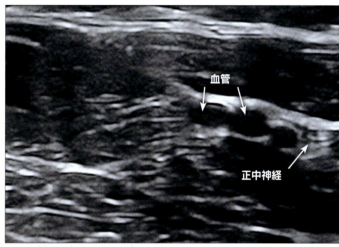

図3-39　肘下．深指屈筋の位置．これは前骨間神経の枝であり，検出するには刺激を加えることが必須である．

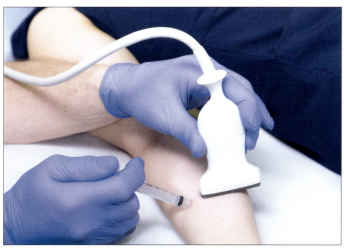
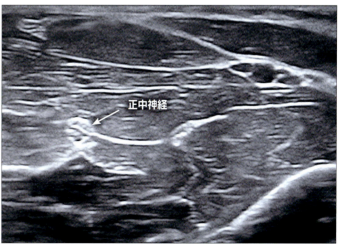

図3-40　長母指屈筋レベルの正中神経．前骨間神経と正中神経は刺激を加えて区別する．さらに神経近位への刺激が必要なこともある．

超音波の原理

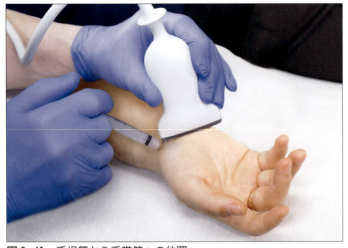

図3-41　手根管から手掌筋への位置.

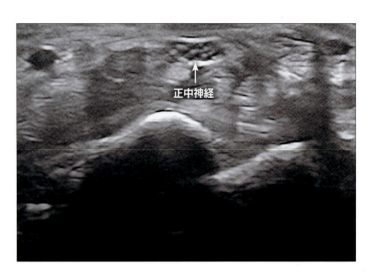

正中神経

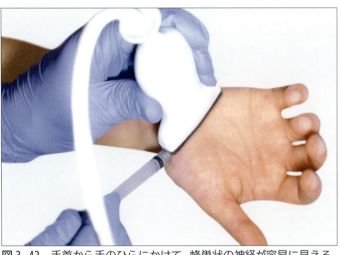

図3-42　手首から手のひらにかけて　蜂巣状の神経が容易に見える.

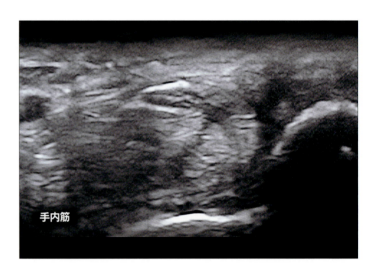

手内筋

### 3.9 注射液のトラッキング

USガイド下での注射はリアルタイムで見ることができる．USでは，注射液が標的に隣接して見えるため，最少量の注射が可能である．これにはリドカインやフェノールも含まれる．

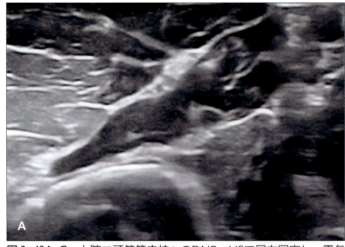

図3-43A–C　上腕二頭筋筋皮枝へのDNB．USで局在同定し，電気刺激で確認後にリドカインを1cc注入する．（次ページへ続く）

↓スマホでcheck（音声なし・英文のみ）

筋皮神経から上腕二頭筋への注射液の流れの追跡.

腓腹筋内側頭への脛骨神経枝.

注射液のトラッキング

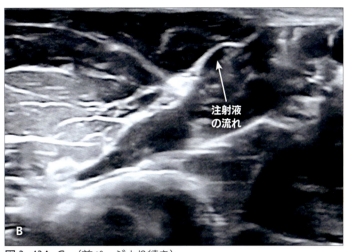

図3-43A–C （前ページより続き）

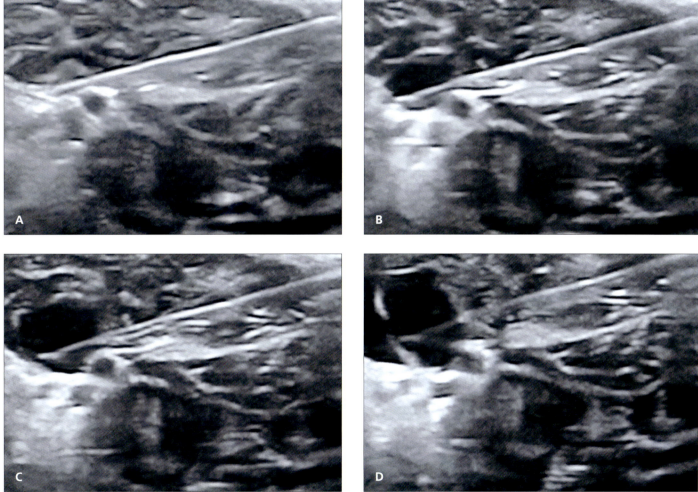

図3-44A–D　脛骨神経内側腓腹筋枝に対する2種類のDNB．

超音波の原理

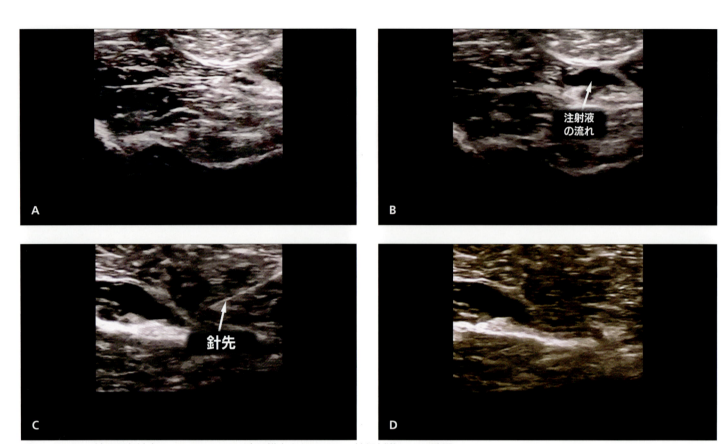

図3-45A–D　針は平行法（in-prane approach）で描出されている．神経刺激による確認．

## 3.10 刺激装置のセットアップ

　神経とその標的筋に限って確実に刺激するために，専用の神経刺激装置が強く推奨され，その刺激は1 mA以下に抑える必要がある．強い刺激では，筋線維を刺激し神経そのものを見逃す可能性があるので注意が必要である．

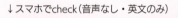
↓スマホでcheck（音声なし・英文のみ）

橈骨神経から
上腕二頭筋への
刺激．

低刺激にすると，
浅指屈筋の1筋膜だけを
刺激することができる．

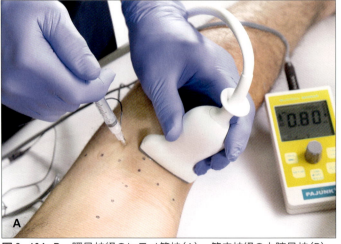
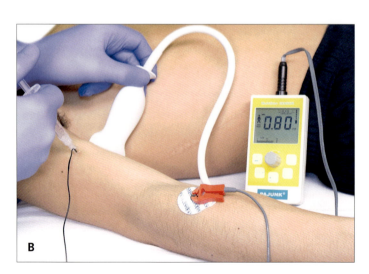

図3-46A, B　脛骨神経のヒラメ筋枝（A）．筋皮神経の上腕骨枝（B）．

## 3.11 超音波ガイド下診断的 神経ブロックにおける人間工学

Alto Lo, Rajiv Reebye & Philippe Lagnau

USガイド下DNBを行う際には，人間工学を意識し術者の動きも最適化することが重要である．USガイド下DNBの人間工学的原則の多くは，USガイド下化学的除神経の場合と類似している．どちらの手技も痙縮患者に行われるため，本項の読者はUSガイド下化学的除神経の経験があり，この手技に関連する施術者の動作や姿勢の一連の流れに精通していることを前提とする．また，これらの原則をさらに深く検討したい読者には，Lagnauら[1]の研究「痙縮に対するUSガイド下BoNTを使用した化学的除神経における人間工学的推奨：国際専門家グループの意見」を参照されたい．

### 人間工学の重要性と一般原則

多くの医師や技師は，適切な人間工学にもとづいた環境づくりが仕事に関連する筋障害を軽減できることを認識している．筋骨格系の疼痛は検査技師によくみられ，大規模な研究では80％以上が筋骨格系の労働関連傷害[2,3]を発症し，特に肩と頸部を痛めていることが多いと報告されている．

Sitesらは，初心者である麻酔科研修医のUSガイド下神経ブロック手技の成績を調査したところ，彼らの姿勢は人間工学的にすぐれないことがわかった．その結果として，神経ブロックの施術にも悪影響を及ぼしていたことを発見した[4]．人間工学的な悪い姿勢とは，胴体を反らせた姿勢，利き手でない手で針を持つこと，頭を45°以上回転させた姿勢などであった．これらの姿勢は，手技中にプローブが意図せず動いてしまうことが原因であるという仮説が立てられた[4]．加えて，人間工学的に劣悪な環境は，施術者の疲労増大と関連しており，ブロックの実施時間の延長やブロック失敗の可能性向上など，潜在的な負の結果をもたらしていた[4]．

前述のように，最近の論文では，USガイド下注射，特にUSガイド下化学的除神経における人間工学の重要性が強調されている．Lagnauらは2021年の論文で，この施注を行う際の人間工学最適化の重要性を強調し，それに対処するために以下の4つのカテゴリーをあげた．

**1．施術環境の人間工学：**

例えば，注射室の環境整備，注射機器，US機器の設定の最適化．

**2．医師の人間工学：**

例えば，医師の体位の最適化，トランスデューサーや注射針の取り扱い．

**3．患者の人間工学：**

USガイド下DNBおよび/または化学的除神経施術前の患者体位の最適化．

**4．視覚的人間工学：**

骨ランドマークに対するUS画像の最適化，筋や神経を同定するためのパターン認識，筋のエコー反射性の判定．

本項の目的は，これらの人間工学的原則をUSガイド下DNBの施術時にとり入れ適正化につなげることである．

### 超音波ガイド下診断的神経ブロックと 化学的除神経における課題

USガイド下DNBの具体的な人間工学的原則を論じる前に，USガイド下DNBとUSガイド下化学的除神経の施術時における動作の違いを理解することが重要である．われわれの見解では，USガイド下DNBはUSガイド下化学的除神経よりも，技術的に難易度が高いと考えている．

1．DNBでは末梢神経はUSガイド下化学的除神経で注射される筋肉よりもはるかに小さいため，針のガイダンス（針の通り道）と針先の可視化がより重要となる．USガイド下化学的除神経では，対象筋肉は一般的に大きく，針の刺入経路の正確なガイダンスはあまり問題とならない．

2．さらに，USガイド下DNBでは，局所麻酔薬の効果を最大にし，その結果，麻痺を最大にするために，神経を刺さずにできるだけ神経鞘近傍に針先を配置するのが理想的である．したがって，施術者は片手で針先を連続的に可視化できるだけでなく，もう片方の手で注射器と針を微調整し，針先をできるだけ神経に近づける必要がある．

3．筋肉はUS下で他の構造物（腱，血管，骨など）と容易に区別されるが，末梢神経はUS下で識別するのが非常に困難である．これはおもに断面積が小さいことに加え，**図3-47A, B**にみられるように，筋の線維化が進むと神経を識別するための細部（内筋膜の蜂巣状の外観など）が不明瞭になるためである．

このような理由から，USガイド下DNBの総処置時間はUSガイド下化学的除神経よりも一般的に長くなる傾向がある．したがって，次に示す人間工学的提案はUSガイド下DNBに特有の問題点に対処するために考えられたものである．

超音波の原理

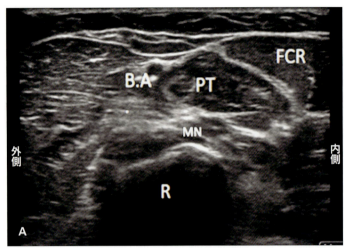
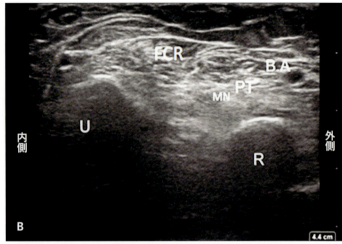

図 3 -47A, B　（A）非患肢．正中神経（MN）の蜂巣状構造，円回内筋（PT）の筋膜面，およびPTの腱が可視化されていることに注目する．（B）痙縮患肢．線維化による内側神経の軸索の視認性の低下と，筋線維化による筋膜の境界線の消失に注意する．B.Aは上腕動脈，FCRは橈側手根屈筋．

## 負担を減らし，結果を最適化するための人間工学的提案

### 施術環境における人間工学

われわれの見解では，USガイド下DNBとUSガイド下化学的除神経を比較した場合，USガイド下DNBに特有な人間工学的な提案はない．後者での場合については本項最後の付録とLagnauら[1]の文献を参照されたい．

### 医師の人間工学

平行法（縦断面注入）はUSガイド下DNBのもっとも一般的なアプローチであるため，この施術特有の人間工学的原則はトランスデューサーの取り扱いである．

平行法（縦断面注射）は，交差法（横断面注射）と比較すると，神経に近づく針先を連続的に可視化できるため，電気刺激と注射の前に，針先が神経鞘に可能な限り近づいていることが保証される．しかし，平行法（縦断面注射）の場合，針先に対するUSビーム断面は非常に小さく狭いため，プローブが不意に動くと可視化が損なわれる可能性がある．図3-48A～Cは，トランスデューサープローブの推奨される取り扱い方を示している．図3-48B, Cのように，第二指と第三指を対側の第一指でグリップすることで，第四，五指を使ってUSトランスデューサーを患者皮膚に対して安定させ，注入中の不用意な動きを防げるからである[1]．

加えて，先に述べたように，USガイド下DNBの処置時間はUSガイド下化学的除神経よりはるかに長いのが一般的である．そのため，USガイド下DNBはすべて座位で行うことを推奨する．

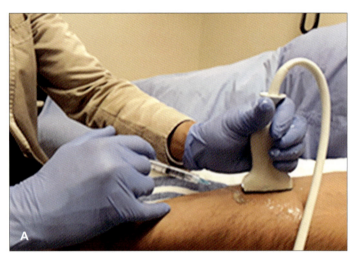

図 3 -48A–C　（A）トランスデューサーと針のグリップ．掌側のグリップはトランスデューサーを皮膚にあてるために必要な力を軽減させるが，注入中に意図しない画像の移動を引き起こす可能性があり，トグリング（角度を変えること）の際の繊細な位置移動が困難となることがある．（次ページB，Cに続く）

### 患者の人間工学

医師の快適さを最適化することに加え，手技時間が長くなるため，患者の快適さを最適化することも重要である．それは，意図しない動きを減らすことにもつながる．このことから上肢を含むUSガイド下DNB注射は，患者が座った状態ではなく，仰臥位か腹臥位で行うべきというのがわれわれの提案である．

腹臥位/仰臥位にはさらに利点がある．患者が手術中に血管迷走神経反応を起こした場合を考えても，患者にとっては，座位よりも仰臥位の方がはるかに安全である．加えて，先に述べたように，USガイド下DNBでは末梢神経を目指すため，

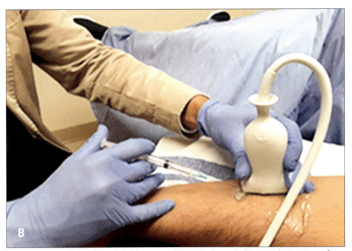
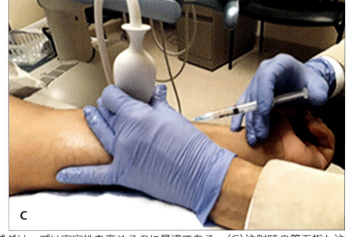

図3-48A-C（続き）（B）第四・五指を患者の皮膚に固定させるプローブグリップは安定性を高めるのに最適である．（C）注射時の第五指も注射針の不用意な動きを抑えるため，投与中の安定確保に有用である．

標的が小さくなりがちであり，刺入アプローチが制限されることがある．もし注入者が利き手でない手で針を操作することに習熟していなければ，仰臥位でなく座位の場合，注入が難しく感じるかもしれない．

例えば，右利きの術者が患者の上腕右正中神経にUSガイド下DNBを行う場合を考えてみる．正中神経は通常，内側やや後方に位置するため，（肩がニュートラルな屈曲／伸展状態であると仮定して）正中神経への唯一可能なアプローチは，外側から針を皮膚に刺入し，内側に移動する．もし注入者が左手で注射針の操作に習熟しているならば，患者に向かいながら行うことができる．逆に，患者に十分な受動可動域があり，肩を外転させることで正中神経にアクセスしやすければ，右手で注射することも可能である．しかし，長期にわたり痙縮がある患者は，このような腕のポジショニングを可能にするほど，肩や前腕の可動域が十分でない場合がある．

注入者が左手で注射針を操作することに習熟しておらず，注入に右手を使用する場合，人間工学的アプローチとして注入者が注入中に患者の後ろに座るように配置したほうがよい．この場合，患者を仰臥位にさせることで，医師が患者の背後にいることが容易となり，処置中に患者の顔を確認できるため，確実に快適さを保てる．患者が座っている場合は，患者の顔を確認しづらいのは当然である．

**視覚的人間工学**

視覚的人間工学という概念は，読者には馴染みがないかもしれない．先に定義したように，USガイド下での標的の同定に役立つ技術や戦略に関するものである．USガイド下注射は，注射器として識別できないものへ注射できない．上下肢の解剖学的構造と神経と表面解剖学的構造との関係を理解することは，US下で神経を標的にする際にトランスデューサーの位置決めに非常に重要となる．

画像の最適化と標的部位の局在同定に関連する視覚的人間工学について論じる前に，視覚的人間工学が筋線維化の同定にどのように役立つのか，またそれがUS画像にどのような影響を及ぼすのかについて論じることも重要である．

USはまた，図3-49A〜D[5]に概略を示した修正Heckmattスケールで定義された筋線維化の程度を定量化するためにも使用できる．痙縮ではUSで示されるエコー強度増加からあきらかなように，筋構造に変化がみられ，脂肪浸潤や線維化を示唆している[5]．さらに，おそらく廃用性萎縮のためと思われるが，痙縮筋をUS下で検査すると，筋萎縮と皮下・脂肪組織沈着の増加がみられる．その結果，筋肉の正常な構造的特徴が歪められ，正常な解剖学的関係（筋膜の境界や骨など）が視覚化されにくくなり，「ぼんやりとした」US画像となるため，同定が困難となる．このように正常な構造が失われると，末梢神経が筋肉に比べて小さいという事実と相まって，US下で神経位置の特定や同定が困難となる．そのため，視覚的人間工学を最適化し最高の画質を確保し，標的識別を最適化させることがさらに重要になる．トランスデューサーの角度を変えることは，神経を特定するのに有効である．これは神経が腱よりも異方性（性質や分布が方向に依存すること）の影響を受けにくく，神経と線維化した筋の鑑別に役立つか

超音波の原理

らである．

　US画質の最適化は，USプローブの適切な選択（筋肉の深さによる），US装置のフォーカス域の選択，画質を最適化するためのゲイン調整に依存する．USプローブに関しては，USガイド下DNB注射には標準的な高周波リニアプローブ（12MHz以上）を使用することを推奨する．もっともよく注射される神経はあまり深くない（深さ5cm以下）傾向があるため，標準的な高周波リニアプローブは神経の局在同定に必要な深さと画像解像度のバランスがもっともよい．小型の高分解能プローブを使用すると，ほとんどの神経に十分な深達度が得られず，平行法での注入に使用するには最適とはいい難い．

　フォーカス域の選択とゲイン調整に関しては，一部のUS装置では有用な検査プリセット機能がある．神経の視覚的識別に役立つ"nerve"検査プリセットが用意されている装置もあるため，この機能があれば試してみるのもよいだろう．

　その他に考慮すべき視覚的人間工学は，神経定位に役立つ戦略である．骨のランドマークを認識するためには，十分な視野と奥行きを確保することが重要である．痙縮が増大すると筋線維化が進み，USで可視化をしても筋膜面が消失することが多いため，BoNT注射を長期にわたり受けている患者には特に重要である．このような骨のランドマークは方向感覚を養い，結果として筋肉識別に役立つ．筋を同定することは，USガイド下化学的除神経を行うほとんどの医師がもつべきスキルであるが，末梢神経の局在同定が困難な場合に役立つ神経と筋の相互位置関係があるため，これも重要である．

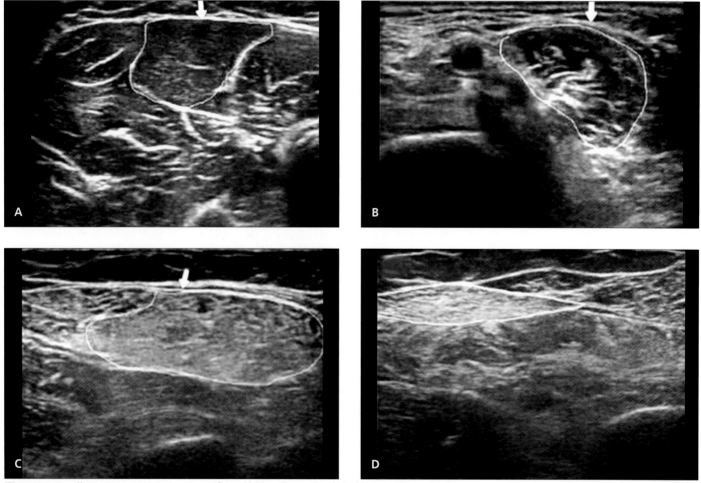

図3-49A-D　修正Heckmattスケールのグレード例．グレード1（A）：筋の90％以上が正常エコーで，骨エコーと区別可能．グレード2（B）：筋エコーが10〜50％増加するが，骨エコーが明瞭で筋エコーが正常な部位もある．グレード3（C）：50〜90％で筋エコーが著明に増加し，骨エコーと筋エコーの区別が低下．グレード4（D）：筋エコーが非常に強く，90％以上で筋からの明瞭な骨エコーがほぼ完全に消失している（Moreta et al.[5]）．
修正Heckmattスケールのグレードが高くなるにつれて，線維化した筋周囲にある筋膜面や神経などの他の構造が描出困難になることに注意されたい[5]．

例えば，尺側手根神経は前腕近位部に確実に同定できるが，これは尺側手根屈筋深部にあることがわかっているからである．US下で末梢神経の局在同定を確認するその他の方法として，特に慢性線維化の患者ではカラードップラーを用いる．神経はしばしば血管束に沿って走行する．カラードップラーを使用することで，神経の定位に役立つ動脈や静脈を見つけることができる．例えば，腕の遠位部，ちょうど上腕骨窩の近位では，正中神経は上腕動脈の内側にあることが多い．さらに，カラードップラーを使用することで，血管構造と末梢神経が混同される可能性があるため，血管構造への局所麻酔薬の不用意な注入を防ぐことができる．不用意な注入は，局所麻酔薬の全身への播種を招き，意図せず望ましくない症状を引き起こす可能性がある．

## 結論

　一般的に，USガイド下化学的除神経とUSガイド下DNBの原理は，特に，物理的なスペース，施術環境の整備，医師と患者の位置関係に共通項がみられる．しかし，いくつかの重要な相違点もある．医師の人間工学的要因として，USプローブの安定化が重要であるが，USガイド下DNB注射のほとんどは縦断面で行われるため，針先とシャフトのウィンドウが狭いことである．USプローブが不意に動くと，針先の視覚化は容易に失われる．その他の相違点として，USガイド下DNBでは患者を仰臥位にすることが推奨される．これは，局在同定が困難なため，一般的に手技に時間を要するからという理由もあるが，仰臥位／腹臥位では患者の後方で注

表3-2　DNBの一般的な標的神経に対する人間工学的アプローチの提案．このアプローチは，注入者が右手が利き手で，右手のみで注入を行うことを想定していることに注意されたい．（次ページにつづく）

| 外側胸筋神経 | | |
| --- | --- | --- |
| **患者のポジショニング** | **医師のポジショニング** | **視覚的人間工学** |
| ややリクライニングから完全仰臥位． | 座位，患者の正面．患者の背後に超音波スクリーン／コンソール． | 2つの筋層間に神経が位置するため，筋膜面と誤認されやすいので，カラードップラーを使用し小さな神経血管束を同定する．神経周囲の構造(筋肉，腱，骨のランドマーク)に注意する． |
| **上腕における正中神経** | | |
| **患者のポジショニング** | **医師のポジショニング** | **視覚的人間工学** |
| 肩をニュートラルに伸展／屈曲させ，上腕内側へアクセスさせるためにわずかに外転，(可能ならば)肘を完全伸展させる． | 左正中神経の場合，医師は患者の前に座り，超音波画面／コンソールは患者の後方にある．<br>右正中神経の場合，医師は患者の後方に座り，超音波画面／コンソールは患者胴体に近づける． | カラードップラーを用い上腕動脈と静脈を確認する．正中神経は通常これらの内側にあるためである．神経周囲の構造(筋肉，腱，骨ランドマーク)に注意する． |
| **上腕でのMSCN** | | |
| **患者のポジショニング** | **医師のポジショニング** | **視覚的人間工学** |
| 完全仰臥位の状態で腕をベッドで支える．肩はニュートラル伸展／屈曲，上腕内側へアクセスするためにわずかに外転させる．患者が座っている状態でも可能．ただし，患者は上腕をデスクで支えた状態で十分な肩の屈曲範囲(45°以上)がなければならない． | 左正中神経の場合，医師は患者の前に座り，超音波画面／コンソールを患者の後方に置く．右正中神経の場合，医師は患者の後ろに座り，超音波画面／コンソールを患者胴体に近づける． | 神経が2つの筋層間に位置するため，筋膜面と誤認されやすいため，カラードップラーを使用し小さな神経血管束を同定する．神経周囲の構造(筋肉，腱，骨ランドマーク)に注意する． |

超音波の原理

表3-2　（続き）

| 大腿上部における閉鎖神経 | | |
| --- | --- | --- |
| **患者のポジショニング** | **医師のポジショニング** | **視覚的人間工学** |
| 仰臥位にさせ，大腿上部内側にアクセスするために臀部を外転させる． | 標的部位を患者から離すために，医師は患者に対し直角方向に座ることができる．このポジショニングによって，利き手で注射できる． | 神経が2つの筋層間に位置し，筋膜面と誤認されやすいため，カラードップラーを使用して小さな神経血管束を同定する．神経周囲の構造（筋肉，腱，骨ランドマーク）に注意する． |

| 膝窩における脛骨神経 | | |
| --- | --- | --- |
| **患者のポジショニング** | **医師のポジショニング** | **視覚的人間工学** |
| 患者はうつぶせになり，膝はニュートラルに伸展／屈曲させ，膝は完全伸展させる．患者はうつぶせにできないが，注射する側を上側の脚にして横向きにさせることはできる． | 腹臥位の場合，医師は注射する側に影響されることなく，どの位置取りも可能である（すなわち，医師は患者に平行でも直角でもよい）．側臥位の場合，医師は患者後方に位置し，患者は医師とUS画面の間にいる必要がある． | カラードップラーで膝窩動静脈を特定する．これは神経が深部またはこれらの構造に隣接しているためである．神経周辺の構造（筋肉，腱，骨ランドマーク）に注意する． |

射を行うため，注射標的が実施者の利き手側にある場合に必要だからである．最後に，USガイド下DNBでは標的が非常に小さいため，標的を同定しやすくするために視覚的人間工学の最適化が重要である．神経血管束の位置を特定するためのカラードップラー使用戦略は，USガイド下DNB特有のものである．

本項では，負担の大きいUSガイド下DNBを行う際に，術者や患者の動きを人間工学的に最適化するためのツールやアイディアを提供できれば幸いである．**表3-2**は一般的なDNBに対する人間工学的アプローチの提案である．

# 付録
## 超音波ガイド下診断的神経ブロックと
## 超音波ガイド下化学的除神経の両方に適用できる
## 一般的な人間工学的原則
(Lagnau et al.[1]より)

### 施術環境における人間工学

### （1）部屋の広さ

- 150平方フィート（約8畳）の広さの部屋は，患者の周囲にある機器の移動が容易である

- 電源ケーブル，イーサネットケーブル，その他の関連ケーブルなどの機器のコードは，つまずかないようにカバーし，ケーブルの上を椅子が移動できるようにするか，または椅子や人が通らない位置に配置する．

### （2）高さ調節可能なテーブルと座り心地のよい椅子

- 理想的には，高さ調節可能な診察テーブルを部屋の中央に置き，回転式のローリングチェアや診察用椅子を使用することで，さまざまな注射部位への移動とアクセスが容易になる．

- 座り心地のよい椅子と身体を直立させた姿勢は，腰痛発生率を低下させる．

### （3）照明のコントロール，US装置のパラメータの調整

- 部屋の照明とUSパラメータ（深さ，フォーカス，ゲイン，ドップラー）の調整，トランスデューサー周波数の正しい選択（12〜17Hz：表層筋，3〜5Hz：深層筋）は，画質を最適化し，正確なターゲティングを確実に行うために不可欠である．

### （4）目の高さにある超音波画面

- US画面は医師の反対側の目の高さにあるが，注射前のスキャン中のUSパラメータの最適化ができるように，手の届く範囲にあるべきである．

- フットペダルがある場合，いつでも簡単に足が届くようにする．

### （5）アシスタントの同席

- USガイド下注射中は両手が塞がるため，特に初心者の場合はアシスタントの同席が理想的である．アシスタントを同席させることで，四肢の正しい位置決めが容易になり，スキャン中に筋肉を受動的に動かすことで筋群の動的な可視化を助けることができる．

### （6）小型のポータブルデスク

- 滅菌用アルコール綿棒，スキャン用USジェル，筋電図／神経伝導装置を置くためのスペース，処置終了後の後片付けを助けるタオルなど，追加の器具が取り出しやすいように，移動式トレイ／テーブルのような簡単にアクセスできるデスクも手の届く範囲に置くべきである．

### 医師の人間工学

### （1）ニュートラルな姿勢：ニュートラルな姿勢を保つことは，適切な人間工学の基本原則の1つである．超音波検査において最適な姿勢として認識されている．

- 頸部は屈曲させ，伸展させない．
- 前腕は地面／検査台に対して水平にする．
- 腕の外転は30°未満にする．
- 橈骨・尺骨の偏位は制限し，手首の屈曲・伸展は15°未満にする．
- 腕は身体の側面で垂直に保ち，肩の屈曲・伸展は制限する．
- 特にUSガイド下での注射に関して．

頸部の動きを最小限にし，画面から注射針への視線の移行をスムーズにするため，注射する筋肉と同じ目線にUSスクリーンを置くようにする．

- 注射の時，肩甲骨の過度な伸展を避ける．
- 術者は患者の上に注射する腕と同じ側の手を伸ばさないようにし，手を伸ばしすぎて肩甲骨が過度に引っ張られないようにすべきである．

### （2）座位で行う注射

- 可能であれば，医師は座位で注射を行うべきである．なぜなら，座位で注射を行うことで，ニュートラルな姿勢をとりやすくなり，注射中の安定性が向上するからである．

### （3）利き手でない手でのトランスデューサーの取り扱い

- トランスデューサーの指の位置が正しくないと，傷害や慢性疼痛のリスクが高くなる．図3-48Aに注射時の正しくないトランスデューサーの握り方を示す．

- 医師は，両手を使うスキャンと注射の練習をすべきである．部屋や患者の要因で，利き手で施注するための人間工学的なポジショニングがセットアップできない状況もありうるので，これは修得すべき重要なスキルである．

## 患者の人間工学

### （1）快適な体位

- 患者の快適な体位は，注射中の不用意な動きを減少させることにより，患者の体感と安全性を向上させる．一般に，患者にとって快適な体位とは，患者と注射部位を診察ベッドや枕，あるいはアームトラフ（上肢をアームレストに固定する器具）やレッグレストなどのさまざまな器具でしっかりと支えられていることである．

- 患者をベッドに移乗させるのに障害がある場合，または仰臥位や腹臥位に耐えられない場合は，座ったまま（車椅子や他の適切な椅子に座ったまま）注射できる．

- さらに，頭頸部や一部の上肢の注射では，座った姿勢の方が目的の部位にアクセスしやすい利点がある．

### （2）セカンドスクリーンの使用

- 患者もUSスクリーンと手技を視覚化することに興味を示すことが多い．画面を共有することは，肯定的なプラセボ効果／バイオフィードバック体験をもたらすため有用であり，医師と患者の関係にとっても有益である．しかし，１画面を使用する場合，最適な位置とはいえず，医師が患者とモニターを共有するために頭を傾けたり，首を伸ばしたりすることになる．したがって，施術中に患者が参加しやすくするためには，２つ目の画面を用意することが最適であると考えられる．

### （3）追加器具の使用：介助なしで注射する際，アームトラフやストラップ等の追加器具を使用すると，標的筋への良好な露出を保つことができる．

- ただし，可能であれば，アシスタントをつけることを推奨する．患者位置決めの補助や患者の精神的なサポートを行うことができ，医師が注射部位やUSスクリーンに集中している場合には，施術中の患者の表情などをモニタリングすることもできる．

## References

[1] Lagnau P, Lo A, Sandarage R, et al. Ergonomic recommendations in ultrasound-guided botulinum neurotoxin chemodenervation for spasticity: an international expert group opinion. Toxins 2021;13:240.

[2] Pike I, Russo A, Berkowitz J, Baker JP, Lessoway VA. The prevalence of musculoskeletal disorders among diagnostic medical sonographers. J Diagnostic Med Sonogr 1997;13:219–227.

[3] Evans K, Roll S, Baker J. Work-related musculoskeletal disorders (WRMSD) among registered diagnostic medical sonographers and vascular technologists: a representative sample. J Diagnostic Med Sonogr 2009;25:287–299.

[4] Sites BD, Spence BC, Gallagher JD, Wiley CW, Bertrand ML, Blike GT. Characterizing novice behavior associated with learning ultrasound-guided peripheral regional anesthesia. Reg Anesth Pain Med 2007;32:107–115.

[5] Moreta MC, Fleet A, Reebye R, et al. Reliability and validity of the Modified Heckmatt Scale in evaluating muscle changes with ultrasound in spasticity. Arch Rehabil Res Clin Transl 2020;2:100071.

# 4 神経を標的とする手技

## 4.1 フェノールとエチルアルコールによる化学的神経溶解療法

Heakyung Kim, Amy Tenaglia & Michael C. Munin

### はじめに

痙縮は上位運動ニューロン病変の臨床的特徴のひとつであり，受動的な筋伸張に対する抵抗増加と定義される．痙縮は筋痙攣，縦方向の筋成長制限，エネルギー消費と拘縮増悪による疲労を引き起こし，最終的に障害をもたらす．痙縮管理には，特に機能障害，疼痛，筋骨格系の変形をともなう場合，包括的，集学的な治療目標にもとづいたアプローチが必要となる．治療選択肢はさまざまであり，痙縮の重症度や分布に応じて，治療法は，内服薬，注射，手術がある．注射に関しては，フェノール，エチルアルコール，ボツリヌス神経毒素製剤（BoNT）などがよく使用される[1]．

### フェノールについて

#### 歴史

ベンゼン誘導体であるフェノールは，カルボン酸としても知られ，フェノール基と水酸基が結合した有機化合物である．フェノールは化学的に製造されるほか，天然でも水や空気中に少量含まれている．フェノールは1800年代にコールタールから初めて抽出され，1860年代に防腐剤として使用された．1959年にフェノールを痙縮治療として初めて痙性対麻痺患者に髄腔内投与された[5]．痙縮軽減のための末梢神経フェノール注射は，1965年9月のJAMA Medical Newsに掲載された．この論文では，永続的な神経破壊を避けるための新しいリハビリテーション法としてこの方法を推進した2名のリハビリテーション科医と1名の麻酔科医を取り上げた[6]．フェノールは神経周辺に使用されると「混合感覚運動神経ブロック療法」，運動神経枝に使用すると運動点ブロック（Motor Point Block）療法とよばれる[1]．

BoNTは30年以上前に痙縮治療薬として承認され，アメリカではコストが大幅に低く，治療期間が長いにもかかわらず，フェノールやエチルアルコールに取って代わっていった．フェノール神経溶解療法の普及を制限する障壁として医療用フェノール溶液の入手，潜在的な副作用，注射に相応の技術が求められることがあげられる．しかし，BoNTのコストは局所痙縮治療には高価であり，他国ではフェノールおよび/またはエチルアルコールの使用が続けられている[7,8]．近年の特筆すべき変化は，肥大型心筋症の治療における新たな適応により，2020年にエチルアルコールのコストが大幅に上昇したことである[9]．

### 神経溶解作用のメカニズム

フェノールはタンパク質の変性を引き起こし，神経構造の近くに注射すると，ミエリン鞘のはく離，軸索の破壊，それに続くワーラー変性が起こり，神経の伝導が損なわれる．筋肉に注射すると，筋壊死をきたすことがある．非選択的な神経破壊と局所的な筋損傷が注射部位近傍で起こる可能性があり，その程度はフェノール濃度と投与量に相関する[10,11]．さらに，フェノールは神経周囲の微小循環の閉塞や線維化を引き起こす可能性がある[12]．フェノール神経融解は痙縮軽減に即時に作用し，注射後1週間前後で効果のピークに達する．フェノール注射後の長期的な改善は，ワーラー変性で起こり，有益な効果は，軸索の再成長が起こるまで，数か月から数年間持続する[12-14]．フェノール注射は臨床的に必要ならば，時間をかけて安全に繰り返すことができる．

### 濃度と投与量

フェノールは通常，滅菌水溶液として調製され，一般に濃度3～6％に希釈される[15]．フェノールを2％未満しか含まない水溶液では，臨床的持続時間が長く続かず，短期間の麻酔効果しか得られない．一般に，濃度3％未満の水溶液を使用すると，痙縮軽減が不十分となる[16]．3％以上のフェノール水溶液は通常，ワーラー変性を誘発する[10,13]．

これまでの研究では，ヒトでの致死量は8.5 gと報告されているが，アメリカの有害物質・疾病登録庁（ATSDR）は，フェノール摂取による致死量は 1.0～32 gであるとしている[3,17]．これらのデータを考慮すると，1回あたり 1.0 gを超えるフェノールを注射すべきではない．この濃度で投与されるフェノール 1.0 gは純粋フェノール約 1.0 mLに相当するからである[10]．

小児における投与量は，成人のデータから注射実施者の経験にもとづいて決められる．小児投与量ガイドラインは十分に確立されていないが，総投与量 30 mg/kgが安全と考えられている．成人同様，総投与量は 1.0 gを超えてはならない[18]．例えば，小児患者の投与量は，体重 60 kgの成人患者

と最大投与量として20 mLの5％フェノールを用いて計算できる．したがって，小児の体重は成人の1/3であるため（体重60 kgの1/3＝20 kg），成人の最大用量20 mLは，小児では7 mL（1/3用量）に格下げされるべきである．

フェノールとBoNTを比較すると，小児では5％フェノール1.0 mLに対してオナボツリヌストキシンAが70〜110単位の割合で使用されているが，成人でもこの関係が成り立つかは不明である[20]．

## 有効性

BoNTによる化学的除神経と比較して，フェノール神経溶解には多くの利点がある．

第一に，フェノールは注射後すぐに作用し，BoNTに比べ2倍程度長く効果が持続する（3か月に対し6か月）．HalpernとMeelhuysenの研究では，5％フェノールを95名の患者に注射し，効果は3〜17か月間持続したが，持続期間は4か月と6か月が最頻値であった．さらに，60％の筋で6か月以上弛緩が持続することがわかった[14]．第二に，フェノールは安価で，必要ならば3か月に1回以上の頻度で使用できる[7, 8]．痙縮に対する一般的な保険適用とアメリカ食品医薬品局（FDA）の承認では，オナボツリヌストキシンAの使用は400単位に制限され，3か月に1回までとされている．

フェノール投与後の反応の大きさと持続期間は，使用量と濃度に比例する[21]．ある研究では，4.5％のフェノールを投与された患者の90％近くで治療が成功したのに対し，3％のフェノールを投与された患者では治療効果が20％未満であった[22]．複数の研究により，フェノールはBoNTと比較して，より高い臨床効果をより長く持続させる可能性があることが実証されている[8, 22, 23]．ただし，なかにはフェノールはエチルアルコールに比較して，神経遮断の持続期間が短く，強度も弱いと考える著者もいる[24]．

## 反復投与の有効性

慢性痙縮に対するフェノール神経ブロックの反復投与に関するデータは限られている．Helweg-LarsenとJacobsenはフェノールを反復投与することで，同様の効果と改善期間を達成した[25]．さらにAwadはフェノール神経溶解術の3〜4回目で永続的に痙縮軽減する患者もいることを報告した[26]．この結果は，局所的な筋損傷と壊死が筋の線維化を引き起こし，再神経支配を妨げることに起因するという仮説が立てられている．特定の神経標的にフェノールを反復して注射すると，臨床的に有意な累積効果が得られることがある．同じ理

由で，複数回注射された患者では電気刺激による運動枝の局在同定がより困難である[27]．大量のフェノール（5 mL）は，より長期間のブロックが可能だが，筋線維化を引き起こし，再注入をより困難にさせる．しかし，超音波（US）ガイドと電気刺激を併用した筋皮神経へのフェノール神経溶解療法では注入量を少なくおさえられる[28]．

## 副作用

フェノールの副作用は軽度から重度までさまざまである．軽度な副作用として注射時疼痛，出血，あざがあり，これらは他の手技と同様である[5]．フェノールを混合神経や感覚神経周囲に注射すると感覚異常をきたすことがあるが，発生率は2％〜32％と非常にばらつきがある[28, 29]．脛骨神経のように感覚領域が広い神経は，筋皮神経や閉鎖神経に比べ感覚異常の発生率が高く，たとえ出現しても軽度で一過性であることが多い[28]．垂足歩行をともなう小児では，腓腹筋の運動神経を遮断しても，有痛性歩行をともなう感覚異常が生じれば，その効果は減弱してしまう[21]．

まれだがより重篤な副作用としては，末梢浮腫，皮膚弛緩，過度の運動機能低下，深部静脈血栓症などがあり，これは血管内皮への激しい苛性作用によると思われる．8.5 gを超える高用量の全身投与は，毒性が強く，痙攣，中枢神経系の抑制，最終的に心血管系の崩壊を引き起こす．不注意な血管内注入は動脈硬化や遠位組織の梗塞を引き起こす可能性がある[30]．このような合併症をなくすように注射針は麻酔チューブに接続しておく．注射前の吸引でチューブ内に逆血を認めた場合は，フェノールを注入する前に注射針を速やかに抜去すべきである．フェノールは肝代謝を受けるため，進行した肝疾患患者には使用を避ける[5]．以上のように注意事項を念頭においたうえで，適切な手技と用量を用いれば，重篤な副作用が起こることはまれである[30]．

## エチルアルコールについて

### 歴史

エチルアルコールは，アルコールまたはエタノールとよばれることが多いが，神経細胞について研究され，神経ブロックに使用された最初のアルコール化合物である[31]．痙縮治療以前に，エチルアルコールは三叉神経痛や難治性がんの治療から交感神経切除術まで，さまざまな用途に使用されていた[32]．

## 作用機序と濃度

フェノールと同様，エチルアルコールはタンパク質変性と神経凝固や筋壊死のような組織破壊を引き起こす．5％〜10％の低濃度では，エチルアルコールはナトリウムとカリウムの伝導性を低下させることにより局所麻酔薬として作用する．高濃度では，タンパク質を非選択的に変性させ，細胞傷害を引き起こす[32]．臨床でもっともよく使用される薬剤希釈は35％〜60％である．初期の動物実験では，さまざまな濃度のエチルアルコールの影響が検討された．低濃度のエチルアルコールは軸索を破壊し，無水アルコールは広範な線維化と部分的再生をともなう神経細胞変性を引き起こした．

機能的には，エチルアルコール濃度が48％〜95％までの研究では，一時的な麻痺の程度はさまざまであり，濃度と脱力の程度は相関していなかった[1]．脳性麻痺の小児を対象とした複数の研究では，筋腹と運動点をターゲットに45％のエチルアルコールを痙縮筋に適用した．その結果，運動強度の維持とともに痙縮の改善を認めた．ある研究では，効果持続は6〜12か月で，散発的に2〜3年であったと報告されている[1]．

エチルアルコールとフェノールの有効性を比較した研究は複数あるが，その結果はさまざまである．Mollerらによる研究では，フェノールはエチルアルコールよりも強力であることがわかったが，Kocabasらによる研究では，両者は同等に有効であった[12, 24]．

## 副作用

いくつかの研究は，このエチルアルコールはフェノールと比較して全身的な副作用は少ない傾向にあることを示している[5, 12]．

これらの影響には，筋肉内注射による灼熱痛，一過性の筋不快感，局所注射による充血や皮膚刺激などがある．さらに，体内に入ったアルコールの大部分は代謝されるため，エチルアルコール神経溶解療法を受けた患者は，注射直後に急性中毒症状を呈する可能性がある[33]．もし注射した場合には，一時的な感覚障害と疼痛が生じるリスクがある．

運動点に近い筋肉内に注射した場合，おおむねエチルアルコールは痙縮治療に安全かつ効率的に使用できるといえる[1]．

## 神経ブロック，化学的神経溶解，運動点ブロックの注射手技

### 神経ブロックと化学的神経溶解

一般的には，神経ブロックは神経伝導を障害するために化学薬剤を使用することと定義できるが，化学的神経溶解は，神経伝導を妨げる方法として，特に神経損傷を与えることを指す[1]．

### 運動点ブロック

運動点とは，神経の運動枝が入る筋腹に沿った特定の部位のことで[34]，解剖学的には運動終末板が集中する筋の部位を表している[35]．目に見える筋収縮を誘発するのに必要な最小強度と最短の持続時間を適用することで，電気刺激を用い，運動点を切断面で同定できる[34, 35]．

### 注射手技

歴史的に，フェノールとエチルアルコールは，電気刺激ガイドを用いた経皮的注射によって投与されてきた．この処置は痛みをともない，患者を抑制する必要があるため，ほとんどの小児は全身麻酔または意識下鎮静法を用いた鎮静が必要であるが，若年者や成人は全身麻酔なしでも処置に耐えることができる[21]．通常，テフロン絶縁皮下注射針が使用される．針は平均26ゲージで，長さは患者の体格により25〜70 mmである．針の根元はむき出しになっており，刺激電極として機能する．

針を末梢神経刺激装置または従来型の筋電図（EMG）装置に接続後，皮膚から筋肉内に挿入し，運動点または神経の位置を特定できる[14]．神経への刺激は，クーロンの法則にもとづき，電流を距離の2乗で割った値に比例する．したがって，1 mAの電流を使用した場合，医師が1 mm離れている場合と10 mm離れている場合とでは，神経に加わるエネルギーに100倍の差が生じる．臨床的には，低い刺激強度で筋収縮が得られる場合は，針電極が神経または運動終末板に非常に接近していることを意味する．通常，刺激は目に見える筋収縮が生じるように開始され，その強度は3〜5 mAの範囲であることが多いが，視覚的ガイダンスなしで手技を行う場合はもっと高くなることもある．その後，筋収縮が確認できるまで強度を下げ，最小刺激強度は理想的には1 mA未満とする．

神経や運動点の局在同定を改善するために，電気刺激とUSガイドを併用した手技が開発されている．高周波USは，筋のエコー，運動神経，皮膚神経，血管系を可視化できる．USは，神経や筋の解剖学的変化を同定し，精度と治療成績を向上させる[36, 37]．USを用いることで，神経溶解後の感覚異常や静脈炎の発生を減少させる．Karriらによる研究では，57名，139本の神経にフェノール神経溶解が検討された．すべ

ての手技に電気刺激とUSガイド両者が用いられたが，40日以上の追跡期間では麻酔障害を認めなかった[38]．Matsumotoらは，167の筋皮神経ブロックを評価し，電気刺激のみと電気刺激＋USガイドを比較した．その結果，電気刺激とUSガイド併用群は，電気刺激単独群と比較して注入量が少なかった（2.31 mL vs 3.69 mL，P＜0.001）．

その後の注入では，電気刺激ガイドではフェノール投与量が増加したが，電気刺激とUSガイドでは増加しなかった．いずれも技術的成功率は高く，副作用の発生率は低かった[28]．著者らは，刺激反応を用いて神経同定後，電気刺激をオフにし，USだけで注射できたと報告している．さらに，機器ガイド（US，末梢神経刺激，EMGを含む）を用いたBoNT注射は，解剖学的ガイドや手技ガイドのみに頼るよりも正確であるというレベル1のエビデンスがある[39]．

フェノール注入法には熟練が必要であり，不慣れな注入者は手技を完了するのに1時間かかることもあるが，USは神経同定を非常に容易にし，手技時間を短縮できる可能性がある．プロービングによる電気刺激は痛みをともない，針先を脱分極神経に極力近づける必要があるため，患者によっては技術的に困難な場合がある．効果的な予後を得るには，ハイドロダイセクション（末梢神経を液性はく離する手技）とよばれる神経の周囲にフェノールを注入する処置が必要である．

可視化しなければ，医師（施術者）は液層がどこにあるのか確信できないが（多くの場合，神経から離れている），USで可視化すれば，神経のハイドロダイセクションを得られる可能性が高くなる[21, 40]．標的となる運動点または神経を特定し，適切投与量を選択するには，有害事象を回避するための経験

が必要である．フェノールに比べ，BoNTは体内組織に容易に拡散し，感覚的な副作用がないため，筋肉の塊にあまり正確に注射することができない[41]．

### 多段階化学的神経溶解術

多段階化学的神経溶解術（SEMLC：single-event multilevel chemoneurolysis）とは，複数の化学的神経溶解剤を用いて，さまざまな痙縮肢を多段階に治療する1回の治療法と定義される．BoNTとフェノール/エチルアルコールには，**表4-1**に示すような独自の長所と短所がある．フェノールやエチルアルコールを併用することで，単回注射で多くの筋群を治療でき，小児と成人において，BoNTを他の筋肉に使用する必要がなくなる．例えば，Ploypetchらの研究では，BoNTのみの群と比較して，SEMLC群では有意に多くの痙縮筋に奏効した（それぞれ15筋対8筋）．さらに，SEMLC群では91.4％が，BoNT単独群では77.5％が，副作用を最小限に抑えながら，注入目標を達成した[20]．SEMLCは，びまん性痙縮の管理に安全かつ効果的である[20, 42]．経口薬やバクロフェン髄腔内投与と比較した場合のSEMLCの利点は，罹患筋を選択的に治療できることである．さらに，痙縮の重篤度や個々の筋の機能的貢献度にもとづいて，使用用量や薬剤を調節できる[20]．

一般に，BoNTは小さな筋肉に注射され，フェノールは運動神経のうち，感覚的な要素が少なく，位置を特定しやすいものに使用される．フェノール神経溶解の理想的な標的としては，肘関節屈筋に神経を供給する筋皮神経や，はさみ足歩行や身の回りの不衛生を緩和するために股関節内転

表4-1　化学的神経溶解剤の長所と短所．

| | 長所 | 短所 |
|---|---|---|
| **フェノール／アルコール神経溶解術** | – 即効性がある．<br>– 安価である．<br>– 作用時間が長い．<br>– ブースター注射は初回注射後いつでも可能．<br>– 近位運動神経に注射し複数の筋肉を治療できる． | – 注射時に疼痛がある．<br>– 技術的に難しい．<br>– 小児には鎮静が必要な場合がある．<br>– 作用時間が長い． |
| **BoNT注射** | – 注入が容易である．<br>– 痛みが少ない．<br>– 感覚異常の副作用がない．<br>– 小さな筋肉をターゲットにできる． | – フェノール／エチルアルコールと比較して，効果発現が遅い（3～7日）．<br>– 高価である．<br>– 効果は比較的短い．<br>– 初回注射から12週間より前にブースター注射できない．<br>– コストの理由で治療は1-2部位に限られる．<br>– 頭頸部筋肉注射時に嚥下障害発症リスクがある． |

筋に神経を供給する閉鎖神経がある[21]．ハムストリングスの運動点と大腿直筋の運動点ブロック，上腕筋の運動点ブロック，腓腹筋と後脛骨筋の運動点ブロックも臨床的に有用である．BoNTは，手首や指の屈筋，手指内在筋など，多くの感覚軸索をもつ神経から供給され，損傷を受けると感覚異常をきたす可能性のある筋肉に使用される．また，BoNTは腓腹筋とヒラメ筋に供給している脛骨神経を介した感覚異常を回避するため，尖足治療にも有用である[43]．高周波のUSガイドと深い解剖学的理解があれば，感覚異常をきたすことなく遠位上肢にフェノールブロックが可能である[8]．

## 結論

1．フェノールとエチルアルコールを神経周囲に使用することで，混合性感覚運動神経ブロック，または運動神経の筋分岐部での運動点ブロックが可能である．

2．フェノールの有効性は，多くの患者で6か月間持続する．

3．BoNTとフェノール/エチルアルコールを用いたSEMLCは1回治療で複数の痙縮筋を治療できる．

4．USを使用することで神経同定が非常に容易となり，フェノール/エチルアルコール注射処置時間を短縮し，神経のハイドロダイセクションを達成できる．

## References

[1] Mayer N, Simpson D (2002). Spasticity, Etiology, Evaluation, Management and the Role of Botulinum Toxin. We Move (worldwide education and awareness for movement disorders).

[2] Centers for Disease Control and Prevention. Facts About Benzene. Emergency Preparedness and Response. https://emergency.cdc.gov/agent/benzene/basics/facts.asp.Accessed 24 September 2022.

[3] Agency for Toxic Substances and Disease Registry (ATSDR). Toxicological Profile for Phenol. Atlanta, GA: U.S. Department of Health and Human Services, Public Health Service, 2008.

[4] Binet A. Valeur de la sympathectomie chimique en gynecologie. Obstet Gynecol 1933;27:393–415.

[5] D'Souza RS, Warner NS. Phenol nerve block. In: StatPearls [Internet]. Treasure Island, FL: StatPearls Publishing; 2021;1–16.

[6] Peripheral phenol injections reduce spasticity. JAMA 1965;193:31–32. doi:10.1001/jama.1965.03090120093044

[7] Francisco GE, Li S. Spasticity. In: Cifu DX (ed) Physical Medicine and Rehabilitation, ed 5. Philadelphia, PA: Elsevier, 2016:487–489.

[8] Karri J, Mas MF, Francisco GE, Li S. Practice patterns for spasticity management with phenol neurolysis. J Rehabil Med 2017;49:482–488.

[9] Savarimuthu S, Harky A. Alcohol septal ablation: a useful tool in our arsenal against hypertrophic obstructive cardiomyopathy. J Card Surg 2020;35:2017–2024.

[10] Zafonte R, Munin MC. Phenol and alcohol in the treatment of spasticity. Phys Med Rehabil Clin N Am 2001;12:817–832.

[11] Kheder A, Nair KP. Spasticity: pathophysiology, evaluation and management. Pract Neurol 2012;12:289–298.

[12] Kocabas H, Salli A, Demir AH, Ozerbil OM. Comparison of phenol and alcohol neurolysis of tibial nerve motor branches to the gastrocnemius muscle for treatment of spastic foot after stroke: a randomized controlled pilot study. Eur J Phys Rehabil Med 2010;46:5–10.

[13] Okazaki, A. The effects of two and five percent aqueous phenol on the cat tibial nerve in situ. II Effect on the circulation of the tibial nerve. Masui 1993;42:819–825.

[14] Halpern D, Meelhuysen FE. Duration of relaxation after intramuscular neurolysis with phenol. JAMA 1967;200:1152–1154.

[15] Botte MJ, Abrams RA, Bodine-Fowler SC. Treatment of acquired muscle spasticity using phenol peripheral nerve blocks. Orthopedics 1995;18:151–159.

[16] Glass A, Cain HD, Liebgold H, Mead S. Electromyographic and evoked potential responses after phenol blocks of peripheral nerves. Arch Phys Med Rehabil 1968;49:455–459.

[17] Wood KM. The use of phenol as a neurolytic agent: a review. Pain 1978;5:205–229.

[18] Morrison JE Jr, Matthews D, Washington R, Fennessey PV, Harrison LM. Phenol motor point blocks in children: plasma concentrations and cardiac dysrhythmias. Anesthesiology 1991;75:359–362.

[19] Escaldi S. Neurolysis: a brief review for a fading art. Phys Med Rehabil Clin N Am 2018;29:519–527.

[20] Ploypetch T, Kwon JY, Armstrong HF, Kim H. A retrospective review of unintended effects after single-event multi-level chemoneurolysis with botulinum toxin-A and phenol in children with cerebral palsy. PM R 2015;7:1073–1080.

[21] P Gormley LE Jr, Krach LE, Piccini L. Spasticity management in the child with spastic quadriplegia. Eur J Neurol 2001;8(suppl 5):127–135.

[22] P Bakheit A, Badwan D, McLellan D. The effectiveness of chemical neurolysis in the treatment of lower limb muscle spasticity. Clin Rehabil 1996;10:40–43.

[23] Manca M, Merlo A, Ferraresi G, Cavazza S, Marchi P. Botulinum toxin type A versus phenol. A clinical and neurophysiological study in the treatment of ankle clonus. Eur J Phys Rehabil Med 2010;46:11–18.

[24] P Moller JE, Helweg-Larsen J, Jacobsen E. Histopathological lesions in the sciatic nerve of the rat following perineural application of phenol and alcohol solutions. Dan Med Bull 1969;16:116–119.

[25] P Helweg-Larsen J, Jacobsen E. Treatment of spasticity in cerebral palsy by means of phenol nerve block of peripheral nerves. Dan Med Bull 1969;16:20–25.

[26] P Awad E, Awad O. Injection Techniques for Spasticity: A Practical Guide to Treatment of Cerebral Palsy, Hemiplegia, Multiple Sclerosis, and Spinal Cord Injury. Minneapolis, MN: Author, 1993.

[27] P Halpern D, Meelhuysen FE. Phenol motor point block in the management of muscular hypertonia. Arch Phys Med Rehab 1966;47:659–664.

[28] P Matsumoto ME, Berry J, Yung H, Matsumoto M, Munin MC. Comparing electrical stimulation with and without ultrasound guidance for phenol neurolysis to the musculocutaneous nerve. PM R 2018;10:357–364.

[29] P Gracies JM, Elovic E, McGuire J, Simpson DM. Traditional pharmacological treatments for spasticity. Part I: Local treatments. Muscle Nerve Suppl 1997;6:S61–S91.

[30] P Saeed K, Adams MC, Hurley RW. Central and peripheral neurolysis. In Hurley R (ed.). Essentials of Pain Medicine, ed 4. Philadelphia, PA: Elsevier, 2018:655–662.

[31] May O. The functional and histological effects of intraneural and intraganglionic injections of alcohol. Br Med J 1912;31:465.

[32] Ritchie JM. The aliphatic alcohols. In: Gilman AG, Goodman LS, Rall TW, Murad F (eds).The Pharmacologic Basis of Therapeutics, ed 7. New York, NY: Macmillan, 1985.

[33] Koman LA, Mooney JF, Patersen Smith B. Neuromuscular blockade in the management of cerebral palsy. J Child Neurol 1996;11(suppl 1):S23–S28.

[34] Botter A, Oprandi G, Lanfranco F, Allasia S, Maffiuletti N, Minetto MA. Atlas of the muscle motor points for the lower limb: implications for electrical stimulation procedures and electrode positioning. Eur J Appl Physiol 2011;111:2461–2471.

[35] Moon JY, Hwang TS, Sim SJ, Chun SI, Kim M. Surface mapping of motor points in biceps brachii muscle. Ann Rehabil Med 2012;36:187–196.

[36] Horn LJ, Sing G, Dabrowski E. Chemoneurolysis with phenol and alcohol: a "dying art" that merits revival. In: Barashear A, Elovic Elie (eds). Spasticity Diagnosis and Management. New York, NY: Demosmedical, 2011:101–117.

[37] Kaymak B, Kara M, Gürçay E, Aydin G, Özçakar L. Selective peripheral neurolysis using high frequency ultrasound imaging: a novel approach in the treatment of spasticity. Eur J Phys Rehabil Med 2019;55:522–525.

[38] Karri J, Zhang B, Li S. Phenol neurolysis for management of focal spasticity in the distal upper extremity. PM R 2020;12:246–250.

[39] Alter KE, Karp BI. Ultrasound guidance for botulinum neurotoxin chemodenervation procedures. Toxins (Basel) 2017;10:18.

[40] Bakheit AM, Thilmann AF, Ward AB et al.A randomized, double-blind, placebo-controlled, dose-ranging study to compare the efficacy and safety of three doses of botulinum toxin type A (Dysport) with placebo in upper limb spasticity after stroke. Stroke 2000;31:2402–2406.

[41] Gormley M. The treatment of cerebral origin spasticity in children. Neurorehabilitation 1999;12:93–103.

[42] Gooch JL, Patton CP. Combining botulinum toxin and phenol to manage spasticity in children. Arch Phys Med Rehabil 2004;85:1121–1124.

[43] Glenn MB. Nerve blocks. In:Glenn MB, Whyte J (eds). The Practical Management of Spasticity in Children and Adults.Philadelphia, PA: Lea & Febiger, 1990:227–258.

## 4.2 凍結神経融解 – 痙縮肢に対する新しい経皮的低侵襲療法

Daniel Vincent, Eve Boissonnault & Paul Winston

　診断的神経ブロック(DNB：diagnostic nerve blocks)の原則は，低侵襲的経皮的神経溶解が長期に持続しているかを判断するために利用できる．例えば，選択した筋肉に対する部分的または分節的な神経溶解には，フェノールやエチルアルコールが用いられる．ラジオ波焼灼療法や凍結神経融解療法を用いた疼痛医学の実践で実証されているように，化学薬剤を用いず神経溶解を行うことは可能である．1961年にLloydがプローブを冷却するために液体窒素を初めて使用し，1976年にその手技で神経炎や神経痛が起こらないことに注目し，冷凍鎮痛法(cryoanalgesia)という用語を作り出した[1]．凍結神経融解は，鎮痛に関する文献において数十年にわたりその有効性が確立されている．外科的神経切離に関する広範な文献に比べ，痙縮に対する経皮的神経切除術に関する記述は歴史的に少ない．痙縮に対し運動神経に経皮的ラジオ波焼灼術を行った症例報告が1件発表されており[2]，2019年以前に凍結神経融解を行った症例報告が1件発表されている[3]．また，筋皮神経(MSCN)に対する凍結神経融解を行った肘の痙縮の改善について記録が発表されている[4]．

　DNBは，まず観察された痙縮の原因である運動神経を分離するために行われる．この後，凍結神経融解が行われる．凍結神経融解は，直径1.2 ～ 1.3 mmの小型のクライオプローブを用い，標的とする末梢神経に経皮的に挿入して行われる．感覚神経や神経鞘腫に使用した場合，数か月から数年にわたる持続的な鎮痛効果があり，50年以上の歴史がある[5,6]．冷凍素分解は，オリフィスを通してガスを高圧から低圧に絞り込む過程で，ガスが急速に膨張し，温度が低下することで可能となり，ジュール・トムソン効果として知られている[1]．急速冷却により，3.5 ～ 18 mmのアイスボールが生成され，圧縮$CO_2$または$N_2O$を用いた閉回路システムを用いクライオプローブの先端に形成される(図4-1)．温度はガスの沸点によって決まり，通常−60 ～ −88℃($N_2O$の沸点[1])の間である．アイスボールは軸索とミエリンを破壊する標的ゾーンを形成する．この病変は，Sunderland神経分類の第2度損傷に分類される．これは神経の軸索異所性病変で，その結果，病変から限られた距離の外側に伸びる標的神経のワーラー変性により軸索の連続性が失われる．しかし，標的神経の基底膜，上神経膜，神経周囲膜は無傷のまま残り，神経再生のための導管または管として機能する．エチルアルコールやフェノールによる化学的神経溶解とは異なり，周囲の構造物を損傷するリスクはほとんどなく，その結果，神経周囲線維化や筋線維化が生じ，その後のUSでの可視化が困難となる．凍結神経融解では液体が広範囲に拡散することはなく，有痛性神経鞘の形成に関与するノイロトロピン放出も最小限である[7]．

　われわれは小型のクライオプローブ(例えば20ゲージなど)を用いた凍結神経融解は，四肢痙縮の管理のために末梢運動神経枝の選択的熱病変を行う新しい方法として安全に使用できると考えている[8,9]．適切な神経を選択的に同定するために，USガイド(図4-2)と電気刺激を併用することを推奨する．電気刺激の場合，筋痙攣の閾値は0.8 mA以下でなければならない．凍結神経融解を使用すると，DNBと同様に感覚神経と運動神経に即効性が生じるため，標的筋を容易に同定できる．これは，時間と温度に依存した神経伝導の熱破壊から生じる．生理学的な神経融解の程度は，発生する各病変の温度と時間に依存するため，感覚障害が認められた場合には直ちにプロセスを中止することができ，永続的な神経損傷のリスクを軽減できる．化学的神経溶解(エチルアルコールまたはフェノール)，高周波神経融解，外科的除神経では，このようなことは起こらない．パルス高周波神経調節は，凍結神経融解と同じ結果をもたらすかもしれないが，その使用を推奨するほど十分な研究がなされていない．

　痙縮に関しては，われわれの臨床経験では，筋緊張と可動域が徐々に改善し，凍結神経融解後1 ～ 3か月でもっとも顕著に改善すると報告されている．受動的ストレッチング，能動的な運動，治療，装具を使用することで，数か月間にわたりさらに改善することが報告されている[7,8]．拮抗筋のリハビリも推奨される．患者は，拮抗していない動作が多くなることがある．例えば，屈筋を凍結神経融解で克服後，足首を積極的に背屈したり，手首や指を伸展させたり，肩を外転させたりできるようになるかもしれない．理学療法，全長での装具装着，拮抗筋の電気刺激も有用である．さらに，可動域を改善するために装具を調整するなどの配慮が必要な場合

↓スマホでcheck（音声なし・英文のみ）

上肢の凍結神経融解．

脛骨神経の凍結神経融解．

もある．対象となる神経は血管のすぐそばに位置するため，Gageの報告では，『太い血管は凍結後の構造変化に対して著しく抵抗性があり，血液の導管としての機能は損なわれなかった』という結果が得られていることは注目に値する[10]．

　凍結神経融解はおもに運動神経を対象とするが，疼痛管理の場合と同様，感覚枝や混合神経も治療することができる．肩の疼痛に対しては肩甲上神経を，手や手首のこぶしの痛みに対しては正中神経と尺骨神経を対象とする．脛骨神経幹も感覚遮断を行う．感覚遮断を回避し，遠位の筋を標的とするために小神経枝への筋肉内凍結神経融解も可能である．例として円回内筋，橈側手根屈筋，尺側手根屈筋，浅指屈筋，大腿直筋などがあげられる．

## 症例の選択

　標的部位へのDNBは，問題のある痙縮筋群を分離する役割を果たす．対応するタイプとして痙縮筋群は，BoNT，化学的神経溶解（エチルアルコールまたはフェノール），理学療法，装具のさまざまな組み合わせの治療を受けてきたが，治療上はプラトーに達している症例である．しかし，DNBが拘縮ではなく，縮小可能な変形を同定すれば，凍結神経融解を初期治療とすることができる．痙縮に関与するすべての神経があきらかになっているわけではないが，以下の運動神経がもっとも対象となりやすいと考えられる：

### 肩甲帯
- 大胸筋への外側胸筋神経[11]．
- 内側胸筋神経は画像化しにくく深部にあるが，実施可能．
- 広背筋への胸背神経．
- 疼痛軽減するための肩甲上神経ブロックは可動域を拡げるかもしれない．

### 肘屈筋群
- 上腕筋および上腕二頭筋への筋皮神経．
- 橈骨神経から上腕筋神経．

### 手首と指
　この筋群では感覚異常がないことを確認することが重要である．
- DNBで感覚異常がない場合は正中神経．
- DNBで感覚異常がない場合は尺骨神経．
- 手指伸筋への橈骨神経．

### 腰帯
- 前・後内転筋群への閉鎖神経．

### 膝
- 大腿直筋を支配する大腿神経．
- ハムストリングスを支配する坐骨神経（すべての遠位筋に影響を及ぼす可能性が高い）．

### 足と足首
- 脛骨神経から内側および外側の腓腹筋，ヒラメ筋，後脛骨筋，長母趾屈筋：感覚異常がないことを確認する．
- 足首における足内在筋の脛骨神経．

　DNBの転帰を把握するためには標準化された転帰尺度を使用すべきである．改訂 Tardieu スケール，運動評価スケール，そしてビデオキャプチャを用いて前後を比較することを推奨する．なぜなら神経ブロックの有効性と運動制御を記録するのに非常に有用であることがわかっているためである．機能的転帰については，目標達成尺度，腕・肩・手の障害，ボックス・アンド・ブロック・テスト，握力などが追跡できる転帰尺度のひとつである．内転筋については，膝間距離が用いられる．下肢への手技では能動・受動運動に加え，多くの歩行評価が可能である．

## 凍結神経融解に対するガイダンス

　リドカインのような短時間作用型の局所麻酔薬を少量（2％溶液を1〜1.5 mL）使用し，目的とする神経根や神経枝を選択するためにDNBが必須である．2回のDNBで確認する必要があるかもしれない．DNBは期待される臨床的効果をシミュレートし，機能喪失や感覚障害などの有害な転帰や事象の可能性を予測できる．これは特に脛骨神経と体重負荷，歩行能力もしくは手の機能にとって重要である．対象となる運動神経を特定するには，デジタル表示でmA出力が簡単に調整できる神経刺激装置が不可欠である．また，探針およびプローブに沿って電気を流すことができる内部神経刺激装置もしくは外部刺激装置のいずれかが取り付けられている必要がある．

### われわれの臨床手順：
1　滅菌または静菌を行う．たとえば2〜4％クロルヘキシジンなど，USゲルを使用する．

神経を標的とする手技

2 経皮的刺入部位の痛みを軽減するため，少量の皮膚麻酔および皮下麻酔用の局所麻酔を使用する．拡散して神経を麻酔することを避けるため，1％リドカインを0.5 mL以下とする．

3 保温を必要とせず，より深い注入を可能にする特殊なプローブは，メーカーのガイダンスに従って使用すべきである．使用できない場合は，保温カテーテル（16番または18番のアンギオカテーテル）またはプローブより太い同様のゲージの針をガイドとして使用し，皮膚凍傷から保護する．カテーテルの使用は，最適な低線量e-stimを提供するための付加的な絶縁体として作用し，クライオプローブの位置決めを補助する．

4 カラードップラーを使用すれば，神経血管束内の標的神経の位置を特定できる．凍結神経融解には，USでの縦断面アプローチ（平行法）を推奨する．これにより，太い針が標的神経に近づくにつれて確実に可視化され，不必要な再ポジショニングを最小限に抑えることができる．プローブ先端が明瞭に可視化され，静脈や動脈から離れた状態で，プローブが運動神経の枝に並置されるまでガイドする．

5 筋肉が0.5〜0.8 mAの低電流で反応するように，針やプローブを刺入する前に刺激装置を作動させる．USと電気刺激を使用して，望ましい筋の動きを観察し，最適な筋刺激が得られるように針とプローブの深さを調節する．過度の刺入や繰り返しの刺入は避け，疑問があればUS画像を再確認して最適な刺入部位と深さを確認する．感覚枝に沿って痛みをともなう感覚刺激があれば，先端を調整する．

6 凍結神経融解中に神経経路に痛みを感じた場合は，直ちに装置の電源を切り，クライオプローブを解凍させ，プローブ先端を再調整してから，その後の施術を再開する．

7 神経はく離を確実に行うために，同じ神経枝に沿って少なくとも1 cm離す，または神経の反対側から2領域にわたって行うことを推奨する．各装置によってプロトコルが異なる．温度−60 〜 −88℃で，太い神経1本につき2〜3回，合計3〜3.5 分の施術を推奨する．1回のセッティングで複数神経を各2〜3回の施術で行うことも可能である．

8 上肢では，まず肩甲上神経ブロックから始めると，肩の痛みが軽減し，外転のためのポジショニングがしやすくなることがわかっている．次に外側胸筋神経をブロックする．こうすることで肩の外旋も可能になり，筋皮神経，

↑スマホでcheck（音声なし・英文のみ）

### IOVERAシステムによる凍結神経融解
（Pacira Pharmaceuticals社の製品を使用）

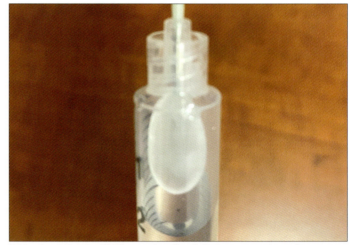

図4-1　IOVERA装置のアイスボール（0.6 mm × 10 mm）．

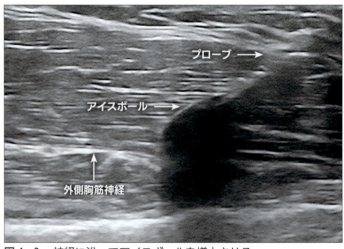

図4-2　神経に沿ってアイスボールを増大させる．

凍結神経融解 - 痙縮肢に対する新しい経皮的低侵襲療法

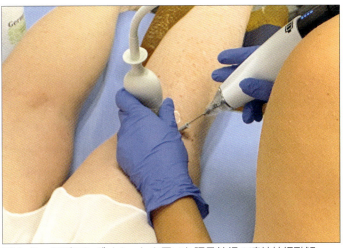

図4-3　16番アンギオカットを用いた脛骨神経の凍結神経融解.

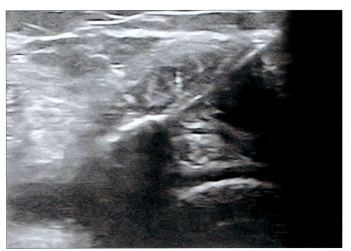

図4-4　脛骨神経. アイスボールが神経幹に接触している.

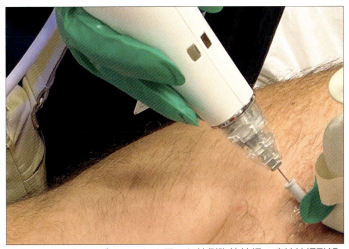

図4-5　16番アンギオカットを用いた外側胸筋神経の凍結神経融解.

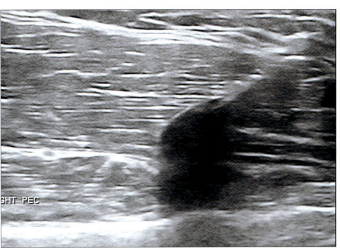

図4-6　外側胸筋神経. アイスボール.

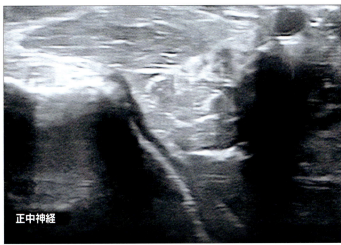

図4-7　正中神経. アイスボール. 血管構造下に広範な影を認める.

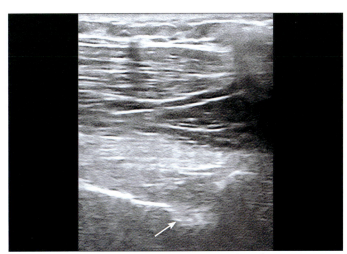

図4-8　肩甲上神経. 疼痛緩和のための交差法アプローチ.

正中神経，尺骨神経へのアプローチがよくなる．

9　処置終了後，経皮的入口部を圧迫し，絆創膏状の閉塞性ドレッシング材で安定させる．必要に応じて皮膚接着剤を塗布する．

10　特別な活動制限は必要ない．

11　抗凝固薬投与中の患者もDNBまたは凍結神経融解ができる．ただし，出血のリスクがある場合には，抗凝固薬は手技が終了するまで休薬しなければならない．塞栓症の既往がある患者については，かかりつけ医，内科医，循環器科専門医に相談するのが賢明である．内科医や血液内科専門医と相談しながら，抗凝固薬のブリッジングテクニックを用いることもできる．

副作用としては，まれに感染や出血のリスク，感覚枝からの痛みや感覚異常がある．複合性局所疼痛症候群II型や神経炎の可能性はあるが，自己制限的であり，保存的な方法で治療される．静脈穿刺リスクはUSガイドにより軽減される．凍傷から皮膚を保護するためにアンギオカットを使用する．

## References

[1] Ilfeld BM, Gabriel RA, Trescot AM. Ultrasound-guided percutaneous cryoneurolysis for treatment of acute pain: could cryoanalgesia replace continuous peripheral nerve blocks? Br J Anaesth 2017;119:709–712.

[2] Kanpolat Y, Caglar C, Akis E, Erturk A, Ulug H. Percutaneous selective RF neurotomy in spasticity. Acta Neurochir Suppl (Wien) 1987;39:96–98.

[3] Kim PS, Ferrante FM. Cryoanalgesia: a novel treatment for hip adductor spasticity and obturator neuralgia. Anesthesiology 1998;89:534–536.

[4] Paulin MH, Patel AT. Cryodenervation for the treatment of upper limb spasticity: a prospective open proof-of-concept study. Am J Phys Med 2015;94:12.

[5] Ilfeld BM, Preciado J, Trescot AM. Novel cryoneurolysis device for the treatment of sensory and motor peripheral nerves. Expert Rev Med Devices 2016;13:713–725.

[6] Trescot AM. Cryoanalgesia in interventional pain management. Pain Physician 2003;6:345–360.

[7] Trescot AM (ed). Peripheral Nerve Entrapments. Cham: Springer International Publishing, 2016.

[8] Winston P, Mills P, Ganzert C, Reebye R, Vincent D. Cryoneurotomy as a novel adjunct to botulinum toxin treatment for the spastic elbow: a case study. Toxicon 2019;156:S114–S115.

[9] Rubenstein J, Harvey AW, Vincent D, Winston P. Cryoneurotomy to reduce spasticity and improve range of motion in spastic flexed elbow: a visual vignette. Am J Phys Med Rehabil 2021;100:e65.

[10] Gage AA, Baust JM, Baust JG. Experimental cryosurgery investigations in vivo. Cryobiology 2009;59:229–243.

[11] Scobie J, Winston P. Case report: perspective of a caregiver on functional outcomes following bilateral lateral pectoral nerve cryoneurotomy to treat spasticity in a pediatric patient with cerebral palsy. Front Rehabil Sci 2021;0:35.

## 4.3 ViVeアルゴリズム
### 診断的神経ブロックを用いた新規発症した脳卒中後麻痺側肩関節疼痛の管理*

イタリア・ヴェローナと，カナダ・ビクトリアの施設で考案されたViVeアルゴリズムは，麻痺側肩関節疼痛（HSP）を評価するために作成された．発症は脳卒中後1週間程度で，患者の17%にみられる．急性期において，肩の痛みをともなう関節可動域（ROM）の減少は，早期発症の痙縮，被殻パターンの硬直，肩甲上腕の病理，複合性局所疼痛症候群（CRPS）に起因する可能性がある．肩関節拘縮は，脳卒中後の患者の50%に生じる可能性がある．Kwahら[1]は，連続した200名の患者のうち，脳卒中患者の25%，中等度から重度の脳卒中患者の38%が6か月以内に肩関節拘縮を発症したことを示した．脳卒中後の肩手症候群は，CRPSの一種であり，最初の28週間の発症率は48.8%と推定されている．ROMの減少をともなう肩や上肢の痛みの効果的な管理には，予後良好な治療を行うために，それぞれの可能性のある要因を評価する必要がある．DNBは，痙縮を拘縮や他の不動障害と区

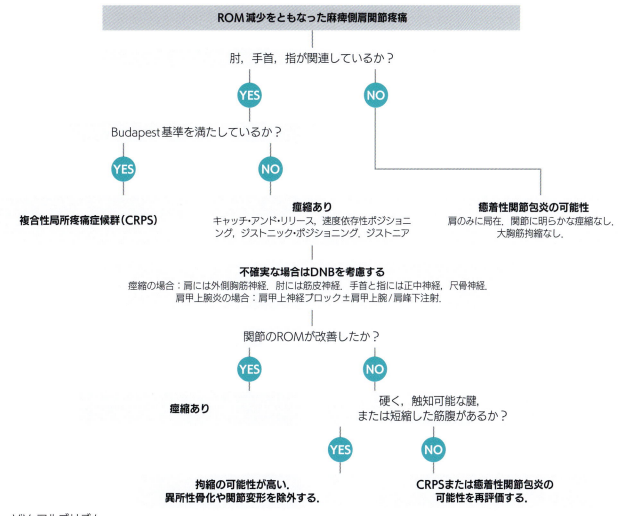

図4-9 ViVeアルゴリズム

---

* 図4-9 ここに掲載されているすべての参考文献より転載．Fitterer, J, Picelli, A, Winston, P. 標的診断的神経ブロックを用いた可動域減少をともなう新規発症麻痺側肩関節疼痛への新しいアプローチ：ViVeアルゴリズム．Front Neurol 2021;12:668370 | https:// doi.org/10.3389/fneur.2021.668370.##.

神経を標的とする手技

別するための鍵であり，BoNT，フェノール，手術，または凍結神経融解を含む適切な治療経路を決定するのに有用である．このアルゴリズムは，肩関節脱臼や亜脱臼を治療するためには用いられない．

　HSPの上肢の各関節の検査は，アルゴリズムを用いて各診断の鑑別に役立つ可能性がある．肩に孤立した痛みやこわばりは，肩の一次病変として鑑別できる可能性がある．肩甲骨上DNBまたは関節内/肩峰下注射による感覚ブロックは，癒着性被膜炎，関節炎，腱板損傷の鑑別に役立つ．CRPSは肩，肘，手首，手指に発症することがあり，Budapest基準で評価可能である．痙縮は外側胸筋神経に対する運動神経へのDNBを用いて鑑別できる．これらの障害が組み合わさり，HSPを発症する可能性があり，提案されている治療アルゴリズム（図4-9）は，体系的な治療経路を選択する際に役立つ．

　肩関節可動域の減少が，孤立性肩関節痛，CRPS，痙縮筋の過活動によるものかどうか不明な場合も，DNBを行う．肩関節痛に対しては，関節内注射とともに肩甲上部の感覚神経ブロックが行われる（図4-10A, B）．CRPSの有無は，Budapest基準を用いて評価される．急性期には，プレドニゾンの投与が推奨される．

　痙縮筋の過活動による関与を評価するために，肩関節内転に対しては外側胸筋神経ブロックが主要なDNBとなる．痙性斜肘に対しては，上腕筋，上腕二頭筋，橈骨神経に対する筋皮DNBが用いられる．橈骨神経ブロックと正中神経ブロック，尺骨神経ブロックは手首と手指に用いる（**本書P. 71〜Chapter 5 上肢編：各神経ブロックを参照**）．肩や他の関節の孤立性疼痛を評価し，関節の炎症，関節変形，異所性骨化などの他の原因を臨床的判断と検査によって除外する．

　患者の能動的，受動的ROMの痙縮を評価し，修正Ashworthスケールと修正Tardieuスケールを用いて測定する．CRPSに対しては，Budapest基準の徴候と症状の有無が用いられる．治療としてプレドニゾン，CRPSに対する治療薬や鎮痛薬が用いられる．癒着性被膜炎に対してはコルチゾン注射，肩甲上神経に対してはラジオ波焼灼術や凍結神経融解が行われる（図4-9）．急性期痙縮に対しては，BoNT，フェノール，凍結神経融解，あるいは外科的神経切離が行われる．慢性期には，腱切断術や筋長化術が必要となる．

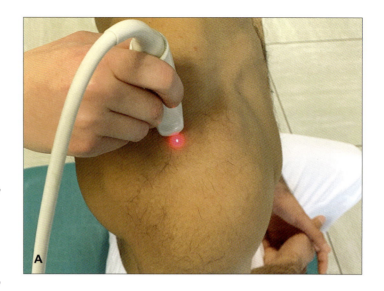

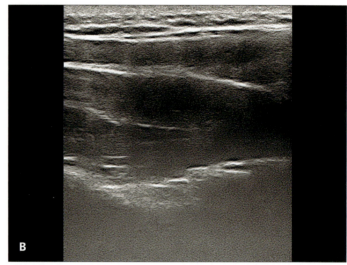

図4-10A, B　肩甲骨上ノッチで肩甲骨上神経を標的とするUSガイド下でのポジショニング．

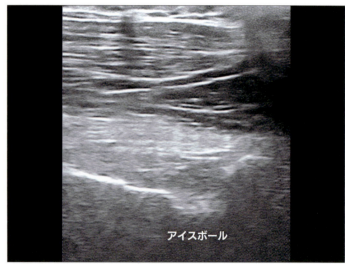

図4-11　肩甲骨上ノッチの凍結神経融解アイスボール．

## 4.4 痙縮性上肢に対する神経切除術　Caroline Leclercq

　痙縮はいくつかのタイプの四肢変形の原因となり，さまざまな機能障害を引き起こす．おもな治療は非外科的治療だが，症例によっては手術が適応となることもある．その目的は，痙縮，筋・関節拘縮，麻痺という既存の変形力のバランスを調整することで機能を改善することである．それぞれに対応するため，複数の手技が用いられる[2]．

　脳梗塞の原因にかかわらず，この目的別の手術計画は，評価の重要な部分であり，手術の意思決定の主要因である．事前の徹底的な臨床検査の必要性を強調するものである．

### 臨床的評価

　痙縮は以下5つの典型的臨床所見を特徴とする筋緊張亢進である：

1. 選択的で，おもに屈筋，内転筋，回内筋が関与する．
2. 伸縮性がある．変形を軽減させようとすると抵抗があり，その抵抗は力を加えるにつれて増大するが，最終的には抵抗を止めるとすぐに元の位置に戻る．
3. 安静時にみられ，随意運動，情動，疲労，疼痛で増大する．
4. 腱反射は亢進され，びまん性で過活動性である．
5. 関連する病的共同運動（シンキネシス）がみられることがある．

　痙縮の定量的評価は複雑である．古典的なAshworthスケールや修正Ashworthスケール[3]は主観的すぎる[4]と認識されており，より正確なTardieuスケールと組み合わせる必要がある[5, 6]．

　**筋拘縮**は筋の痙縮が長期にわたって抑制されなかった結果である．痙縮とは異なり，筋拘縮は永久的なものであり，関係する関節分節を短縮させることで緩和させることはできるが，克服することはできない．拘縮と痙縮の臨床的な区別をつけるのは難しいかもしれない．そのような場合には，神経ブロックやBoNTが有用である[7, 8]．

　**運動障害**：痙縮上肢の運動検査は，特に変形が重度な場合で困難である．

屈筋，内転筋，回内筋はほとんどが痙縮筋であるが，通常，随意制御をある程度保持しているのに対し，麻痺は通常，拮抗筋（伸筋，棘筋）を巻き込む．これらの筋は麻痺しているのではなく，存在するが痙性アゴニストによって無効になっている可能性がある．痙縮性作動筋のBoNTは有用である．痙縮性作動筋の緊張を低下させることで，「麻痺している」筋を適切に評価し，最終的に満足のいく随意制御を示すことができる．

### 選択的神経切除術

　外科的治療の目標は，最初の脳障害の程度によって大きく異なるが，可能な限り機能を改善させることである．場合によっては，介護や快適性の改善，あるいは重度な変形の矯正に制限されることもある．

　変形を構成する痙縮，筋拘縮，関節拘縮，麻痺を考慮に入れ，関与する関節周囲の力の適切なバランスを回復させる必要がある．

　神経処置は，末梢神経，脊髄根，脊髄，後根入口部など，さまざまなレベルで行われる[9]．本項では，末梢神経レベルでの変形痙縮の軽減を目的とした処置として選択的神経切除術のみを扱う．選択的神経切除術は，主要な末梢運動神経の筋膜の一部を分割するものである．

　この手技は，1913年にStoffel[10]によって提案された．Brunelli G.とBrunelli F.[11]が1983年に臨床シリーズを発表し，「hyponeurotization」という用語を生み出してから，この手術は人気を博している．

　この手術は，通常，神経がいくつかの小さな筋膜に分かれている筋の入口部で行われる．拡大下で，筋膜の一部が切除される．Brunelli G.とBrunelli F.[11]は当初，筋膜の50％を切除することを提唱していたが，痙縮の再発を経験した後，より多くの線維を切除することを推奨した．

　この手技を応用し，名称も「超選択的神経切除術」（hyper-selective neurectomy：HSN）と改名した．これらの研究により，ほとんどの上肢筋は，主神経幹からさまざまなレベルで多くのバリエーションをもって発生する複数運動枝で制御されていることが明らかとなった（Bini, Chapter 5.11参照）．

## 適応と禁忌

HSNは痙縮を永久的に軽減させたい場合に適応となる．筋や関節の拘縮には影響しない．筋拘縮は筋や腱の伸長術，関節拘縮は関節溶解術，骨短縮術，関節置換術などの手術で対処すべきである．拮抗筋の麻痺は，可能ならば腱移植などの再建術で対応しなければならないが，弱い拮抗筋は，HSNにより痙縮性作動筋の緊張が低下した後に自然改善することがある．

BoNTは局所的に筋痙縮を軽減する効果がある．標的筋に直接注射することで，BoNTは痙縮を最大数か月持続させる．そのため，適切な手術計画を立てるための診断および術前ツールとして，日常的に使用される．

重度痙縮例では，BoNTは筋拘縮と痙縮を区別できる．また，複数の筋が同じ機能を担っている場合，どの筋が痙縮の永久的な軽減の恩恵を受けるかを判断するのに役立つ．特に拮抗筋では麻痺しているようにみえたり，非常に弱くても，アゴニストを注射後に集中的強化期間とナイトスプリントを実施すると満足のいく随意制御を示し，有益なことがある．

上肢痙縮患者に対する手術禁忌としては，ジストニアや異常運動，コンプライアンス欠如，非現実的な期待などがあげられる．患者が外科的処置と術後ケアに対処できるならば，たとえ認知能力に問題があっても，必ずしもこの手技の禁忌とはならない．

## 外科的手技

HSNは患者や関与する神経によって，腋窩ブロックまたは全身麻酔下で行うことができる．ルーペによる拡大鏡とマイクロサージェリー器具の使用が推奨される．前腕手術では止血帯を使用する．術中神経刺激が必要なため，クラーレ注射は禁忌である．

皮膚切開は，これまでの解剖学的研究[13-16]（Bini, Chapter 5.11参照）から導き出されたガイドラインに従う：神経幹を露出し，運動枝を丁寧にはく離する．上肢の筋肉への運動枝の分布にはかなりのばらつきがあるため，すべての運動枝を同定し，感覚枝を避けるためには，術中の神経刺激が有効である（図4-12A, B）．通常，各筋肉には複数の隆起があり，満足のいく結果を得るためには，すべての隆起を確認する必要がある．各筋を筋の入口まではく離する（図4-13）．

痙縮の程度や希望する結果にもよるが，少なくとも関与する神経枝の2/3を切除するのが一般的である．神経の再成長を防ぐため，近位端を凝固させる研究者もいる[17]．手技を簡略化するために，標的筋に接近せずに主神経幹のレベルで部分的な神経切除を行う術者もいる．刺激装置を用いて神経幹の近位で運動筋膜を同定し，部分的に切除することもある[18-20]．この技術的なバリエーションは，被ばく線量が限られているため速度は速いものの，正確性に欠け，神経枝の同定が不十分で感覚線維を損傷する可能性があるため，痙縮の軽減が不十分となる可能性がある[18]．

術後のケアは，創傷が治癒するまで，癒着性のない軟らかいドレッシング材を使用する．その後，関係する筋肉の緩や

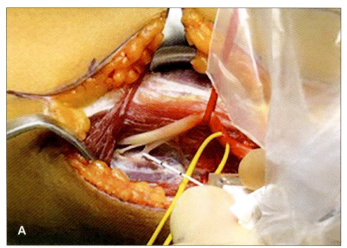
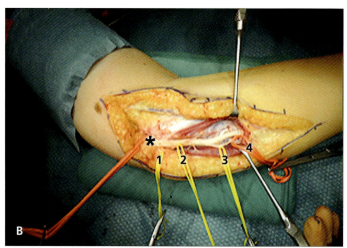

図4-12A, B （A）神経刺激による尺骨神経伸筋運動枝，（B）尺骨神経の運動枝：*尺骨神経，1-3 筋伸側運動枝（黄ループ）；4 筋伸側運動枝（赤ループ）

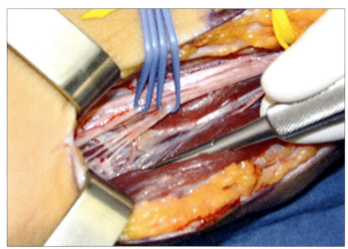

図4-13　神経部分切除術直前の正中神経の橈側手根屈筋のはく離.

かなリハビリを開始する．最初の数週間は，対象筋に一時的な麻痺がみられることが一般的である．いくつかの症例では，この手技は他のバランス調整手技（例：腱長延長術，腱移植術）と同時に行われ，術後のレジメンはこれらの他の手技の要求に応じて変化する．

## 結果

拘縮をともなわない純粋な痙縮に対し，関節部（肘，前腕，手首）の単発NHSを受けた患者42名を対象に，前向き研究が行われた[21]．結果は，6か月後（早期フォローアップ）と最終来院時（後期フォローアップ）に評価され，平均最終フォローアップ期間は30か月であった．すべての評価項目には，Tardieuスケールと修正Ashworthスケールで測定した痙縮，四肢の安静時姿勢，能動的・受動的ROM，操作側・拮抗側両方の筋力，Houseスケールで測定した機能的結果，目標達成度，患者満足度（Visual Analogスケール）が含まれる．42名の患者，101筋に対してHSNを施行した結果，上肢痙縮の軽減に有効であることが示された．その結果，手術した関節の安静姿勢が有意に改善した．この研究で得られたもうひとつの重要な所見は，運動枝の2/3を切除したにもかかわらず，筋力が保たれていたことである．この選択群では，初期の筋拘縮がなかったため，全体的な可動域の改善はみられな かった．しかし，HouseスケールとGoal Attainmentスケールによると，上肢機能の有意な改善がみられた．初期と後期の追跡調査の比較では，痙縮の再発はわずかであり，重要ではなかった．長期的なデータでは，転帰は安定していた．異なる関節の比較では，前腕と手首の拮抗筋の筋力は有意に増加したが，肘の筋力は増加しなかったことを除けば，有意差は認められなかった．この患者群に術直後の合併症はなかった．一部の症例では一過性の筋力低下がみられたが，永続的な筋力低下を訴える患者はいなかった．肘の痙縮に対して筋皮神経のHSN施行後，上腕二頭筋の痙縮が継続したため追加手術を受けた患者が2例あったが，いずれも橈骨神経から上腕二頭筋への運動枝のHSNを施行した後に改善した．

## 考察

われわれの結果は，上肢の部分神経切除術後に文献で報告された他の良好な結果と一致している[9,17,19,20,22-25]．しかし，評価，適応，手技，術後成績に関するコンセンサスはほとんど得られていない．このような課題に対処するため，痙縮患者の上肢の部分神経切除術のさまざまな手技に関する文献を系統的にレビューした[21]．他のシリーズとの有意義な比較は困難である．Yongら[26]は，異なるシリーズにおける症例数の幅の広さ，選択基準のばらつき，関与する神経の数，技術的方法，関連する可能性のある整形外科的手技を強調している．また，評価方法や経過観察期間もシリーズによって大きく異なる．

浅指屈筋と深指屈筋の運動枝に関しては，われわれの解剖学的研究から，筋肉を損傷させずにHSNを行うことは不可能であることが示唆されている[15]．したがって，指屈筋に対するHSNは推奨せず，代わりにこのレベルでの腱長延長術を推奨する．

選択的神経切断術が，標的筋の筋力を低下させることなく痙縮を緩和する現象は，運動神経の2つの異なる成分の存在に関連している．すなわち，運動遠心性成分は，部分的な切断の後，芽生え（神経化）によって再生する傾向があり，求心性成分（線維IaおよびIb）は，その中断によって，秩序だった再生なしに痙縮消失につながる[9,18]．

神経を標的とする手技

## 結論

手術は上肢痙縮患者のリハビリテーション・ケアの一要素に過ぎない．神経部分切除術の適切な候補患者を選ぶには，慎重な臨床検査と局所化学的除神経が必要である．選択的神経切除術には多くのバリエーションが存在するが，上肢痙縮に対するわれわれのHSN手技の結果は有望であり，筋力を失うことなく痙縮の効果的な軽減と動作の改善が見込まれる

ことを示している．さらに，これらの成績は中期的に安定している．われわれは，力のリバランスにより拮抗筋の筋力が著しく向上したことが，結果の安定性の原因であると仮説を立てている．HSNは比較的新しい手技であり，上肢に対する外科医の治療戦略の幅を広げるものである．この手技の長期的転帰を評価するためには，より長期の追跡調査が必要と考えられる．

## References

[1] Kwah, L. K., Harvey, L. A., Diong, J. H. L., & Herbert, R. D. (2012). Half of the adults who present to hospital with stroke develop at least one contracture within six months: An observational study. Journal of Physiotherapy, 58, 41–47.

[2] Leclercq C. Neurological contractures: the spastic upper limb. In: Trail IA, Fleming ANM (eds), Disorders of the Hand: Vol 3: Inflammation, Arthritis and Contractures. London: Springer, 2015:233–252.

[3] Bohannon RW, Smith MB. Interrater reliability of a modified Ashworth scale of muscle spasticity. Phys Ther 1987; 67:206–207.

[4] Fleuren JF, Voerman GE, Erren-Wolters CV, et al. Stop using the Ashworth scale for the assessment of spasticity. J Neurol Neurosurg Psychiatry 2010;81:46–52.

[5] Tardieu G, Shentoub S, Delarue R. Research on a technic for measurement of spasticity [in French]. Rev Neurol (Paris) 1954;9:143–144.

[6] Gracies JM, Burke K, Clegg NJ, et al. Reliability of the Tardieu scale for assessing spasticity in children with cerebral palsy. Arch Phys Med Rehabil 2010;91:421–428.

[7] Buffenoir K, Decq P, Lefaucheur JP. Interest of peripheral anesthetic blocks as a diagnosis and prognosis tool in patients with spastic equinus foot: a clinical and electrophysiological study of the effect of block of nerve branches to the triceps surae muscle. Clin Neurophysiol 2005;116: 1596–1600.

[8] Hodgkinson I, Sindou M. Decision-making for treatment of disabling spasticity in children. Oper Tech Neurosurg 2005;7:120–123.

[9] Sindou MP, Simon F, Mertens P, Decq P. Selective peripheral neurotomy (SPN) for spasticity in childhood. Childs Nerv Syst 2007;23:957–970.

[10] Stoffel A. The treatment of spastic contractures. Am J Orthop Surg 1912;10:611–644.

[11] Brunelli G, Brunelli F. Partial selective denervation in spastic palsies (hyponeurotization). Microsurgery. 1983;4:221–224.

[12] Leclercq C and Gras M. Hyperselective neurectomy in the treatment of the spastic upper limb. Phys Med Rehabil Int 2016;3:1075.

[13] Cambon-Binder A, Leclercq C. Anatomical study of the musculocutaneous nerve branching pattern: application for selective neurectomy in the treatment of elbow flexors spasticity. Surg Radiol Anat 2015;37:341–348.

[14] Paulos R, Leclercq C. Motor branches of the ulnar nerve to the forearm: an anatomical study and guidelines for selective neurectomy. Surg Radiol Anat 2015;37:1043–1048.

[15] Part C, Leclercq C. Anatomical study of the motor branches of the median nerve to the forearm and guidelines for selective neurectomy. Surg Radiol Anat 2016;38:597–604.

[16] Bini N, Leclercq C. Anatomical study of the deep branch of the ulnar nerve and application to selective neurectomy in the treatment of spasticity of the first webspace. Surg Radiol Anat 2020;42:253–258.

[17] Reddy S, Puligopu AK, Purohit AK. Results of selective motor fasciculotomy in spastic upper limbs due to cerebral palsy (a review of 30 children and adults). Indian J Cereb Palsy 2015;1:21–27.

[18] Decq P, Shin M, Carrillo-Ruiz J. Surgery in the peripheral nerves for lower limb spasticity. Oper Tech Neurosurg 2005;7:136–140.

[19] Puligopu AK, Purohit AK. Outcome of selective motor fasciculotomy in the treatment of upper limb spasticity. J Pediatr Neurosci 2011;6:S118–S125.

[20] Sitthinamsuwan B, Chanvanitkulchai K, Phonwijit L, Nunta-Aree S, Kumthornthip W, Ploypetch T. Surgical outcomes of microsurgical selective peripheral neurotomy for intractable limb spasticity. Stereotact Funct Neurosurg 2013;91:248–257.

[21] Leclercq C, Perruisseau-Carrier A, Gras M, Panciera P, Fulchignoni C, Fulchignoni M. Hyperselective neurectomy for the treatment of upper limb spasticity in adults and children: a prospective study. J Hand Surg E 2021;46:708–716.

[22] Maarrawi J, Mertens P, Luaute J, et al. Long-term functional results of selective peripheral neurotomy for the treatment of spastic upper limb: prospective study in 31 patients. J Neurosurg 2006;104:215–225.

[23] Buffenoir K, Rigoard P, Ferrand-Sorbets S, Lapierre F. Retrospective study of the long-term results of selective peripheral neurotomy for the treatment of spastic upper limb[in French]. Neurochirurgie 2009;55:S150–S160.

[24] Shin DK, Jung YJ, Hong JC, Kim MS, Kim SH. Selective musculocutaneous neurotomy for spastic elbow. J Korean Neurosurg Soc 2010;48:236–239.

[25] Kwak KW, Kim MS, Chang CH, Kim SW, Kim SH. Surgical results of selective median neurotomy for wrist and finger spasticity. J Korean Neurosurg Soc 2011;50:95–98.

[26] Yong LY, Wong CHL, Gaston M, Lam WL. The role of selective peripheral neurectomy in the treatment of upper limb spasticity. J Hand Surg Asian Pac 2018;23:181–191.

# 5 神経を標的とする手技 ―上肢編

## 5.1 肩の内転・内旋       Paul Winston

痙縮した上肢は内転・内旋位で固定されることが多い[1-3]. 肩に注目した場合, Wisselらは上肢の痙縮パターンとしてもっとも一般的な5つのパターンのうち, 4つが肩の内転と内旋を含むと述べている. さらに, 5つ目のポジションである後屈と伸展をともなう内旋は, 痙縮というよりもむしろジストニアに起因するものである.

内転肩の標的となる筋肉は, 大胸筋と肩甲下筋がもっとも一般的である[2,4,5]. なかでも肩甲下筋の役割を概説した出版物が多い[6]. Jacintoらは, 15年間の肩関節注射症例をレビューしたところ, 35.4%が肩甲下筋の注射で, 31.4%が胸筋であった[5]. Kengは, 実用的な観点から, 大胸筋の評価がより容易であり, 一方, 肩甲下筋は直接触診できないとコメントしている. 神経支配の視点では, 外科的神経切離術により胸筋神経を関与させる方法と[7,8], 経皮的フェノール神経溶解を行う方法がある[9,10].

肩関節痙縮治療の第一人者である整形外科医Mary Ann Keenanは, 5年以上にわたる他の肩関節内転筋に対する外側胸筋神経へのフェノール注射を振り返り, 他の肩の内転筋や内旋筋に対する試みは, 役に立たないことが証明された, と述べている.

さらに最近, ヒューストンのLiらは, 肩の筋肉は, 外側胸筋神経と内側胸筋神経がフェノール注射の標的としてもっとも一般的で, 大胸筋の神経支配が外側胸筋神経であることは注目に値すると述べ, 広背筋に対する胸背神経の役割にも言及している.

運動神経への診断的神経ブロック(DNB)を用いることで, 最適な筋選択が予測できる. 患者評価では, しばしば拘縮が推定されるため, 筋の過活動による軽減可能な変形なのか, それとも真の腱性筋拘縮なのかを評価するために, DNBは非常に有用である. 最近の末梢神経ブロックに関するフランスの臨床ガイドラインには, 筋の過活動か拘縮かを評価するために, 適切な筋を選択するこのステップの重要性が記されている[14]. 大胸筋は最大の筋肉であり, 大きく3つの部位: 鎖骨部, 胸骨部, 腹筋部に達する部位, といったパートに分けられる[13].

神経走行は, すでに解剖学的研究で一貫していることが判明しており, 100名に調査したところ外側胸筋神経が大胸筋下面の血管に沿って走行していたという報告もあることから, 大胸筋の筋神経支配において内側胸筋神経より優位であると結論づけた.

この神経は大胸筋の両頭を支配するが[11], 大胸筋下部は内側胸筋神経と肋間神経から支配を受ける. Hoffmanは, 根治的乳房切除例では, 内側胸筋神経を除去しても大胸筋の萎縮はほとんどみられなかったとしている[12]. この神経を標的にすると, 小胸筋にも効果がある可能性がある. それは小胸筋に連絡している大胸筋を介して神経支配を与えているからである[15,16].

外側胸筋神経の解剖学的位置は, 内側胸筋神経よりも一貫性が高いため, 特定可能な標的であり[12,13], 超音波(US)によって描出されるガイダンスを用いて同定し, 刺激を与えて位置を確認するのに適している. 大胸筋と吻合し, 大部分に影響を及ぼすため, 一貫したアプローチが重要である. 広背筋の役割を評価するため, 胸背神経を標的にする. この筋は肩を内転・伸展させ, 上腕骨を内旋させるが腕の挙上を妨げることがあるため, まず外側胸筋神経を評価後に胸背神経へのDNBを行うことで補助となりうる[17].

肩関節の痙縮に関与し, 一般的に施注されることが多い肩甲下筋は, DNBには適していない. 肩甲下筋は3～4本の神経が支配し, その枝は腕神経叢のさまざまな場所から生じている[18]. 上側の肩甲下神経は筋の上部を支配し, 下半分は下側の肩甲上神経が支配する. さらに筋の2つの部分はそれぞれ異なる役割があると考えられている[19]. 肩甲下筋に対するDNBは本書では推奨しない.

### 解剖学的位置関係

### 外側胸筋神経

大胸筋の内側・外側の神経は, 両神経とも大胸筋の高さに存在するため, 体表解剖学的におおよその位置を推定する

---

外側胸筋神経血管束

←スマホでcheck
(音声なし・英文のみ)

ことができる．両神経は胸鎖関節と肩鎖関節の距離の中央 1/3 の高さ（0.5 ～ 2 cm）から鎖骨下縁の直下（0.5～ 2 cm）に位置する[16]．

Versyckは，痙縮ではないが，麻酔のための胸筋神経ブロックについて，2つのアプローチ法を説明した．大胸筋と小胸筋の間に針を刺入し，大胸筋間面で鎖骨筋膜と大胸筋膜の深層にある胸筋神経をブロックする．

外側アプローチでは，トランスデューサーを鎖骨外側 1/3 の下，第三肋骨の高さに設置する．プローブ方向は鎖骨とほぼ平行とし，針は大胸筋と小胸筋の間に刺入する．

内側アプローチでは，鎖骨遠位端の矢状面方向にトランスデューサーを配置する．腋窩動脈・静脈を確認後，プローブを肋骨 2 ～ 3 番に向かってより尾側に配置する．針は頭側から尾側へUSビームに平行に導入する（平行法）[20]．

**内側胸筋神経**

われわれは同定容易な外側胸筋神経を標的にすることが，大胸筋のDNBの最初のステップと考える．それは，内側胸筋神経はバリエーションがあり，可変的であることが知られているためである．神経が分枝している小胸筋を穿刺後にみつけることができる[17]．

**胸背神経**

胸背神経は肩甲下動脈に沿って腋窩後壁から広背筋に至る．その走行は一定しており，ほぼつねに単一の神経として後索から直接起始する．

この神経は胸郭の中間の位置で広背筋に入ってから標的にすることができる．

## 5.2 大胸筋と神経血管構造　　Mark A. Mahan

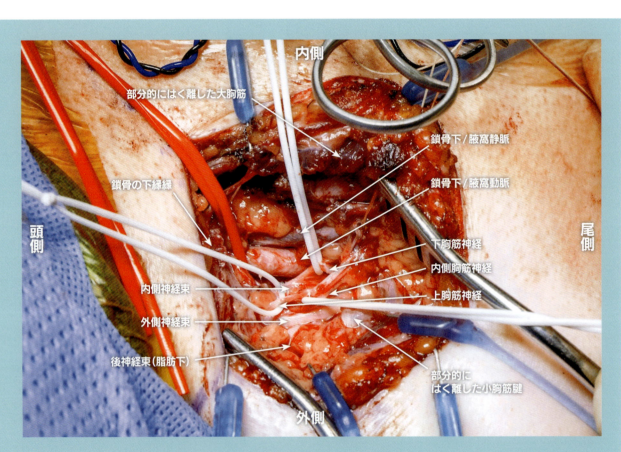

図 5 - 1　胸筋群と神経血管構造の外観．（外科手術時）（画像提供 Dr. Mark Mahanによる）．

# References

[1] Pizzi A, Carlucci G, Falsini C, Verdesca S, Grippo A. Evaluation of upper-limb spasticity after stroke: a clinical and neurophysiologic study. Arch Phys Med Rehabil 2005;86:410–415.

[2] Yelnik AP, Colle FM, Bonan I V., Vicaut E. Treatment of shoulder pain in spastic hemiplegia by reducing spasticity of the subscapular muscle: a randomised, double blind, placebo controlled study of botulinum toxin A. J Neurol Neurosurg Psychiatry 2007;78:845–848.

[3] Zlotolow DA. Surgical management of spasticity of the shoulder. Hand Clin 2018;34:511–516.

[4] Kong KH, Neo JJ, Chua KSG. A randomized controlled study of botulinum toxin A in the treatment of hemiplegic shoulder pain associated with spasticity. Clin Rehabil 2007;21:28–35.

[5] Carvalho MP, Pinto D, Gorayeb M, Jacinto J. Analysis of a 15-years' experience in including shoulder muscles, when treating upper-limb spasticity post-stroke with botulinum toxin type A. Top Stroke Rehabil 2018;25:194–202.

[6] Teasell R, Foley N, Pereira S, Sequeira K, Miller T. Evidence to practice: botulinum toxin in the treatment of spasticity post stroke. Top Stroke Rehabil. 2012;19:115–121.

[7] Mamsen FP, Carstensen LF. Hyperspasticity after partial neurectomy for treatment of myospasms following subpectoral breast reconstruction. Plast Reconstr Surg – Glob Open 2019;7:e2278.

[8] Power D, Nassimizadeh M, Mikalef P. The infraclavicular approach for neurectomy of the spastic shoulder. J Musculoskelet Surg Res 2019;3:161.

[9] Karri J, Mas MF, Francisco GE, Li S. Practice patterns for spasticity management with phenol neurolysis. J Rehabil Med 2017;49:482–488.

[10] Botte MJ, Keenan MAE. Percutaneous phenol blocks of the pectoralis major muscle to treat spastic deformities. J Hand Surg Am 1988;13:147–149.

[11] Beheiry EE. Innervation of the pectoralis major muscle: Anatomical study. Ann Plast Surg 2012;68:209–214.

[12] Hoffman GW, Elliott LF. The anatomy of the pectoral nerves and its significance to the general and plastic surgeon. Ann Surg 1987;205:504–507.

[13] Haładaj R, Wysiadecki G, Clarke E, Polguj M, Topol M. Anatomical variations of the pectoralis major muscle: Notes on their impact on pectoral nerve innervation patterns and discussion on their clinical relevance. Biomed Res Int 2019;13–15.

[14] Yelnik AP, Hentzen C, Cuvillon P, et al. French clinical guidelines for peripheral motor nerve blocks in a PRM setting. Ann Phys Rehabil Med. July 2019;62:252–264.

[15] Loukas M, Louis RG, Fitzsimmons J, Colborn G. The surgical anatomy of the ansa pectoralis. Clin Anat 2006;19:685–693.

[16] Creze M, Peltier J, Havet E, et al. Anatomy and surgical landmarks for the ansa pectoralis: application to pectoralis major nerve selective neurotomy. 2012;34:943–951.

[17] Tubbs RS, Jones VL, Loukas M, et al. Anatomy and landmarks for branches of the brachial plexus: a vade mecum. Surg Radiol Anat 2010;32:261–270.

[18] McCann PD, Cordasco FA, Ticker JB, et al. An anatomic study of the subscapular nerves: a guide for electromyographic analysis of the subscapularis muscle. J Shoulder Elb Surg 1994;3:94–99.

[19] Rathi S, Taylor NF, Green RA. The upper and lower segments of subscapularis muscle have different roles in glenohumeral joint functioning. J Biomech 2017;63:92–97.

[20] Versyck B, Groen G, van Geffen GJ, Van Houwe P, Bleys RL. The pecs anesthetic blockade: a correlation between magnetic resonance imaging, ultrasound imaging, reconstructed crosssectional anatomy and cross-sectional histology. Clin Anat 2019;32:421–429.

神経を標的とする手技 —上肢編

## 5.3 外側胸筋神経：大胸筋

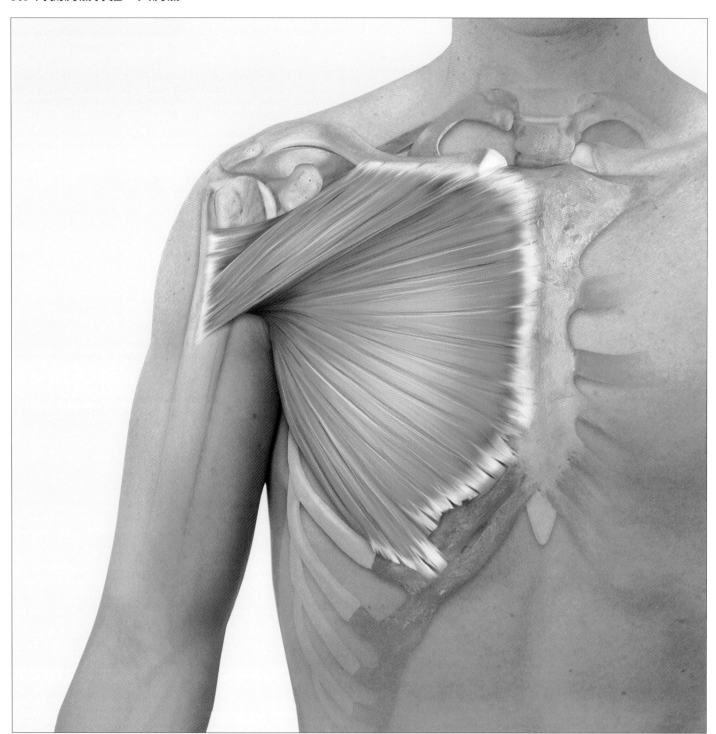

**神経支配**
外側胸筋神経．鎖骨頭はC5-C6．胸骨頭はC7-T1．
内側胸筋神経はC8-T1．

**起始**
*鎖骨付着部*：鎖骨内側1/2の前面．
*胸骨付着部*：胸骨の腹側表面，第6～7肋骨の軟骨．
　　　　　　腹部外腹斜筋の骨膜．
*腹部付着部*：腹直腸鞘前膜．

**停止**
上腕骨大結節頂部．

**学習のポイント**
内側胸筋神経の走行はバリエーションが多いため，本書では最初の胸筋神経ブロックや手技には，外側胸筋神経を推奨する．

大胸筋を標的とした
外側胸筋神経．

←スマホでcheck
（音声なし・英文のみ）

外側胸筋神経：大胸筋

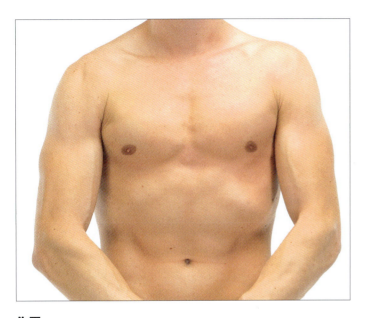

### 作用
大胸筋の下部と中部（腹筋と胸骨筋の付着部）が腕を内転・内旋させる．これに加えて，鎖骨筋の孤立した収縮が肩関節を前傾させる．

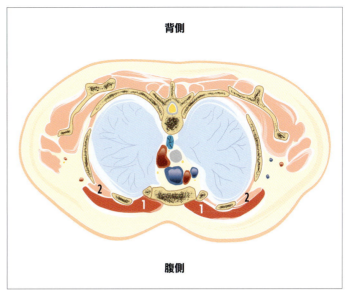

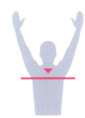

### 水平断の解剖
（1） 大胸筋
（2） 小胸筋

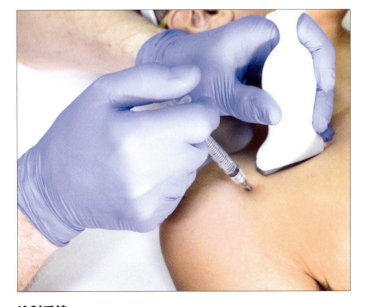

### 注射手技
胸鎖関節-肩鎖関節間距離の1/3，鎖骨下縁の直下（0.5～2 cm）．

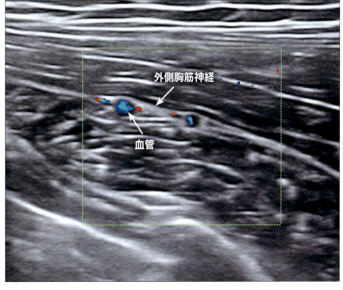

### USの主要原則
外側胸筋神経はバリエーションが少なく，一定した走行を示す．大胸筋の下縁に沿って存在し，胸肩峰動静脈の位置を確認することで容易に見つけることができる．

## 5.4 内側胸筋神経：小胸筋

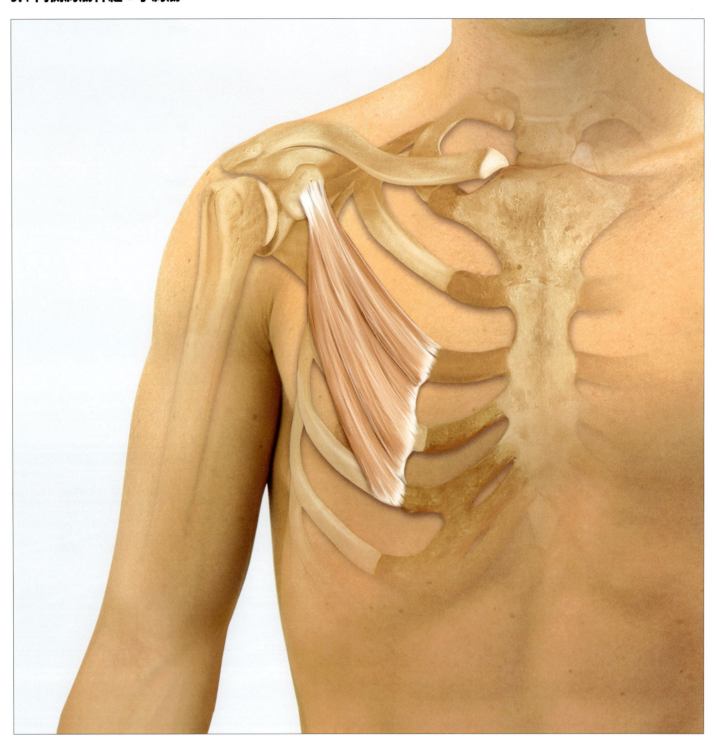

**神経支配**
内側および外側胸筋神経，C6-C8．

**起始**
第3〜5肋骨の上縁と腹側表面，肋間軟骨の筋膜．

**停止**
肩甲骨烏口突起．

**学習のポイント**
内側胸筋神経深枝は，外側胸筋神経に比し識別が難しい．

スマホでcheck→
（音声なし・英文のみ）

小胸筋を標的とした内側胸筋神経刺激の目印．

小胸筋を標的とした内側胸筋神経刺激．

内側胸筋神経：小胸筋

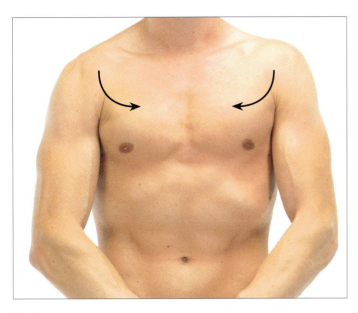

**作用**
小胸筋は，肩甲骨を胸壁に固定し，背側への移動を防ぐ．例えば，腕立て伏せや頭側への移動時，懸垂時など．また，肩甲骨を下方向と内側に引き寄せることができる．

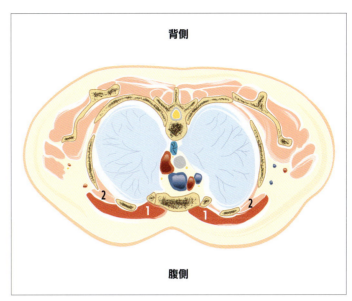

**水平断の解剖**
（1） 大胸筋
（2） 小胸筋

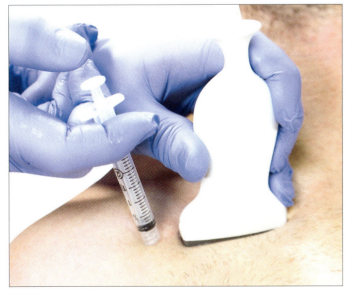

**注射手技**
胸鎖関節-肩鎖関節間距離の1/3，鎖骨下縁の直下（0.5〜2 cm）．

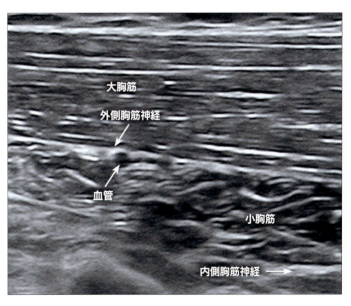

**USの主要原則**
内側胸筋神経はバリエーションが豊富で，電気刺激を用いて確実に神経局在を確かめることが重要である．

神経を標的とする手技　—上肢編

## 5.5 胸背神経：広背筋

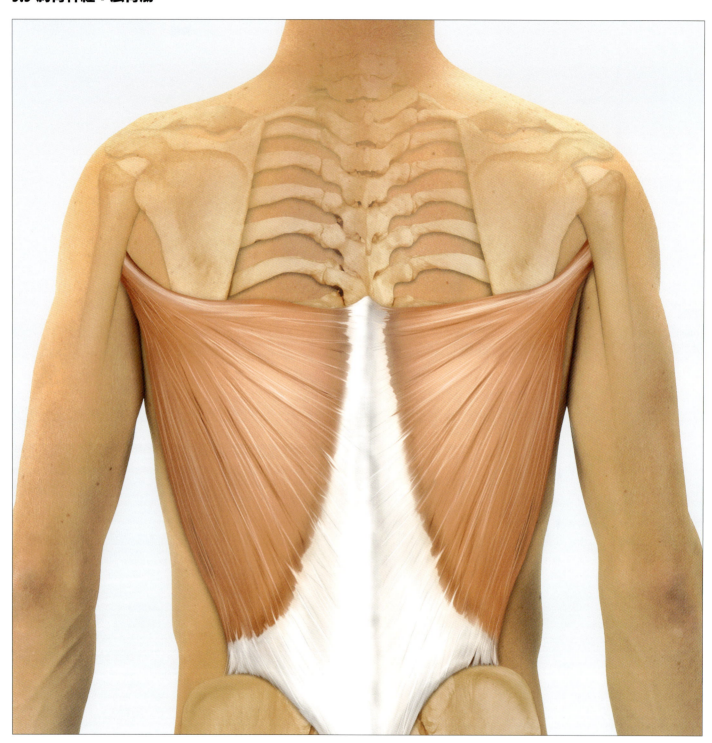

**神経支配**
胸背神経, C6-C8.

**起始**
胸腰筋膜棘上靱帯.
腸骨稜の外側縁の後方部 第9〜12肋骨.
肩甲骨下角.

**停止**
上腕骨結節間溝.

**学習のポイント**
非常に安定した神経局在.
広背筋を目安にすると肩関節の内転予測に有用である.

広背筋に向かう
広背神経への凍結神経融解.

←スマホでcheck
（音声なし・英文のみ）

胸背神経：広背筋

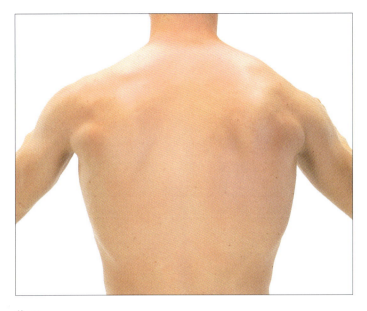

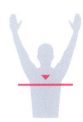

### 作用
広背筋は上腕骨を伸展・内転させ，内旋させる．
大胸筋は，肩甲骨を大胸筋関節で間接的に，肩甲骨下角を引っ張ることにより，直接的に肩甲骨を後退させる．脊柱への影響はここでは省略する．

### 水平断の解剖
（1）広背筋
（2）僧帽筋
（3）脊柱起立筋

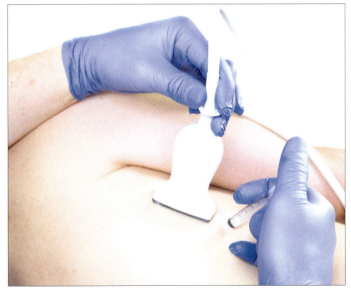

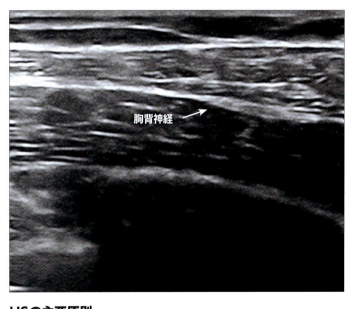

### 注射手技
神経は広背筋に入った後，胸郭の中程にある点を標的にできる．

### USの主要原則
その神経は非常に目立ち一貫していて，バリエーションが少ない．

## 5.6 肘の痙性屈曲

François Genêt & Paul Winston

上肢の中間関節である肘は，手でつかんで口に運ぶというアプローチにおいて重要な役割を果たしている．

肘は上肢の中間関節である．そのため，肘の関節可動域（ROM）の低下は，筋活動制限や社会参加制限を引き起こす．それは手指の機能的指令が回復した場合でも，しばしば重大な意味をもつ．痙縮した肘は通常，脳卒中後の痙縮の5つのパターンのうち4つが肘の屈曲を示す[1]．そのため，手のリーチ動作が制限される．肘の痙縮は，脳卒中患者の40％にみられる[2]．

Ashworthスケールは肘の治療のために開発され，肘関節の痙縮における信頼できる尺度と考えられている[3]．

肘の屈曲に関与するおもな筋肉は，筋皮神経支配の上腕筋と上腕二頭筋，そして橈骨神経支配の上腕二頭筋の3つである[4]．

肘に交差する前腕の筋肉（上顆内側）も研究されている．浅指屈筋と前腕筋だけでなく，橈側手根屈筋，尺側手根屈筋，長掌筋も肘への影響について研究されている[5]．

この分野におけるコンセンサスガイドラインがないなか，2017年にGenetらは，DNBを用いた痙縮屈曲肘パターンへの系統的アプローチを提案した[6]．まず，10体の死体を用い3つの主要な肘関節屈筋に対するDNBの位置を決定した．その後，患者20名の3つの筋肉へDNBを行った結果，上腕筋が肘関節の伸展をもっとも制限する筋であると結論づけた．筋皮神経は上腕二頭筋に枝分かれしており，上腕筋は別で標的にできるため，注意が必要である．

例えば，肘の変形が完全に抑制され，伸展が可能な痙縮肘に対するもっとも一般的な治療法は，ボツリヌス神経毒素製剤（BoNT）によるものである．BoNTのエビデンスは確立されており，上肢では広く受け入れられている[9]．BoNTによる介入は，他の多くの文献や教科書の主題であり，本書では扱わない．

痙縮した肘関節では，痙縮とROMの減少の両方がみられると拘縮が推定される．表面筋電図検査で筋肉の痙縮パターンを確認できるが，関節の完全なROMを妨げているのが拘縮なのか痙縮なのかを判断できない．肘関節の最大ROM（修正TardieuスケールのV1）が完全伸展以下である場合，DNBは痙縮筋の過活動による可動域の減少か筋腱性の拘縮（いわゆる拘縮）による可動域の減少かを区別するのに役立つ．Genetらは，ROMの最大の増加は，上腕筋への筋皮DNBによるものであると報告した．

DNBと凍結神経融解による見かけ上の最大ROMの改善は，11名の患者に対する，2021年のビデオモンタージュで実証された[10]．フェノールを用いた多くの研究で，注射後のROMの増大が証明されている．1990年，Keenanらは，注射後のROMの平均的な増大を報告した[12]．2004年には，上腕筋と上腕二頭筋の神経を標的にした手技により，筋力を低下させることなく筋緊張亢進を軽減できることを実証した[13]．筋皮神経に対する外科的神経切離もよく報告されている[14-16]．

DNBはこのように，痙性屈曲肘の治療成績の向上に役立つ．Genetらが示すように，上腕二頭筋のブロックが成功すれば，他の2つの筋群よりもその筋群にBoNTを向けることができる．例えば，患者が推奨される最大量のBoNT投与を受けたが，DNBによりROMのさらなる改善と痙縮の軽減が証明された場合，外科的神経切離，フェノール神経溶解など，希望する神経枝を標的とした処置を行うことができる．前腕が上反している患者も同様に，上腕二頭筋枝を対象としたDNBにより，上腕二頭筋の寄与を評価できる．この筋活動を除去することで，他の2つの屈筋の役割を評価できる．上腕二頭筋のDNB後，拘縮が残っている場合（触診可能な腱の張りで確認できることが多い）には，拘縮に対する手術を行うべきである[17]．Keenanは多くの論文で肘の筋緊張軽減について述べている[18]．

### 筋皮神経とその分枝の解剖

多くの研究により，筋皮神経ブロックにおける外表面ランドマークとUSガイド下ランドマークが示されている．外科的文献によれば上腕二頭筋枝と上腕筋枝はともに，上腕骨大結節から10〜20 cmの範囲に存在する．上腕骨大結節基部からの平均距離は，上腕二頭筋枝が11.46〜12.87 cm，上腕筋枝が16.36〜19.10 cmであった[16]．

上腕筋は1〜5本の一次運動枝に支配されていた．最初の枝は神経から腕の長さの平均37.1％，もっとも遠位の末端枝は55.7％であった．上腕筋は1〜3本の一次枝に支配され，最初の枝腕の長さの平均51.7％の位置で神経から出た端枝は69.3％であった．上腕二頭筋と上腕筋専用の終末枝の平均数

肘の屈筋選択．
←スマホでcheck
（音声あり・英語のみ）

は，それぞれ7.9本と6.5本であった[19].

Yangらは，上腕筋への運動枝は筋皮神経から170 mm遠位の烏口突起から起始し，上腕二頭筋と上腕筋への運動枝は，筋皮神経の主幹から起始する位置から近位に解剖できるとしている．この神経の本幹からの平均距離は44 mm，53 mmである．また，上腕二頭筋と上腕筋への神経枝は，主幹から近位に分離される可能性があるとし，USランドマークは，フェノール神経溶解を目的とした上腕筋の筋皮神経を描出するとしている[21, 22].

上肢の解剖学的変異は多く，完全なDNBが困難な場合がある．肘屈筋に関しては肘関節屈曲に関して，Mahakka-nukrauhらは，約81.6%の症例で上腕筋の大多数が競合する筋皮神経枝と橈骨神経の二重神経支配を受けていることをあきらかにした[23].

## 筋皮神経とその分枝，および橈骨神経の体表解剖

### 筋皮神経ランドマーク

上腕二頭筋と上腕筋（したがって，上腕二頭筋の枝の下位）を対象とした筋皮神経の選択的ブロックは，腕の内側，大胸筋の腱の遠位下縁レベルで行われる．

### 上腕筋への分枝のランドマーク

Genetらは，上腕筋の位置を上腕二頭筋中腹の直下，内側上顆の1.5手幅上とした．内側上顆の上，上腕二頭筋の腹の直下である．彼らは，片麻痺患者を対象とし，電気刺激を検出方法として検証した死体研究の測定結果を，現在の臨床に応用した．上腕神経枝の筋皮神経幹からの平均距離は155 ± 10.5 mm（範囲 140 ～ 170）であった．

上腕神経枝は平均102 ± 17.9 mm（範囲 70〜1.9）の距離で上腕筋に入った．17.9 mm（範囲 70〜130）内側上顆から入った後，平均深さ28.8 ± 4.84 mm（範囲 20〜38）であった．上腕枝筋皮幹から上腕枝は上腕筋に入った後，（平均53 ± 13.7 mm（範囲 30〜80））で筋皮幹から分岐した．

### 上腕二頭筋表面分枝ランドマーク

上腕二頭筋には多くの分枝が神経支配していることが多いため，形態解剖学的ランドマークによって，近接しすぎることなく完全な運動神経ブロックを達成することは時に困難である．そのため，筋皮神経ブロックを行う．DNBはこのとき2つの主要な肘関節屈筋の高緊張成分を評価する．

### 橈骨神経表面ランドマーク

患者は仰臥位で，肩を20°外転させ，肘をわずかに屈曲させる．刺入部は上腕骨外側上顆から指幅3本分近位で，腕橈骨筋と上腕二頭筋腱の間に注射する．

## 筋皮神経とその分枝，および橈骨神経の位置を特定するためのUS

### 筋皮神経とその分枝

われわれは筋皮神経の上腕枝に対し2つの方法を提案する．もっとも簡単なのは，腕を外転・外旋させた状態でのアプローチだが，肩の痙縮や拘縮，被膜状態により，多くの患者でこの体位は不可能である．

患者は仰臥位で肩を90°に外転，肘を90°に屈曲，前腕は回外位とさせる．

トランスデューサーは上腕内側上顆の10〜15 cm近位に横向きに設置する．上腕二頭筋腹の直下である．トランスデューサーは，上腕二頭筋と上腕骨の間に筋皮神経とその上腕枝が見えるように設置する．上腕枝は神経血管束の血管と並行している．注射は上腕枝の神経周囲腔に平行法で行う．

### 筋皮神経側方アプローチ

同じランドマークを用い，神経枝が神経血管束に接近するのを確認しながら行う側方アプローチもあり，われわれは，内側からのアプローチを推奨する．これは，より容易に識別できると考えるためである．筋皮神経と神経血管束をUS画面の中央に保ちながら，プローブを内側にあて，腕の上を滑らせて行う．

### 橈骨神経 US ランドマーク

USガイド下注射：患者は仰臥位で，肩を20°外転，肘をわずかに屈曲させる．トランスデューサーは上腕に対し垂直に，内側上顆から指幅3本分近位に置く．

橈骨神経は上腕骨の外側，上腕筋と上腕骨の間に可視化する．

## References

[1] Hefter H, Jost WH, Reissig A, Zakine B, Bakheit AM, Wissel J. Classification of posture in poststroke upper limb spasticity: a potential decision tool for botulinum toxin A treatment? Int J Rehabil Res 2012;35:227–233.

[2] Watkins CL, Leathley MJ, Gregson JM, Moore AP, Smith TL, Sharma AK. Prevalence of spasticity post stroke. Clin Rehabil 2002;16:515–522.

[3] Gregson J. Reliability of measurement of muscle tone and muscle power in stroke patients. Age Ageing 2000;29:223–228.

[4] Keenan MA. Management of the spastic upper extremity in the neurologically impaired adult. Clin Orthop Relat Res 1988;(233):116–125.

[5] Bhakta BB, Cozens JA, Bamford JM, Chamberlain MA. Use of botulinum toxin in stroke patients with severe upper limb spasticity. J Neurol Neurosurg Psychiatry 1996;61:30–35.

[6] Genet F, Schnitzler A, Droz-Bartholet F, et al. Successive motor nerve blocks to identify the muscles causing a spasticity pattern: example of the arm flexion pattern. J Anat 2017;230:106–116.

[7] Teasell R, Foley N, Pereira S, Sequeira K, Miller T. Evidence to practice: botulinum toxin in the treatment of spasticity post stroke. Top Stroke Rehabil 2012;19:115–121.

[8] Foley N, Pereira S, Salter K, et al. Treatment with botulinum toxin improves upper-extremity function post stroke: a systematic review and meta-analysis. Arch Phys Med Rehabil 2013;94:977–989.

[9] Bensmail D, Hanschmann A, Wissel J. Satisfaction with botulinum toxin treatment in post-stroke spasticity: results from two cross-sectional surveys (patients and physicians). J Med Econ 2014;17:618–625.

[10] Rubenstein J, Harvey AW, Vincent D, Winston P. Cryoneurotomy to reduce spasticity and improve range of motion in spastic flexed elbow. A visual vignette. Am J Phys Med Rehabil 2021;100:e65.

[11] Zhang B, Darji N, Francisco GE, Li S. The time course of onset and peak effects of phenol neurolysis. Am J Phys Med Rehabil 2021;100:266–270.

[12] Keenan MAE, Tomas ES, Stone L, Gerstén LM. Percutaneous phenol block of the musculocutaneous nerve to control elbow flexor spasticity. J Hand Surg Am 1990;15:340–346

[13] McCrea PH, Eng JJ, Willms R. Phenol reduces hypertonia and enhances strength: a longitudinal case study. Neurorehabil Neural Repair 2004;18:112–116.

[14] Shin D, Jung Y, Hong J, Kim M, Kim S, Ph D. Selective musculocutaneous neurotomy for spastic elbow. J Korean Neurosurg Soc 2010;48:236–239.

[15] Gras M, Leclercq C. Spasticity and hyperselective neurectomy in the upper limb. Hand Surg Rehabil 2017;36:391–401.

[16] Thieffry C, Chenin L, Foulon P, Havet E, Peltier J. Microsurgical anatomy of branches of musculocutaneous nerve: clinical relevance for spastic elbow surgery. Surg Radiol Anat 2017;39:773–778.

[17] Wood KS, Daluiski A. Management of joint contractures in the spastic upper extremity. Hand Clin 2018;34:517–528.

[18] Namdari S, Horneff JG, Baldwin K, Keenan MA. Muscle releases to improve passive motion and relieve pain in patients with spastic hemiplegia and elbow flexion contractures. J Shoulder Elb Surg 2012;21:1357–1362.

[19] Leclercq C. Selective neurectomy for the spastic upper extremity. Hand Clin 2018;34:537–545.

[20] Yang ZX, Pho RW, Kour AK, Pereira BP. The musculocutaneous nerve and its branches to the biceps and brachialis muscles. J Hand Surg Am 1995;20:671–675.

[21] Matsumoto ME, Berry J, Yung H, Matsumoto M, Munin MC. Comparing electrical stimulation with and without ultrasound guidance for phenol neurolysis to the musculocutaneous nerve. PM R 2018;10:357–364.

[22] Lee DG, Jang SH. Ultrasound guided alcohol neurolysis of musculocutaneous nerve to relieve elbow spasticity in hemiparetic stroke patients. NeuroRehabilitation 2012;31:373–377.

[23] Mahakkanukrauh P, Somsarp V. Dual innervation of the brachialis muscle. Clin Anat 2002;15:206–209.

References

## 5.7 筋皮神経：上腕二頭筋

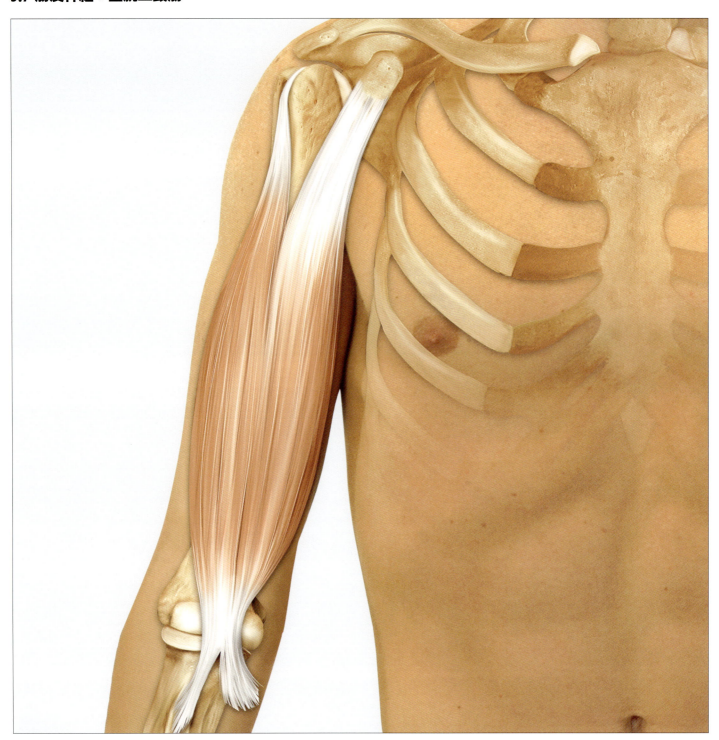

**神経支配**
筋皮神経，C5-C6．

**起始**
長頭：肩甲骨の肩甲上結節．
短頭：肩甲骨烏口突起．

**停止**
橈骨結節および上腕二頭筋筋膜を介して前腕筋膜に入る．

**学習のポイント**
上腕二頭筋は，屈曲した肘に回外があればブロックすることができる．上腕筋の治療では，この筋を肘関節屈曲筋として残すために，外科的神経切離と神経切除術を行う．また，伸展を改善するためにこの筋肉へのBoNTが有効かを判断できる．

筋皮神経に対する
上腕二頭筋ブロック．

←スマホでcheck
（音声なし・英文のみ）

筋皮神経：上腕二頭筋

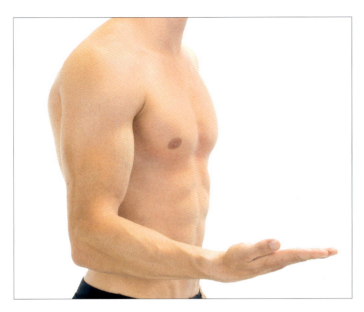

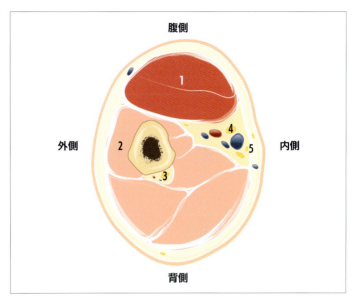

### 作用
上腕二頭筋は肘関節で前腕を屈曲，回外させる．肘関節に関する両方の動作は，肘が90°のときにもっとも力を発揮する．肘を伸展させると，肘関節を伸展させる力が失われる．上腕二頭筋は肩関節でも屈曲し，その長頭は，特に側方回旋位で肩を外転させ，腱板の筋肉とともに肩関節を安定させる．

### 水平断の解剖
（1）上腕二頭筋
（2）上腕筋
（3）橈骨神経
（4）正中神経
（5）尺骨神経

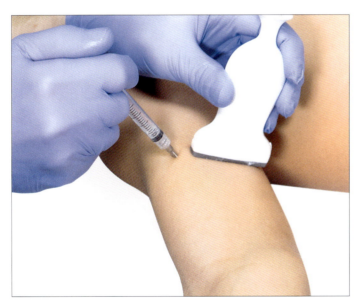

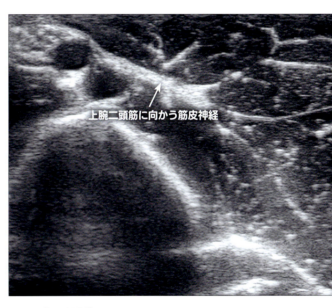

### 注射手技
神経は，上腕内側からのアプローチでもっとも容易に見つけることができる．

### USの主要原則
神経は血管束から分岐し，複数枝を有する可能性がある．他の神経に近接するため，誤った刺激を避ける必要がある．

## 5.8 筋皮神経：上腕筋

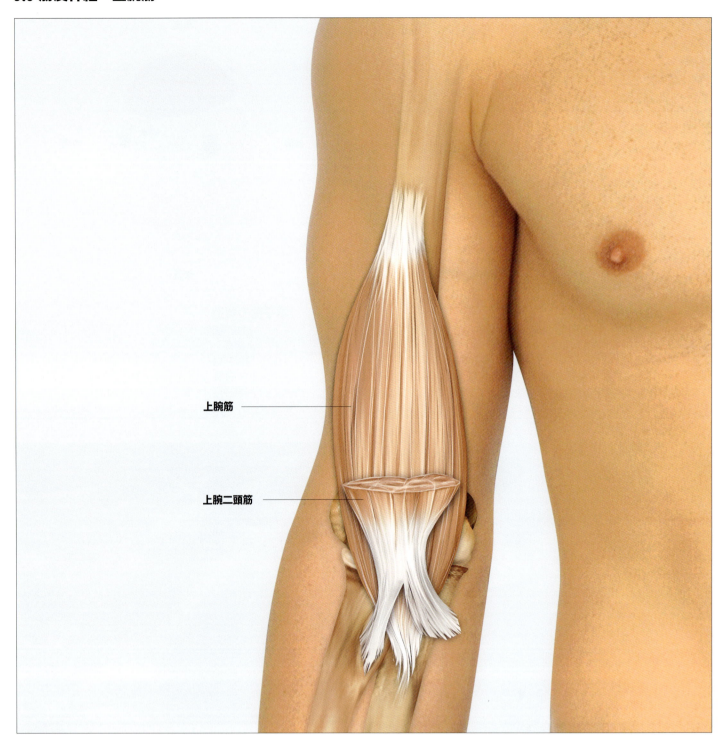

上腕筋
上腕二頭筋

### 神経支配
筋皮神経，CS-C 7．
橈骨神経，CS-C 6．

### 起始
上腕骨前軸遠位 2／3．
上腕筋と上腕三頭筋の間の筋間隔壁．

### 停止
尺骨結節．
尺骨の冠状突起．

### 学習のポイント
外科的神経切離と神経切除術は，上腕枝が対象となることが多い．上腕二頭筋と腕橈骨筋を残すには，この筋のみにBoNTを投与すれば十分である．

 上腕筋を支配する筋皮神経に向けての針刺入．

←スマホでcheck（音声なし・英文のみ）

筋皮神経：上腕筋

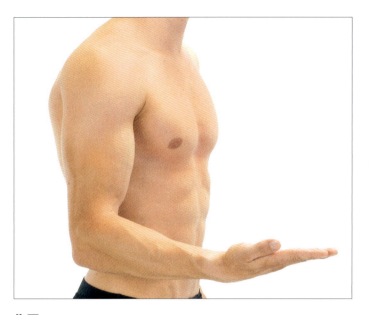

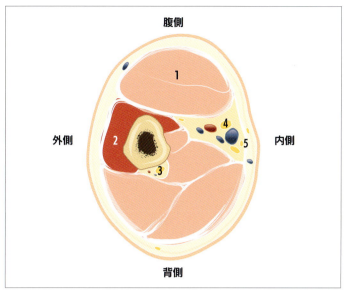

### 作用
上腕筋は肘のもっとも強力な屈筋である．尺骨にのみ付着しているため，橈尺関節には影響しない．筋の作用は肘を屈曲・回外させてテストする．
単関節筋であるため上腕二頭筋に比べ，機能評価が容易である．

### 水平断の解剖
（1）上腕二頭筋
（2）上腕筋
（3）橈骨神経
（4）正中神経
（5）尺骨神経

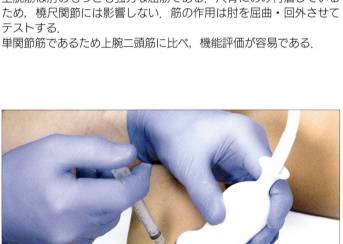

内側上顆から手幅1.5まで．

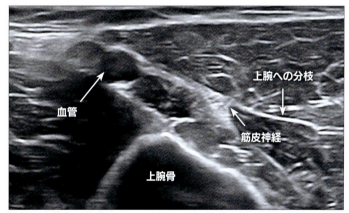

神経は血管から枝分かれしているように観察される．
正中神経を刺激しないよう注意し，回避しなければならない．

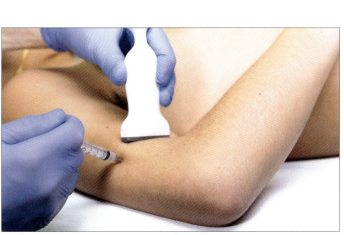

肩が外旋できる場合は外側からアプローチする．

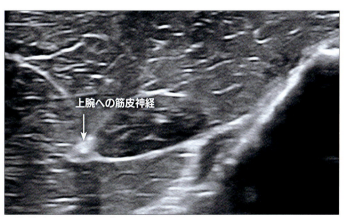

血管構造は，このアプローチでは描出されにくい．

神経を標的とする手技　—上肢編

## 5.9 橈骨神経：腕橈骨筋

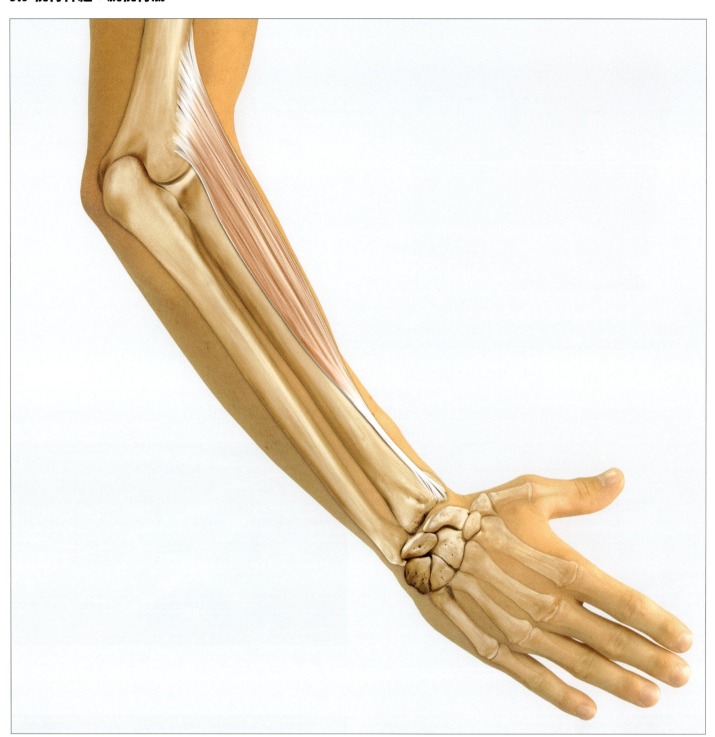

**神経支配**
橈骨神経，C5-C6．

**起始**
上腕骨外側顆上隆起．
上腕骨外側筋間中隔．

**停止**
橈骨外側，橈骨茎状突起基部近位 突起．

**学習のポイント**
DNBは，肘屈曲に対する腕橈骨筋の作用を示すことができる．BoNT，フェノール，神経切除術，外科的神経切離はすべて可能である．

腕橈骨筋への
橈骨神経に対する
神経ブロック．

←スマホでcheck
（音声なし・英文のみ）

88

橈骨神経：腕橈骨筋

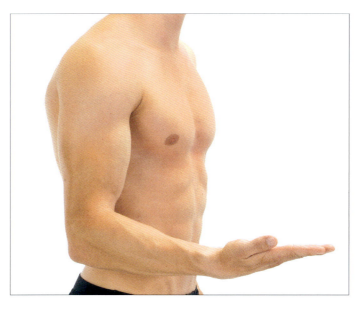

### 作用
上腕二頭筋は，肘を屈曲，前腕を極端な回外または回内からニュートラルポジションに戻す．その機能は，母指を上に向けた状態で肘を屈曲させることで，もっともよくテストされる．

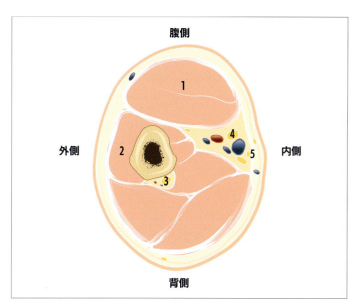

### 水平断の解剖
(1) 上腕二頭筋
(2) 上腕筋
(3) 橈骨神経
(4) 正中神経
(5) 尺骨神経

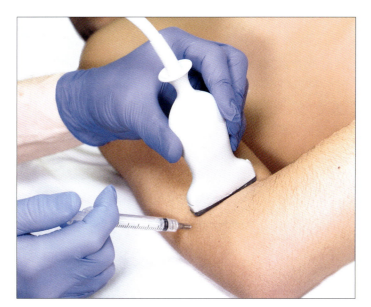

### 注射手技
上顆から指3本分近位．肘を屈曲させ，手首や指を伸展させない．

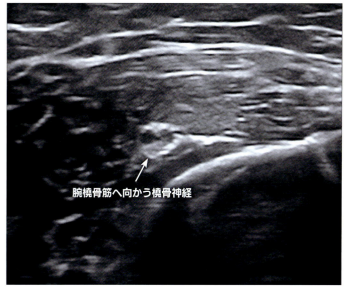

### USの主要原則
この神経は走行が一定しており，局在を確かめやすく，刺激しやすい神経である．DNBで感覚障害がないことが重要である．

## 5.10 手首と指：
### 解剖学的ガイドと遠位上肢における新しいフェノール神経ブロックの方法

Sheng Li, Javier González-Buonomo & Jaskiran Ghuman

　手首と指の痙縮は，感覚神経と運動神経が混在する筋膜が近接し，多くの枝分かれや解剖学的変異があるため，神経を標的とする手技が，もっとも困難な領域である．フェノール神経ブロックの経験により，個々の運動枝の解剖学的局在に関する知見が広がった．

　フェノール神経ブロックは通常，筋皮神経のような上肢の近位神経に用いられる．ガイダンス技術の進歩により，遠位上肢の神経とその運動枝を正確に局在同定させることが可能になった．最近われわれは，正中神経，筋皮神経の運動神経枝の経皮的フェノール神経ブロックを，電気刺激とUS画像診断を併用したガイダンスを用いて行った[1]．

　このアプローチにより，握りこぶし変形などの上肢遠位端の，痙縮に起因する重篤な変形を管理するためのフェノール神経融解術の臨床応用が大幅に拡大した．重度の握りこぶし変形では，手指の受動的ROMが制限されている．指と母指の可動域が制限され，痛みをともなうことが多い．握りこぶし変形の機能的な影響としては，手指衛生の困難，皮膚の浸軟，創傷，感染症などがある．治療せずに放置すると，関節拘縮をともなう永久変形が生じる可能性が高い．この時点ではBoNTが十分な効果を発揮する可能性は低い[2]．通常手術は握りこぶしの変形を矯正するためには必要なこととされており，文献には2つの手術法が報告されている．尺骨神経深部運動枝の選択的神経切除術[3,4]と，運動枝のフェノールブロックおよびGuyon管内の尺骨神経運動枝のフェノールブロックを用いた手術である[3]．経皮的フェノール神経ブロックは，握りこぶしの変形に対する非外科的治療を可能にする．

　フェノール神経ブロック手技を成功させるためには，何よりもまず，標的神経とその運動枝の定位に役立つ解剖学を正確に理解することが重要である．この知識は，遠位上肢のフェノール神経溶解手技で重要となる．各運動枝の起始に加え，避けるべき感覚枝の所在を知ることが感覚合併症を減らすために不可欠である．神経と血管は多くの場合，神経血管束の中を走行しているため，血管内にフェノール注入を避けるためにも，主要な血管の位置とその神経血管束との関係を知ることも極めて重要である．

　この項では，正中神経，尺骨神経，橈骨神経とその運動枝

の解剖学的構造について詳しく説明する．US画像を例として示す．しかし，各神経とその枝の走行の解剖学的変位が比較的多い．臨床においては最初にUS検査で標的神経とその枝の位置を注意深く確認し，フェノール神経ブロックの直前に電気刺激で確認することを推奨する．施注する神経やその枝の局在同定は，電気刺激中に標的筋の単発的な動きが観察されれば生理学的に確認される．例えば，正中神経から長指屈筋への運動枝の局在同定は，電気刺激の最小レベルで確認できる．

　本項の最後では，実際の臨床例を用いて，遠位上肢のフェノール神経ブロックの成功例を紹介する．ここではフェノール神経ブロックに焦点を当てるが，神経と枝の解剖学的局在同定は，リドカイン神経ブロックの評価，BoNT神経ブロック評価，BoNT注射のガイダンス，外科的神経切離，あるいは新しい経皮的切除手技にも応用できる．

### 正中神経の解剖

　正中神経は，腕神経叢の外側および内側索から神経線維を受けている．外側索はC6-C7神経根からの線維で構成され，感覚線維を掌側突起に伝える，第一指，第二指，第三指で，内側索はC8-T1神経根からの線維で構成され，以下の運動神経支配を行う．前腕遠位筋および手指の筋への運動神経支配と手指外側から手の甲外側半分までの感覚神経支配を担う．

　正中神経は腕神経叢から遠位で，腋窩動脈内側を下行する．前肩甲骨高では，上腕動脈と上腕二頭筋腱の内側に位置する．前腕に入ると，正中神経は円回内筋の2つの頭の間を通り，円回内筋，橈側手根屈筋に運動枝を供給する．

　円回内筋の遠位で，顆間線から約5cm遠位では，主骨間神経から前骨間神経が分岐している．前骨間神経は前腕骨間筋膜の前方で前骨間動脈と平行に走行し，深指屈筋と長指屈筋に運動枝を供給する．また，手関節と骨間膜にいくつかの感覚神経を供給している[6]．

　正中神経の主幹はそのまま続く．手根管の近位で手掌皮膚感覚枝が生じ，掌側突起に感覚を与える．この小枝は手根管を迂回し，手くびでは，正中神経は手根管に入る．手根管は，底面と側面にある手根骨と横手根靭帯によって形成される．手根横靭帯が屋根となり，手根管の遠位で正中神経は運動枝と感覚枝に分かれる．運動神経は反回運動枝を分枝し，次の部位（母指屈筋）に供給する．正中運動神経はそのコースを進み，第一～第二靭帯に神経を供給する[6]．

　手根管遠位の感覚成分は，第一指内側，第二指，第三指，

第四指外側半分に感覚を与える．

すべての正中神経支配筋が一度に活性化されると，定型的な手の姿勢が形成される．これを図5-2に示す．

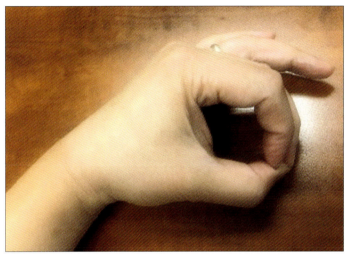

図5-2　正中神経作用．

## 円回内筋（PT）

PTには2つの頭部がある．上腕骨頭は内側上顆から，尺骨頭は尺骨の冠状突起から起始している．これら2つの頭は1つに合流し，橈骨の内側と外側の表面に入る[7]．この挿入部は腕橈骨筋の深部にある．ほとんどの場合，前腕筋は1つの運動枝しかもっていないが，まれに，主中間幹から直接発生する2本の運動枝に支配されることがある．これらの運動枝は，上腕二頭筋の近位に発生することもあり，内側上顆から0.7 cmの近位と5.6 cmの遠位に生じることもある．正中神経の本幹は，ほとんどの患者においてPTの2つの頭の間を走行している．その他の避けるべき構造としては，橈骨動脈がある．橈骨動脈は腕橈骨筋とPTの間を走行し，尺骨動脈は近位手関節と指の屈筋の下を通る．

## 橈側手根屈筋（FCR）

FCRは，内側上顆の総屈筋腱から起始し，前腕の橈側に走行し，第二中手骨と第三中手骨に挿入される．この腱は，おもに手関節屈筋として長掌筋とともにはたらく．また，橈骨端伸筋とともに橈骨偏位を引き起こす．

FCRは，内側上顆から約0.5 cm近位に生じる1本の運動枝に支配され[9]，円回内筋，浅指屈筋，長掌筋にも神経を供給する．内側上顆5〜10 cmの間である[9]．

## 浅指屈筋（FDS）

FDSは4指の近位指節間関節の屈曲を担う．この筋には2つの頭部がある．上腕骨頭は上腕骨内側上顆と尺骨の尺側冠状突起から起始し，橈骨頭は橈骨掌側面の近位に起始する．正中神経と尺骨動脈は，前腕のFDSの頭部を通る．FDSは前腕掌側を走行し，深部は橈側手根屈筋，尺側手根屈筋，円回内筋，表在は深指屈筋と長指屈筋に至る．FDSには4つの指腹部があり，それぞれに手根管を通る腱がある．これらの腱は，掌側の第二指，第三指，第四指，第五指の中指基部に挿入される．

大半は，FDSが2本の運動枝に支配されているが，枝が4本ある場合もある[8]．ほとんどの場合，第一および近位枝はFDSのみを支配しているか，橈側手根屈筋とともにFDSを支配する．近位枝は，内側上顆から約5 mm遠位にあり，FDSを貫通しているが，この目印から8 cm以内である．遠位枝は，内側上顆から16 cm以内で発生し，前腕の長さのほぼ80％の位置でFDSを貫通している[8]．

## 深指屈筋（FDP）

FDPは4指の遠位指節間関節を屈曲させる．FDPは尺骨の近位3/4，骨間膜，前腕深筋膜から起始する．この点から筋は幅広い腱を出し，手根の高さで4つの独立した腱に分かれる．腱は手掌から指へと続き，遠位指骨部に挿入される．第二指と第三指のFDP筋線維は前骨間神経によって支配されているが，第四指と第五指のFDP筋線維は尺骨神経によって支配されている．FDPの尺骨神経支配と正中神経支配の比率については，解剖学者の間でも議論がある[5]．

## 長母指屈筋（FPL）

FPLは橈骨近位部掌側表面から起始し橈側前腕深部を走行する．その腱は，手根管内の9本の腱のうちの1本として横手根靭帯の深部を走行し，母指遠位指骨の基部に挿入される．FPLは指節間関節で母指を屈曲させ，中手指節関節でもある程度屈曲させる．ほとんどの人においてFPLは前骨間神経から生じる1本の運動枝に支配されている[8]．

運動枝は，内側上顆から測定した前腕の長さの約20〜50％の位置でFPLを貫通している[8]．

## 手指の内在筋

手指の内在筋のうち，正中神経支配を受けるのは，第一および第二上腕筋，母指対立筋，母指外転筋，そして母指屈筋の片頭である．第一および第二指屈筋は，それぞれ第二指と第三指の中手指節関節を屈曲させる．

母指対立筋は掌を横切る母指の対立を，母指外転筋は母指の外転を，母指屈筋は中手指節関節での母指の屈曲を引き起こす．母指対立筋，母指外転筋，母指屈筋は，正中神経反回運動枝によって特異的に支配されている．主中殿神経の神経はく離は，神経障害性疼痛のリスクが高いため，重要な考慮事項である．正中神経の反回運動枝は，正中神経が手根管を出た直後の掌に存在する．

## 尺骨神経の解剖

尺骨神経は下幹から発生し，次いで上腕神経叢の内側索（C 8，Th 1，しばしばC 7）から発生する．尺骨神経は運動神経と感覚神経の混合神経である．腕の内側を通り上腕動脈に近接している[12]．腕の遠位では，尺骨神経は肘に向かって内側に走行し，内側上顆と肘頭突起の間の尺骨溝に入る．平均すると内側上顆から1.5 cm遠位では，尺骨神経は固有受容器感覚のために肘関節包に1～4本の感覚枝を分枝する[13]．

尺骨神経は，尺骨溝遠位で，上腕骨-尺骨間膜または立方骨トンネルの下深部を横切る．立方骨トンネルのすぐ遠位で，尺骨神経は最初の運動枝を尺側手根屈筋，そして，第四指と第五指の深指屈筋に至る．尺骨神経は，前腕の尺側手根屈筋と深指屈筋の間を前腕内側に沿って，手くびに達するまで運動枝を出さずに走行する．

手関節の近位約5～8 cmのところで，尺骨神経本幹から背側尺骨皮神経が分岐し，手背内側と第五指背側および第四指の内側半分に感覚を与える．尺骨茎状突起では，手掌皮神経枝が，手背内側と第四指背側，第五指および内側半分の感覚を提供するために，尺骨神経本幹から分岐している．尺骨神経はその後，掌内側の梨状突起と鉤状突起からなる線維骨構造であるGuyon管に入る．尺骨神経は尺骨動脈とともに梨状骨の橈側に位置する．尺骨神経はGuyon管で，掌側第五指と内側第四指に感覚を，手掌第一指に運動神経を供給する表在感覚枝と，ほとんどの手指運動神経に運動神経を供給する深掌運動枝に分かれ，手指固有筋のほとんどに運動神経を供給している[1]．

## 尺側手根屈筋（FCU）

FCUは，内側上顆と肘頭から発生する2つの頭部をもち，おもに第五中手骨に挿入され，手関節の屈曲と尺側偏位を引き起こす．FCUは尺骨神経から運動神経支配を受ける最初の筋である．この時点では尺骨神経幹からの皮膚感覚枝はない．尺骨神経はFCUに1～4本の枝を出し，平均して内側上顆から1.4 cm遠位で分岐している．しかし，FCUへの分岐は上顆の近位2 cmまで観察されている．また，尺骨神経から最大6本の分枝が確認された文献もあり，分枝の90％は内側上顆より遠位で確認された．FCUへの分枝は，尺骨神経が上顆に到達する点より近位で発生する．前腕の長さの約50％の位置である．

FCUへの運動枝のUS検査は，内側上顆の4 cm上方から開始し，前腕の約半分の位置で終了する．

## 深指屈筋（FDP）

尺骨神経は，第四指と第五指の遠位指節間屈曲を引き起こし，FDPの内側または尺側に神経支配を提供している[12]．死体分析によると，尺骨神経は内側上顆から平均5.0 cm遠位でFDPに1～2本の神経枝を提供しているが枝は1本しかないことが一般的である．

ある研究では，FDPへの尺骨神経枝が1本しかない遺体を90％確認した．別の研究では，FDPへの神経枝の平均値は，立方骨高から手首の2つの茎状突起の中間点までの距離の約14％であった[17]．尺骨神経が尺骨動脈に合流する点（内側上顆から10～17 cm）を超えて分岐を示した症例はない[18]．

## 手の固有筋

尺骨神経支配の手指の筋肉は，尺骨神経を横切るか横切った後の末端部分から運動神経支配を受けている．手指内在筋の運動支配のほとんどは，Guyon管から発生する尺骨深部運動枝からもたらされる．小指外転筋（第五指の外転）が含まれ，小指屈筋（中手指節関節での第五指の屈曲），および小指対立筋がある（第五指の第一指側への反張）[11]．Guyon管の後，深尺骨運動枝は，第三および第四指関節（第四および第五指の中手指節関節屈曲），背側指関節に運動神経供給のために，神経走行が続く．背側骨間（指の外転），掌側骨間（指の内転）に運動神経を供給する，掌側骨間筋（指の内転），母指内転筋（母指の内転），母指屈筋深頭（中手指節関節での母指の屈曲），中手指節関節における母指の屈曲．表在尺骨神経枝，尺骨神経枝はGuyon管のすぐ遠位に存在し，皮膚感覚枝を手掌の下腿隆起，第五指，第四指の内側に伝え，および第四指内側

面へ，また１本の運動神経枝を手掌挙筋に伝えている[17].

手指筋の痙縮患者は通常，中手指節関節で指の屈曲を示す．握りこぶし変形にみられるように３指の内転と屈曲をともなう．尺骨深部運動枝は，手指内在筋のほとんどを支配し，梨状筋の橈側に存在する．この領域で避けるべき構造物は，尺骨動脈と表在性尺骨枝で，神経障害性疼痛を避けるためである．深尺骨運動枝に電気刺激を加えると，４指すべての中手指節屈曲と母指の内転と屈曲が起こるはずである（P.95〜96, CASE１〜２）．

## 橈骨神経の解剖

腕神経叢の遠位では，橈骨神経は上腕三頭筋の外側頭と内側頭の間を通り，三角結節から約５cm遠位で外側筋間隔膜を貫通している．橈骨神経はその後，上腕筋と上腕二頭筋の間を下方に走行し，上腕二頭筋と長橈側手根伸筋に運動枝を供給する[19]．橈骨神経は前肩甲骨嵩を遠位へ進み，表在枝と深在枝に分かれる．この分岐点は，個人差はあるが，通常，肘関節の近位または遠位３cm以内である[20]．表在枝は，表在橈骨感覚神経として知られ，橈骨外側を表在性に走行し，手背外側，第一指背側，第二指，第三指に感覚を与える．

深橈骨運動枝として知られる深部枝は，棘上筋に運動枝を供給し，次に短橈側手根伸筋に運動枝を供給する．運動枝は棘上筋に，そして短橈側手根伸筋に供給され，棘上筋の腱頭の間，別名Frohse arcadeを貫通する．深橈骨運動枝がFrohse arcadeを通り，棘上筋に入った後，多くの解剖学書は，この神経分節を後骨間神経とよんでいる[19]．神経は棘突起の遠位部に達すると，内側枝と外側枝に分かれる．内側枝は，反回枝として知られ，上腕伸筋，総指伸筋，および小指伸筋などの背側表層筋を支配する．下行枝として知られる外側枝は，前腕の深背筋層を支配する．長指伸筋および短指伸筋，長指外転筋，指伸筋が含まれる．

最後に，後骨間神経は皮膚感覚神経（環状靭帯，上腕骨前方橈尺関節上腕骨前方関節，外側上顆の骨膜，前腕骨間膜，橈骨骨膜，および手関節背側被膜）がないため，純粋な運動神経であると考えられている[20].

## 長橈側手根伸筋（ECRL）と短橈側手根伸筋（ECRB）

ECRLとECRBは手関節伸筋と橈骨逸脱筋である．これらの筋は尺側手根伸筋とともに主要な手関節伸筋である．ECRLは上腕骨の外側顆上隆起から起始し，第二中手骨の後面に挿入する[21]．ECRLは，ほとんどの人で主橈骨神経から１〜２本の運動枝を，まれに後骨間神経から分岐している[22]．橈骨神経からECRLへの分枝の長さは，平均3.2 cmで，３つの運動点がある．解剖学的なランドマークとして，内側上顆と外側上顆を結ぶ線（Transepicondylar line：TEL）をひいてみると，運動枝は筋の1.5〜3.5 cm近位を貫通すると考えられる[23].

ECRBは外側上顆から発生し，第三中手骨の基部に挿入される．ECRBは，もっとも一般的には深橈骨運動神経から１本の運動枝を受けている．最近の解剖学的研究により，ECRBは橈骨神経の主幹や表在橈骨神経から枝分かれしている可能性があることが明らかになった．これは，表在橈骨神経はおもに感覚神経であるため，神経障害性疼痛のリスクから神経はく離を行う際に考慮すべき重要な点である[22,23]．ECRBに運動枝を供給する神経にかかわらず，筋に供給する運動枝は通常２つの運動点で分裂し，筋前面を貫通する．ECRBへの運動枝の進入点はTELから約５cmである[23].

## 尺側手根伸筋（ECU）

ECUは上腕骨の外側上顆と尺骨の後面から起始し，第五関節の基部に付着し[21]，手関節の伸展と尺骨の偏位を引き起こす．運動枝はTELから約10 cm遠位でECUを貫通している[23]．背側骨間動脈はこの筋肉に近接して走行しているため，この部位に注射を行う場合は，安全性を確保するためにUSガイダンスを選択するのが妥当である．

## 指の伸筋

総指伸筋，小指伸筋，第一指伸筋，および第二指伸筋はすべて，後骨間神経の２つの主枝から神経支配を受けている[23,19]．後骨間神経には皮膚感覚神経の分枝がないため，神経またはその分枝に対するフェノール神経融解後の神経障害性疼痛のリスクは最小であるはずである．しかし文献的には確認されていない．

総指伸筋は外側上顆から起始し，前腕の遠位で４つの腱に分かれ，指伸筋腱として２〜５指の中節骨と遠位節骨に挿入される．この筋は，中手指節関節での指の伸展と手首の伸展をある程度引き起こす．運動枝はTELから約10 cmのところで，その筋を貫通している[23].

神経を標的とする手技　―上肢編

　小指伸筋は外側上顆から発生し，第五近位指骨基部に挿入され，中手指節伸展を引き起こす．運動枝はTELから約12 cmの位置で筋を貫通している[23]．

　短指伸筋は橈骨の後方遠位面と骨間膜から起始し，母指近位指骨の後方基部に挿入する．長指伸筋は尺骨遠位後面から起始し，母指遠位指骨の後方基部に挿入する．短指伸筋と長指伸筋はともに母指伸展を引き起こす[21]．運動枝は，TELから約15 cmの位置で短指伸筋と長指伸筋を貫通している[23]．

## References

[1] Karri J, Zhang B, Li S. Phenol neurolysis for management of focal spasticity in the distal upper extremity. PM R 2020;12: 246–250.

[2] Francisco GE, Jost WH, Bavikatte G, et al. Individualized onabotulinumtoxinA treatment for upper limb spasticity resulted in high clinician- and patient-reported satisfaction: long-term observational results from the ASPIRE study. PM R 2020;12:1120–1133.

[3] Keenan MA, Todderud EP, Henderson R, Botte M. Management of intrinsic spasticity in the hand with phenol injection or neurectomy of the motor branch of the ulnar nerve. J Hand Surg Am 1987;12:734–739.

[4] Bini N, Leclercq C. Anatomical study of the deep branch of the ulnar nerve and application to selective neurectomy in the treatment of spasticity of the first web space. Surg Radiol Anat 2020;42:253–258.

[5] Lung BE, Burns B. Anatomy, Shoulder and Upper Limb, Hand Flexor Digitorum Profundus Muscle. Treasure Island, FL: StatPearls Publishing, 2021.

[6] Preston DC, Shapiro BE. Median neuropathy at the wrist. In: Preston DC, Shapiro BE (eds). Electromyography and Neuromuscular Disorders: Clinical-Electrophysiologic-Ultrasound Correlations, ed 4. Philadelphia, PA: Elsevier, 2021:323–357.

[7] Caetano EB, Vieira LA, Sabongi Neto JJ, Caetano MBF, Sabongi RG. Anterior interosseous nerve: anatomical study and clinical implications. Rev Bras Ortop 2018;53:575–581.

[8] Vymazalová K, Vargová L, Joukal M. Variability of the pronator teres muscle and its clinical significance. Rom J Morphol Embryol 2015;56:1127–1135.

[9] Okafor L, Varacallo M. Anatomy, Shoulder and Upper Limb, Hand Flexor Digitorum Superficialis Muscle. Treasure Island, FL: StatPearls Publishing, 2021.

[10] Parot C, Leclercq C. Anatomical study of the motor branches of the median nerve to the forearm and guidelines for selective neurectomy. Surg Radiol Anat 2016;38:597–604.

[11] Preston DC, Shapiro BE. Ulnar neuropathy at the elbow. In: Preston DC, Shapiro BE (eds). Electromyography and Neuromuscular Disorders: Clinical-Electrophysiologic-Ultrasound Correlations, ed 4. Philadelphia, PA: Elsevier; 2020:372–401.

[12] Becker RE, Manna B. Anatomy, Shoulder and Upper Limb, Ulnar Nerve. Treasure Island, FL: StatPearls Publishing, 2021.

[13] Nourbakhsh A, Hirschfeld AG, Schlatterer DR, Kane SM, Lourie GM. Innervation of the elbow Joint: a cadaveric study. J Hand Surg 2016;41:85–90.

[14] Lung BE, Siwiec RM. Anatomy, Shoulder and Upper Limb, Forearm Flexor Carpi Ulnaris Muscle. Treasure Island, FL: StatPearls Publishing 2021.

[15] Paulos R, Leclercq C. Motor branches of the ulnar nerve to the forearm: an anatomical study and guidelines for selective neurectomy. Surg Radiol Anat 2015;37:1043–1048.

[16] Marur T, Akkin SM, Alp M, et al I. The muscular branching patterns of the ulnar nerve to the flexor carpi ulnaris and flexor digitorum profundus muscles. Surg Radiol Anat 2005;27:322–326.

[17] Earp BE, Floyd WE, Louie D, Koris M, Protomastro P. Ulnar nerve entrapment at the wrist. J Am Acad Orthop Surg 2014;22:699–706.

[18] Hwang K, Jin S, Hwang SH, Lee KM, Han SH. Location of nerve entry points of flexor digitorum profundus. Surg Radiol Anat 2007;29:617–621.

[19] Preston DC, Shapiro BE. Radial neuropathy. In: Preston DC, Shapiro BE (eds). Electromyography and Neuromuscular Disorders: Clinical-Electrophysiologic-Ultrasound Correlations, ed 4. Philadelphia, PA: Elsevier; 2020:417–439.

[20] Bevelaqua AC, Hayter CL, Feinberg JH, Rodeo SA. Posterior interosseous neuropathy: electrodiagnostic evaluation. HSS J 2012;8:184–189.

[21] Gosling J, Harris P, Humpherson J, Whitemore I, Willan P. Upper limb. In: Gosling J, Harris P, Humpherson J, Whitemore I, Willan P (eds). Human Anatomy: Color Atlas and Textbook, ed 6: Philadelphia, PA: Elsevier, 2016.

[22] Caetano EB, Vieira LA, Sabongi Neto JJ, Caetano MBF, Picin CP, Silva Júnior L. Anatomical study of the motor branches of the radial nerve in the forearm. Rev Bras Ortop (Sao Paulo) 2020;55:764–770.

[23] Sawyer FK, Stefanik JJ, Lufler RS. The branching and innervation pattern of the radial nerve in the forearm: clarifying the literature and understanding variations and their clinical implications. Diagnostics (Basel) 2020;10:366.

## Clinical cases

### CASE 1：正中・尺骨神経ブロック併用による握りこぶし変形

症例は62歳男性で，9年前に左レンズ状核出血性脳梗塞を発症し，右痙性片麻痺を生じた．脳卒中発症15か月後から3～4か月ごとに右上肢に定期的にBoNT注射を受けていた．4か月前の最後の注射では，インコボツリヌストキシンAを浅指屈筋に50単位，深指屈筋に25単位，長指屈筋に25単位，下肢（I～IV）に合計100単位を注射した．この時，患者は手と指の筋肉の痙縮に対してフェノール神経ブロックを希望した．

処置中，患者は楽な仰臥位をとった．梨状骨の骨ランドマークを触診し，リアルタイムUS画像（M Turbo；SonoSite）で確認した（図5-3 A, B）．患部をアルコールパッドで洗浄後，27ゲージのテフロンコート針をUS画像ガイド下に刺入した．針は電気刺激装置（Dantec Clavis；Natus Medical Incorporated社製）に接続された．針と深部運動枝の正確な位置関係は，中手指節関節の屈曲運動を含む母指内転，母指屈曲を含む内在筋の可視的な活性化により確認した．

針の位置は電気刺激の強度を1 mA（使用可能な装置の最小刺激強度）に下げた後も誘発反応が存在する場合にさらに確認した．合計1 mLの6％フェノールを深部運動枝に注射した．同様に，中前腕レベルでは，浅指屈筋と長指屈筋への正中神経運動枝に6％フェノールをそれぞれ1.0 mLと0.5 mL注入した．その位置は，最小の電流強度で確認した．

図5-4 A, Bは，フェノール神経ブロック前と直後の安静時の手と指の姿勢を示す．手技前の術前の姿勢と比較すると，患者の中手指節関節と近位指節間関節は現在より伸展した姿勢で安静になっている．患者は手技によく耐え処置後の感覚合併症は否定された．患者は外来作業療法を開始し，術後2か月後には手指の安静姿勢がさらに改善した．この時もまた感覚合併症は報告されなかった．

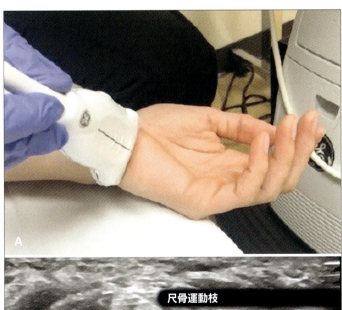
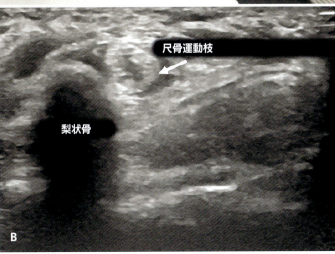

図5-3 A, B　Guyon管でのフェノール神経ブロック．
(A)　USプローブの位置．
(B)　US画像．尺骨運動枝は梨状骨に対して橈側にある．

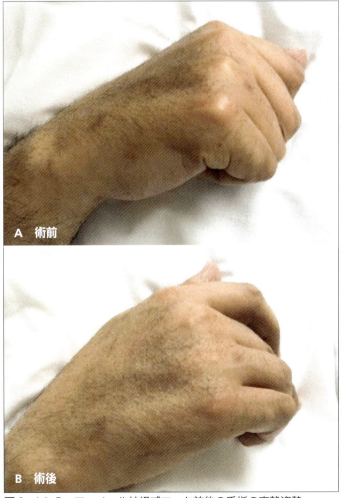

図5-4 A, B　フェノール神経ブロック前後の手指の安静姿勢

## CASE 2：握りこぶしの変形に対する正中神経と尺骨神経の複合ブロック

症例は38歳女性で，2年前に出血性脳卒中を発症した．その結果，左痙性片麻痺が生じた．脳卒中発症2か月後から定期的に左腕と左足にBoNT注射と痙縮による内反足に対するフェノール神経溶解を受けていた．1か月前の最後の注射では，オナボツリヌストキシンAを橈側手根屈筋に50単位，尺側手根屈筋に50単位，浅指屈筋に75単位，深指屈筋に75単位，母指屈筋に12.5単位，そして多指内転筋に12.5単位である．図5-5に示すように，BoNT注射は，効果がピークに達したものの，満足のいく結果を得られなかった．足くびと足のフェノール神経溶解は奏功したため，患者は手指の筋へのフェノール神経溶解を希望した．前回のBoNT注射から1か月後，6％フェノールによる神経ブロックが行われ正中神経運動枝を含むBoNT注射を行った．浅指屈筋（1.0 mL），長指屈筋（1.0 mL），尺骨神経深部運動枝（1.5 mL）で，CASE 1に記載したのと同じ手技を用いた．

図5-5に示すように，指はリラックスした状態で静止していた．第一指は内転せず，掌に屈曲していた．フェノール神経ブロックの直後，患者は第四指と第五指のしびれを訴え，ガバペンチンが処方された．患者は外来での作業療法と理学療法を継続し，2か月後の経過観察では，手指の受動および自動可動域がさらに増加したことを報告した．第四指と第五指のしびれは軽度で，術後約2週間持続した．この時には，しびれに対するガバペンチンは服用しなかった．

## CASE 3：正中神経運動枝ブロック

症例は41歳男性，銃創による重度の外傷性脳損傷であった．この患者は意識障害と痙性四肢麻痺を含む複雑な入院経過をたどった．来院時，最後のBoNT注射は2か月前であった．右手くびと指の筋肉に合計300単位のオナボツリヌストキシンが使用された．内訳は，橈側手根屈筋に75単位，尺側手根屈筋に50単位，右手くびと指の筋肉に75単位，浅指屈筋に75単位，深指屈筋に75単位，長指屈筋に25単位，合計300単位である（図5-6，術前）．注射したにもかかわらず，指は屈曲した状態で動かず，手指衛生が非常に困難なままであった．

前述したUS－電気刺激併用ガイダンス法のもとで，正中神経運動枝への針を浅指屈筋と深指屈筋に刺入した．孤立性近位指節間関節および遠位指節間関節の動きが観察され，手くびレベルで腱の痙攣が触知された時に針の位置が確認された．そこで合計6 mLの6％フェノールを使用した．ブロックの成功は図5-6（術後）に示した．感覚合併症について患者は訴えなかったため，評価は行われなかった．

## CASE 4：橈骨神経運動枝ブロック

症例は18歳男性，7か月前に重度の外傷性脳損傷を負った．フェノール神経ブロック前の画像（図5-7，術前）に示すように，手くびは伸展位で安静，指は屈曲位であった．修正Ashworth スケール（MAS）のスコアは，右手の浅指屈筋と深指屈筋で4と評価され，衛生目的で右手を開くことは非常に困難であった．

この手関節伸展位，指屈曲位では，手関節伸筋の痙縮（MASは3）が指の屈筋の評価に寄与していると考えられ，右手の浅指屈筋と深指屈筋の受動的ROMを制限していた．前述と同じUS―電気刺激併用誘導法を用い，長橈側手根伸筋および短橈側手根伸筋（4 mL），尺側手根伸筋（2 mL）へ

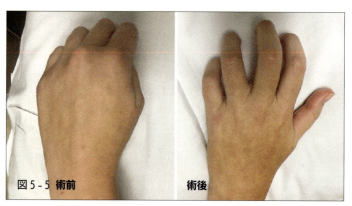

図5-5 術前　　　術後

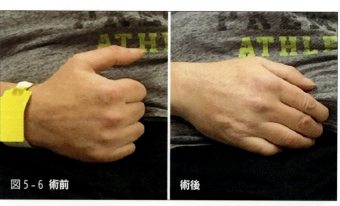

図5-6 術前　　　術後

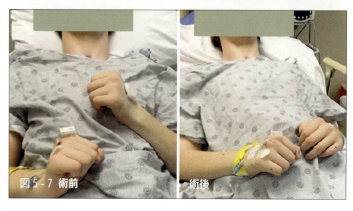

図5-7 術前　　　術後

の橈骨神経運動枝をブロックするために，合計6 mLの6％フェノールを使用した．

標的運動枝への針の位置は，手くびのそれぞれの腱の痙攣を触知することで確認した．しかし，患者は言葉を発しないため，感覚合併症は評価されなかった．

長橈側手根伸筋，短橈側手根伸筋，尺側手根伸筋への橈骨神経運動枝のブロックが奏功し，手くびの安静位が改善した（図5 - 7，術後）．フェノール神経ブロック直後のMASスコアは，浅指屈筋，深指屈筋ともに2で，指は受動的に伸展しやすくなっていた．

## 5.11 痙縮に関与する上肢筋運動神経枝の解剖

Nathalie Bini, Adeline Cambon-Binder, Catalina Parot, Renata Paulos, Lorenzo Merlini & Caroline Leclercq

運動神経枝の正確な解剖学的知識は，非手術的（DNB）であれ，外科的（超選択的神経切除術：HSN）であれ，痙縮患者の末梢神経を扱うすべての手技にとって重要である．上肢におけるHSNの解剖学的実現可能性を確立するために，われわれはFer au Mouln 外科学校（フランス，パリ）で，97本の新鮮な腕を解剖した：

● 筋皮神経 16本
● 前腕レベルの正中神経 20本
● 前腕レベルの尺骨神経 20本
● 腕レベルの橈骨神経 20本
● 母指レベルの尺骨神経 21本

現在進行中の補完的研究では，母指レベルの正中神経の枝を分析している．これらの研究により，痙縮にもっとも頻繁に関与する上肢筋の運動解剖学的マッピングを確立し，適切な外科的アプローチを計画することができた．

### 筋皮神経

筋皮神経は腕の屈筋区画に運動神経を，前腕の橈側に感覚神経を供給している．われわれは16の上肢の上腕二頭筋と上腕筋への神経支配パターンを調査し[1]，筋皮神経の運動分岐パターンがさまざまであることを発見した．50％以上の症例で，上腕二頭筋は1本の枝にのみ支配されていたが，上腕二頭筋専用の4本，あるいは5本の枝が観察された症例もあった．第一枝の平均起始部は腕の全長の37.1％であった（範囲17.9 ～ 45.3％）．複数の枝がある症例では，最初の枝と最後の枝の間の平均距離は34.6 mm（10 ～ 68 mm）であり，最後の枝の平均起始部全長の52％であった．上腕二頭筋の平均末端隆起数は7.9本であった．

上腕二頭筋は，12例（75％）で1枝，2例（12.5％）で2枝，さらに2例（12.5％）で3枝であった（図5 - 8）．上腕筋の平均末端隆起数は6.5であった．感覚枝（前腕外側皮質枝）はつねに上腕骨への幹の起始の後に個別化する．

筋皮神経と正中神経の間の連絡については，他の文献を参照されたい[2,3]．

その発生率は5％～46.4％，平均33％と報告されている．これは筋皮神経と正中神経の間の連絡枝が25％（16名中4名）で確認された．

上腕二頭筋と上腕筋のHSNのために筋皮神経にアプローチする場合，内側靭帯溝を縦に切開し，烏口突起と外側上顆の間の距離の18％～75％を切開することを推奨する．

### 正中神経

正中神経は，円回内筋，橈側手根屈筋，長掌筋，浅指屈筋，深指屈筋外側部，長指屈筋の運動神経支配を担っている．運動枝は，正中神経から単独で生じる場合と，複数の筋に共通する幹として生じる場合がある．われわれは各分岐を調査し，分岐の分布が非常に多様であることを発見した．とはいえ，2～3本の枝に分かれ，その後，個々の筋に到達する1本または少数の筋膜終末枝に分かれるという一般的なパターンが確認された[4]．

円回内筋への1本の枝がもっとも一般的なパターンであった（20例中16例）．この16例のうち9例では，他の枝と共通の幹として生じていた．20例中17例では，1本の枝が橈側手根屈筋を支配し，他の枝と共通の起始となっていた．円回内筋，橈側手根屈筋，長掌筋の枝はつねに浅指屈筋のアーケードの上方，浅指屈筋の近位16％以内に生じていた．（図5 - 9）．

浅指屈筋には2本，3本，または4本の分枝があり，最初の分枝は他の分枝と共通の幹を通っていることが多い．前骨間神経からは，深指屈筋の外側部に1～5本，そして長指屈筋は1～2本である．指屈筋の神経支配は，関連文献[5,6]でもっとも議論の多いもののひとつであり，その研究には神経を広範囲に露出する必要がある．円回内筋と浅指屈筋の近位挿入部の広範なはく離によってのみ得られる．これらの理由から，指の屈筋の超選択的神経切除術を行うことは推奨しない．

皮膚切開の目安は，外科的神経切離が必要な筋肉によって異なる．肘の屈曲部から2 cm上方から開始する，円回内筋は前腕骨セグメントの33％まで，橈側手根屈筋は40％まで，長指屈筋は63％である（図5 -10）．適応があれば，孤立性過選択的長指屈筋の分離神経切除術は，前腕前面の44％から

63％の間で，別の縦方向アプローチにより行うことができる．これらの運動枝の分布は非常に多様であるため，術中の神経刺激が必須である．

### 尺骨神経

尺骨神経は，尺側手根屈筋（FCU）と深指屈筋内側部の運動神経支配を担っている．20名の上肢を対象としたわれわれの研究では[7]，筋枝の総数は2〜5枝であった．すべての症例において，最初の筋枝はFCUであった．FCUを支配する1〜4枝のうち，大部分（57％）は神経の後面から生じており，29％が内側から，14％が外側からであった．深指屈筋内側部への1〜2本の枝のうち，1本を除いてすべて尺骨神経の橈側面から生じていた．

Martin-Gruber吻合は9例に認められ，（図5-11）尺骨神経が尺骨動脈と結合した後に筋枝を出した症例はなかった．

FCUへの運動枝への理想的なアプローチは，内側上顆から4cm上方から開始し，前腕の長さの50％まで遠位へ伸展させることである．または尺骨動脈が尺骨神経に合流する点まで延長する（図5-12）．はく離の際，尺骨神経を挙上し，その後面から発生する運動枝を見逃さないようにする．前腕の正中神経と尺骨神経の複合HSNの場合は，一度に切開するのではなく，2回に分けて切開することを推奨する．

### 橈骨神経

橈骨神経は上腕二頭筋の運動神経支配を担っている．20例中13例で1本，5例で2本，2例で3本が確認され，すなわち20例中2例が3本であった．刺入部位は腕の長さの66％（外側上顆の近位）から前腕の10％（外側上顆の遠位），上腕二頭筋の平均末端隆起数は3.3本（1〜7本）であった．上腕筋は，橈骨神経からその下側領域で神経支配を受けていることも知られており，81.6％の症例で神経支配を受け[9]，11％が相対神経支配を受けている[10]．

### 母指（第一指）

母指の変形は，ほとんどが母指内在筋の痙縮による二次的なものであり，単独で，あるいは長指屈筋の痙縮と関連して起こる[11]．痙縮は，内転筋や第一骨間筋（おもに尺骨神経が支配）だけでなく，母指屈筋，母指外転筋，母指対立筋（おもに正中神経が支配）にも影響を及ぼす可能性がある．

21症例の腕において，内転筋と第一背側骨間筋を支配する尺骨神経深枝[12]の分岐パターンを分析した．第一背側骨間筋を支配している．この神経は，内転筋の2つの頭の間，第三中手骨上の挿入部の近くにある小さな脂肪房の下にあり，それぞれ1〜3本の枝を出す95％の筋肉が複数の枝をもち，背側骨間筋では100％である（図5-13）．

正中神経の運動枝の分岐パターンについて，現在進行中の研究によると，母指屈筋，母指外転筋，母指対立筋への正中神経の運動枝の最初の分岐が平均6.6mm（1〜23mm）の距離で生じている．20％の症例で第二副枝が確認され，平均2.2個の枝がある（2〜3個）．二次分枝はつねに斜支靭帯の後に発生し，最初の分枝から平均10.3mm（3〜17mm）の距離にある．副枝は5.7本（〜8本）である．

正中神経と尺骨神経の両運動枝を梨状筋に接近させるために正中神経枝と尺骨神経枝の両方にアプローチするには，反対側のしわに沿って切開するのがよい（図5-14）．

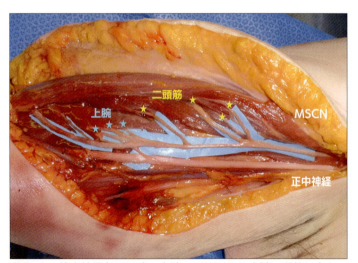

図5-8　筋皮神経（MSCN）．右腕．MSCNから上腕二頭筋に向かって枝が出ており，4本の終末枝（黄星）に分かれている．
（上腕二頭筋は，共通の幹（青星）として発達する3本の枝に支配されている．）．
（感覚皮枝に注意．腕の長さの82％の位置で神経から出ている．）

痙縮に関与する上肢筋運動神経枝の解剖

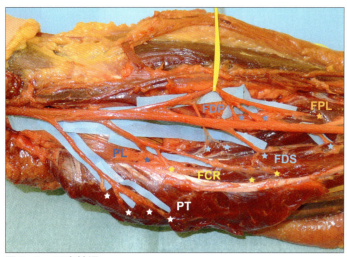

図5-9 **正中神経**
右前腕における正中神経とPTの通常の分岐パターン．FCRの枝はFDPおよびFPLと共通の幹として生じる．さらに2本の遠位枝がある．

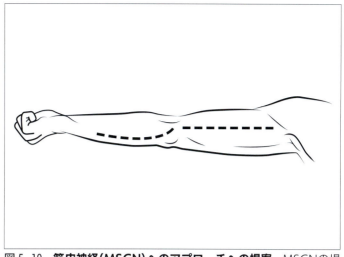

図5-10 **筋皮神経（MSCN）へのアプローチへの提案．** MSCNの場合．内側靱帯溝を縦に切開し，烏口突起から外側靱帯溝までの距離の18％〜75％の範囲で行う．正中神経の場合肘関節の屈曲部のしわの上2cmから，PTでは前腕節の33％まで，FCRでは前腕節の40％まで，PLは63％までとする．

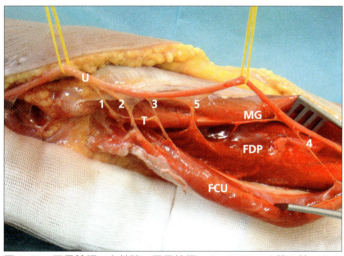

図5-11 **尺骨神経**．左前腕．尺骨神経，1：FCUへの第1枝，2：FCUへの第2枝，3：FCUへの第3枝．4：FCUへの第4枝；5：FDPへの枝．MG：Martin-Gruber吻合，（＊）FDPへのMartin-Gruber吻合．T：横連絡．FCU：尺側手根屈筋，鞭状回外筋．FDP：深指屈筋，深指外果．深趾外転．

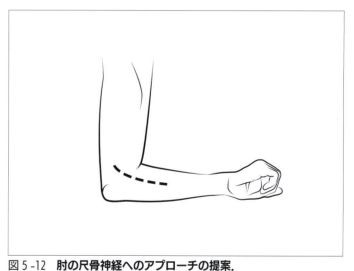

図5-12 **肘の尺骨神経へのアプローチの提案．**
尺側手根屈筋への運動枝への理想的なアプローチは以下の通りである．
内側上顆から4cm上方で，前腕の長さの50％まで遠位側に伸展する．または尺骨動脈が尺骨神経に合流する点まで延長する．

神経を標的とする手技 ―上肢編

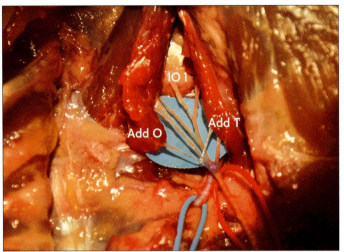

図 5-13　**尺骨神経深枝（DBUN）．** 右手の掌側部；手首は右，指は左．外掌腱は挙上し遠位に位置させている．動脈（青色血管ループ）はDBUN（赤色血管ループ）の深部を通る．内転筋斜頭には3本の運動枝がある．（Add O），横方向には2本（Add T），第一背側骨間筋（IO1）(*)に2本ある．DBUNが多指側頭部を通過する地点で第二中手骨間腔の高さである．

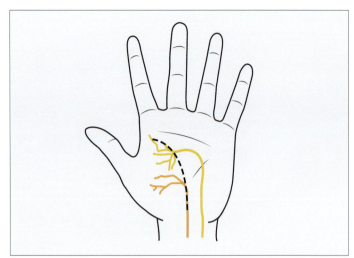

図 5-14　正中枝と尺骨枝の両方にアプローチするには，このように反対側のしわに沿うように切開する．

## 結論

上肢の痙縮に関与するおもな筋の運動解剖学的構造について，われわれが死体で研究した結果，それは複雑で，いくつかのバリエーションがあることがわかった．臨床の場では，これらの知見は神経ブロックを行う際に有用である．筋皮神経から上腕二頭筋への最初の枝は，神経から近位に離れ注射がより遠位で行われた場合，容易に見逃される可能性がある．選択的神経切除術を行う際には，切開と各運動枝の同定を行う．

多くのバリエーションがあるため，術中神経刺激と拡大手術用ルーペを使用し，各運動枝を正確に識別するために，対象となる筋肉にのみHSNを行うことを強く推奨する．

## References

[1] Cambon-Binder A, Leclercq C. Anatomical study of the musculocutaneous nerve branching pattern: application for selective neurectomy in the treatment of elbow flexors spasticity. Surg Radiol Anat 2015;37:341–348.

[2] Bendersky M, Bianchi HF. Double innervation of the brachialis muscle: anatomic-physiological study. Surg Radiol Anat 2012;34:865–870.

[3] Choi D, Rodrıguez-Niedenfuhr M, Vazquez T, Parkin I, Sanudo JR. Patterns of connections between the musculocutaneous and median nerves in the axilla and arm. Clin Anat 2002;15:11–17.

[4] Parot C, Leclercq C. Anatomical study of the motor branches of the median nerve to the forearm and guidelines for selective neurectomy. Surg Radiol Anat 2016;38:597–604.

[5] Lepage D, Parratte B, Tatu L, Vuiller F, Monnier G. Extra and intramuscular nerve supply of the muscles of the anterior antebrachial compartment: applications for selective neurotomy and for botulinum toxin injection. Surg Radiol Anat 2005;27:420–430.

[6] Unver Dogan N, Uysal I, Karabulut A, Fazliogullari Z. The motor branches of median and ulnar nerves that innervate superficial flexor muscles: a study in human fetuses. Surg Radiol Anat 2010;32:225–233.

[7] Paulos R, Leclercq C. Motor branches of the ulnar nerve to the forearm: an anatomical study and guidelines for selective neurectomy. Surg Radiol Anat 2015;37:1043–1048.

[8] Marur T, Akkin SM, Alp M, et al. The muscular branching patterns of the ulnar nerve to the flexor carpi ulnaris and flexor digitorum profundus muscles. Surg Radiol Anat 2005;27:322–326.

[9] Mahakkanukrauh P, Somsarp V. Dual innervation of the brachialis muscle. Clin Anat 2002;15:206–209.

[10] Bendersky M, Bianchi HF. Double innervation of the brachialis muscle: anatomic-physiological study. Surg Radiol Anat 2012;34:865–870.

[11] Van Heest AE. Surgical technique for thumb-in-palm deformity in cerebral palsy. J Hand Surg Am 2011;36:1526–1531.

[12] Bini N, Leclercq C. Anatomical study of the deep branch of the ulnar nerve and application to selective neurectomy in the treatment of spasticity of the first web space. Surg Radiol Anat 2020;42:253–258.

## 5.12 神経ブロックの診断に使用している手の痙縮の評価

Paul Winston

痙縮した手は本領域の重要なポイントを教えてくれる．このような手は，握りこぶしのようになる時があるかもしれないが，一日の大半で，指の動きはほとんど観察されない．一方，起床時のような非活動時はこぶしが開いてリラックスする時もある．その他，指はこぶしを開くと屈曲することもあり，他の場合では，開閉は活発だが動作に抵抗があるかもしれない．

DNBを行うことで，拘縮の有無がわかり，拳上位であるにもかかわらず，指に活動的な力があるかどうかの評価にも役立つ．正中神経または尺骨神経へのDNBは，感覚遮断も行うため，痛みの軽減が期待できる．

前肩甲骨窩以下の正中神経にDNBを行うと，運動感覚遮断が起こる．橈側手根屈筋（FCR）を含め，正中神経支配の内在筋および外在筋はすべて弛緩し，感覚遮断により痛みは減少する．脳卒中に罹患した患者の多くは，痛みが軽減しても感覚神経の異常で気づかないことがある．完全に縮小可能な変形では，FCRの作用により手くびが弛緩することがある（尺骨神経支配の尺側手根屈筋ではない）．

浅指屈筋（FDS）は，近位指節間関節を伸展させ，遠位指節間関節を第一指と第二指まで伸展させるとともに，正中神経支配の第一指の筋を弛緩させる．その後，手を能動的または受動的に開かせる．手を開くことができれば，患者に自分で指を曲げてみるように指示する．もし潜在的な力があれば，尺骨神経支配の骨間筋と尺骨茎状突起，深指屈筋（FDP）～IIIおよびIV，そして尺骨神経支配の下腕および尺骨茎状突起の固有筋が収縮し，能動的な閉鎖を引き起こす．もし伸筋力があれば，手指と手くびを伸ばすために抵抗なくはたらくことができる．

ブロックが成功すれば，臨床家は，例えばFDS，長指屈筋，FCRのような，過剰に活動する望ましい筋のみを対象とした介入を行い，FDPには屈曲を任せるようになる．同様に，肘上のブロックは，円回内筋の役割を示唆する．Guyon管における尺骨神経の神経ブロックも同様に，屈曲した手が中手指節関節における骨間牽引，FDPからIIIおよびIV，そして小指球筋群および母指球筋群によって複合されているかどうかを特定することができる．ブロックによる改善がみられない場合は，腱/筋のはく離が必要となる．

Guyon管での尺骨神経ブロック．

FDSへの正中神経筋膜．

尺骨神経へのDNB 肘上と手根管の正中神経．

BoNTの治療前または治療後に，複数の神経にDNBを行うことで，さらなる効果が期待できるかどうかを評価することができる．

↑スマホでcheck （音声なし・英文のみ）

## 5.13 正中神経：円回内筋

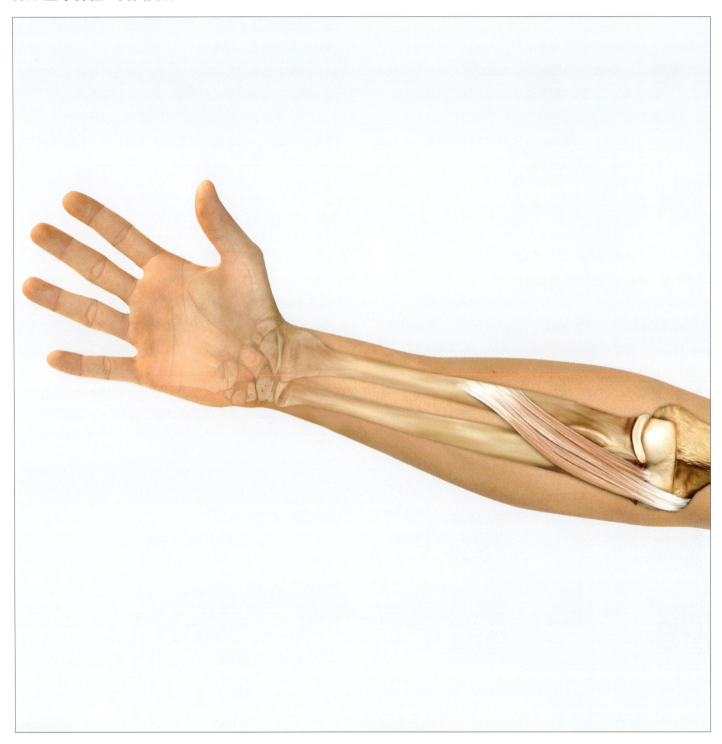

**神経支配**
正中神経，C6–C7．
時に筋皮神経．

**起始**
*上腕骨頭*：上腕尺骨の内側上顆．
*頭部*：尺骨神経の冠状突起．

**停止**
橈骨外側表面の中央，円回内筋．

**学習のポイント**
上に示した肘のDNBは，前腕と手指のすべての正中神経支配筋に影響を及ぼす．このDNBは，BoNTの投与量を増やすことが，外科的腱切断術，外科的神経切離，または凍結神経融解やフェノール神経溶解などの完全な神経切除術と比較し優位性をもつかを判断するのに役立つ．円回内筋の感覚枝や遠位運動枝の筋肉内刺激は可能である（動画参照）．

スマホでcheck→
（音声なし・英文のみ）

円回内筋筋肉内部への刺激．

円回内筋への凍結神経融解．

正中神経：円回内筋

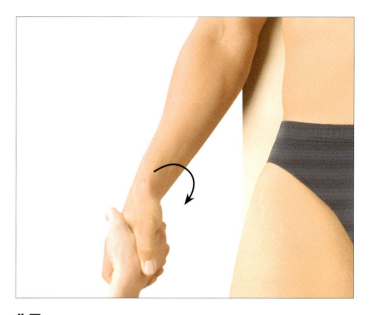

### 作用
円回内筋は前腕を回内位置にもっていき，非常に弱く前腕を浮き上がらせる．

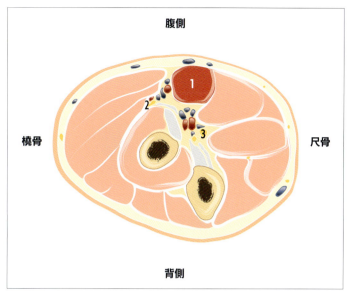

### 水平断の解剖
（1）円回内筋
（2）橈骨神経浅枝
（3）正中神経

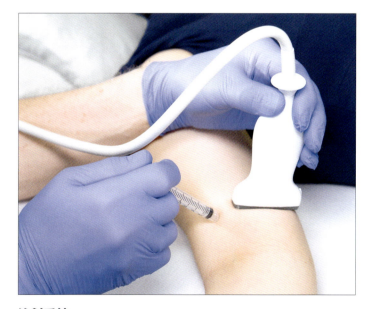

### 注射手技
正中神経は肘の上に簡単に配置できる．刺激により回内に加え，手くびと指の浮き沈みが生じる．

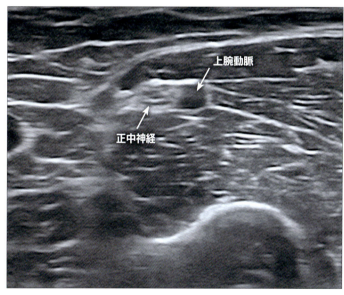

### USの主要原則
正中神経はこのレベルでは大きく，丸く上腕動脈と並んでいる．

103

## 5.14 正中神経：橈側手根屈筋

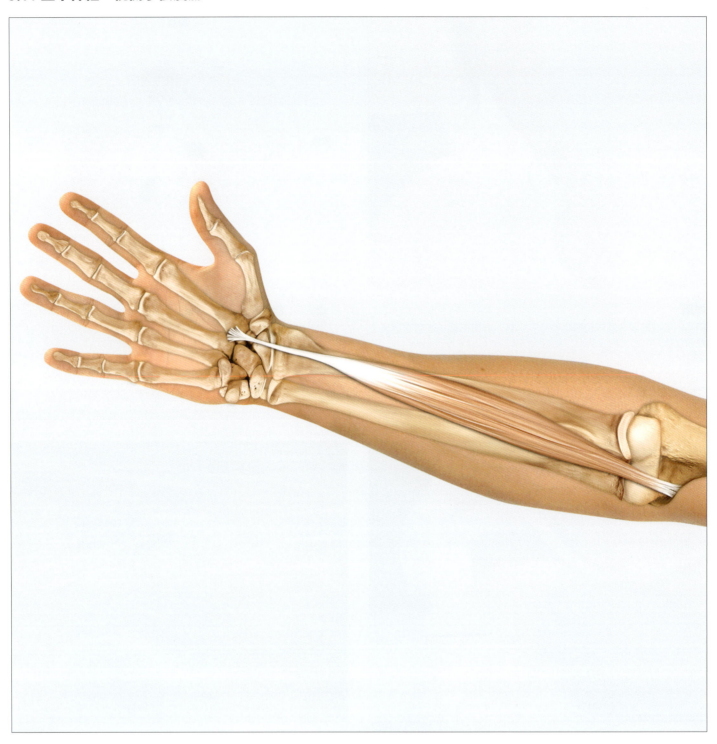

**神経支配**
正中神経，C6-C8．

**起始**
上腕骨の内側上顆．
前腕の筋膜．

**停止**
第2・第3中手骨の底の表面．

**学習のポイント**
このレベルのDNBは縮小可能な手くびの変形と拘縮を区別するのにもっとも便利である．BoNT，フェノール神経溶解，外科的神経切離，神経切除術を予測する場合でも有用である．

スマホでcheck→
（音声なし・英文のみ）

 肘下の正中神経への凍結神経融解．

 正中神経への凍結神経融解は肘下の手くびと指の伸展を改善させる．

 円回内筋分枝への刺激は橈側手根屈筋により筋肉内の凍結神経融解をフォローする．

正中神経：橈側手根屈筋

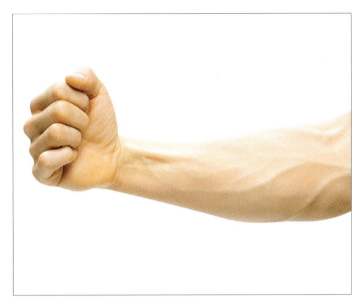

### 作用
橈側手根屈筋（FCR）は，橈側手根伸筋と相乗的に手くびを外転させ，手を橈骨偏位させる．また，この筋は肘関節の弱い屈筋および回内筋でもある．

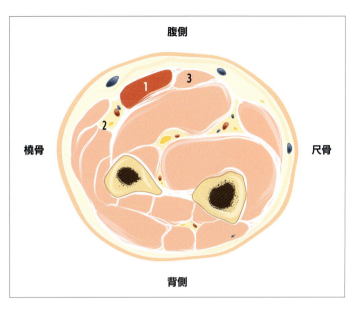

### 水平断の解剖
（1） 橈側手根屈筋
（2） 橈骨神経浅枝
（3） 長掌筋

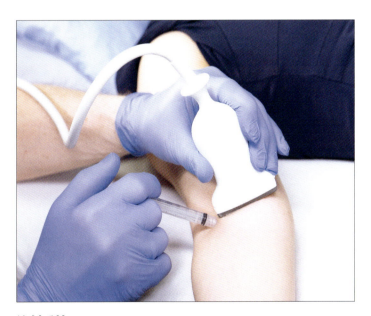

### 注射手技
FCRは，内側上顆の約0.5 cm近位から発生する1本の運動枝に支配されている．この運動枝は，円回内筋，浅指屈筋，およびPLにも神経を供給できる．内側上顆からFCRへの神経侵入点までの距離は5〜10 cmである．

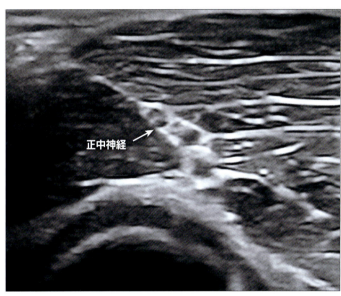

### USの主要原則
橈骨神経は一般的に大きく，刺激しやすいため，容易に特定できる．血管を避けて刺入する必要がある．

5

105

## 5.15 正中神経：浅指屈筋

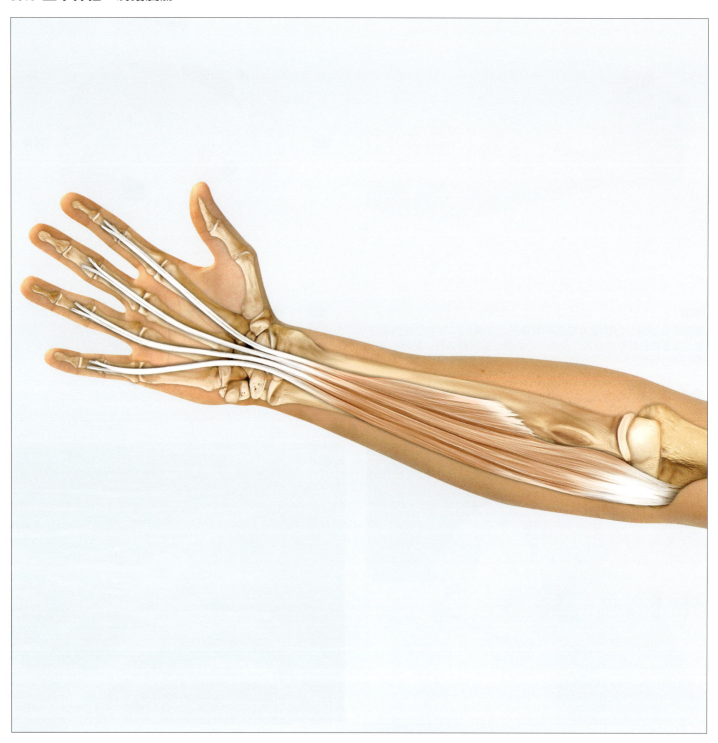

### 神経支配
正中神経，C 7 –C11.

### 起始
浅指屈筋：上腕の内側上顆，尺骨の冠状突起．
橈骨頭：橈骨体の前方表面．

### 停止
4本の腱はそれぞれ2つのスリップに分かれ，4本の指の中節骨の基部の側面に入る．深指屈筋の腱は浅指屈筋の腱を貫き，遠位指骨まで続いている．

### 学習のポイント
DNBは，このレベルでは，短縮可能な変形に対して固定された手指の拘縮を評価するのに役立つ．また，屈筋の緊張が減少した状態で，指を伸展させる力を解放することもできる．DNBが成功すれば，尺骨に支配された深指屈筋と第四指と第五指の虫様筋，および骨間膜に対抗する神経がなくなるため，手指の伸展が可能かどうか評価できる．深指屈筋の屈曲を維持するための外科的介入としては，浅指屈筋の腱切断術と外科的神経切離が考えられる．

正中神経と浅指屈筋の
線維束のひとつを刺激する．

←スマホでcheck
（音声なし・英文のみ）

正中神経：浅指屈筋

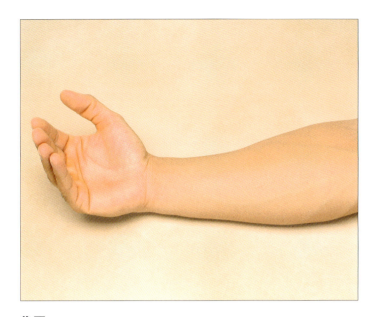

### 作用
浅指屈筋は中手指節関節Ⅱ～Ⅴとそれぞれの近位指節間関節を屈曲させる．
この動作は，手くびが伸筋によって固定されているときにもっとも効率的に行われるが，そうでない場合は，浅指屈筋は手くびも屈曲させる．
肘関節の屈曲はごくわずかである．

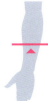

### 水平断の解剖
（1） 浅指屈筋
（2） 橈骨神経浅枝
（3） 正中神経

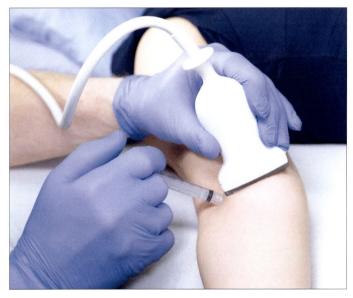

### 注射手技
近位枝は内側上顆から約5 mm遠位にあり，浅指屈筋を貫通しているが，この目印から8 cm以内である．
遠位枝は内側上顆から16 cm以内の位置で発生し，前腕の長さのほぼ80％の位置で浅指屈筋を貫通している．

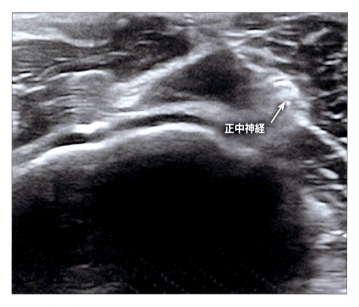

### USの主要原則
浅指屈筋枝を分離するためには，筋を直接刺激することなく神経刺激を分離するために，神経刺激装置では可能な限り低い刺激を使用することが必須である．

## 5.16 正中神経：前骨間神経から深指屈筋

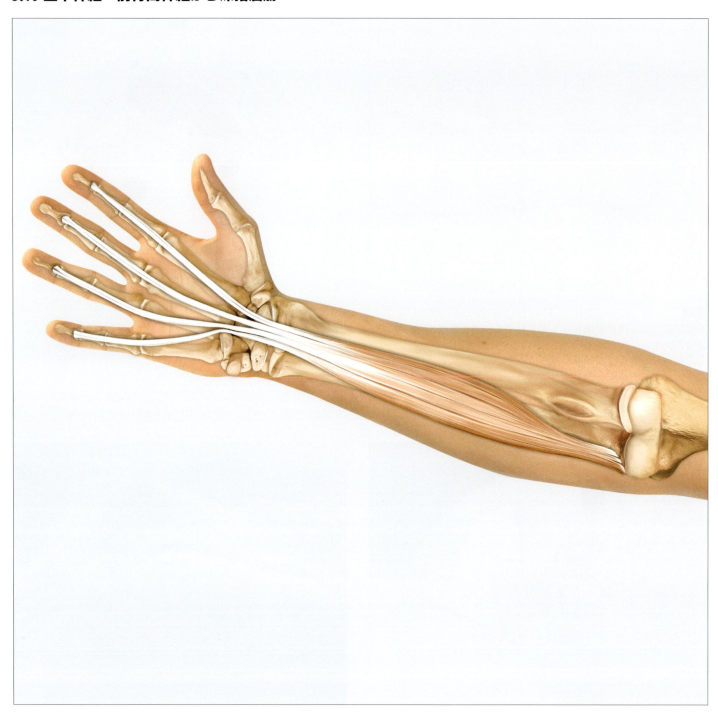

**神経支配**
外側半分：正中神経の前骨間神経枝（C8–T1）．
内側半分：尺骨神経，C8–T1．

**起始**
尺骨体前方近位表面．
前腕筋膜．
骨間膜．

**停止**
浅指屈筋の4つの腱と指節骨遠位の底の前表面に入る．

**学習のポイント**
深指屈筋線維の第二指と第三指は前骨間神経によって支配されている．
このレベルは正中神経と全筋肉の遠位をもっともブロックする．

正中神経：前骨間神経から深指屈筋

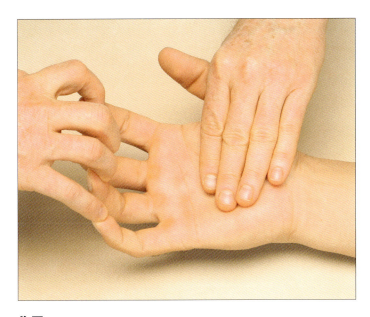

### 作用
深指屈筋は中手指節関節II-Vとそれぞれの近位指節間関節および遠位指節間関節を屈曲させる．
遠位指節間関節の唯一の屈筋である．
手くびが伸筋によって固定されているときにもっとも力を発揮するが，そうでない場合は深指屈筋も手関節を屈曲する．

### 水平断の解剖
（1） 深指屈筋
（2） 橈骨神経浅枝
（3） 正中神経

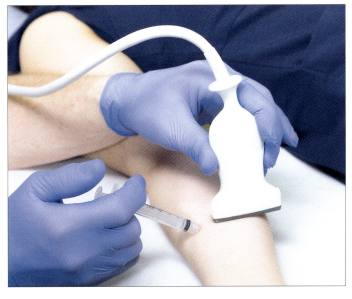

### 注射手技
この位置は，浅指屈筋注射部位と刺激部位より遠位で見つけられる．浅指屈筋の機能維持のために深指屈筋の分離を試みるのに使用される．

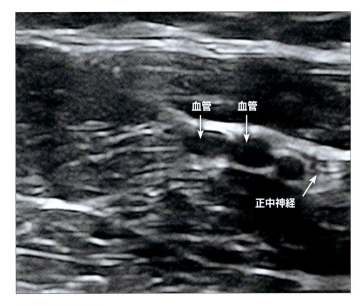

### USの主要原則
前骨間神経に分岐する前の正中神経が典型的な標的で，血管束の隣にみられる．

5

109

## 5.17 正中神経：前骨間神経から長母指屈筋

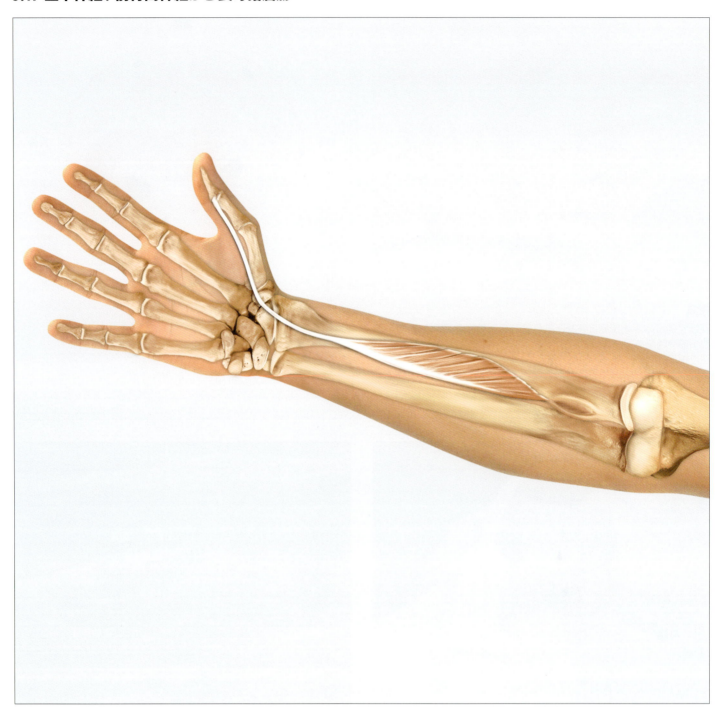

**神経支配**
正中神経，前骨間神経枝 C7-T1.

**起始**
橈骨体前部中央.
骨間膜.
尺骨の冠状突起.
内側前腕上顆.

**停止**
母指遠位指骨の手掌側面.

**学習のポイント**
DNBは掌位での母指の拘縮と，縮小可能な変形を鑑別するのに，このレベルがもっとも有用である.
前骨間神経は小さな分枝である.
電気的刺激は正中神経近辺を見つけるのに役立つ.

正中神経：前骨間神経から長母指屈筋

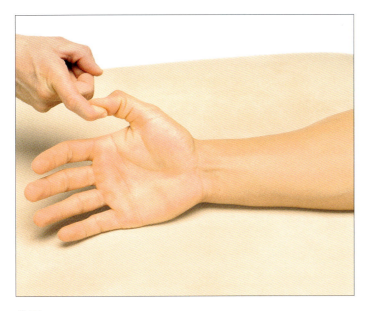

### 作用
長母指屈筋はすべての関節で母指を屈曲させる．母指の指節間関節で唯一の屈筋である．その作用は手くびの他の屈筋の作用に付加的である．

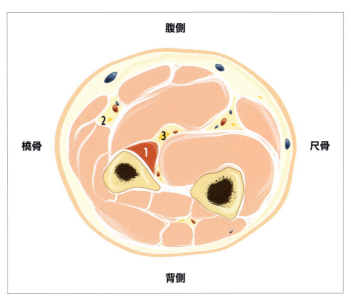

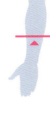

### 水平断の解剖
（1）長母指屈筋
（2）橈骨神経浅枝
（3）正中神経

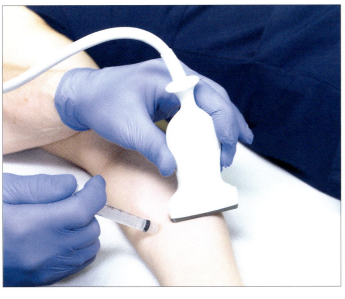

### 注射手技
運動枝は内側上顆から測定した前腕の長さの約 20 ～ 50 ％の位置で長母指屈筋を貫通している．

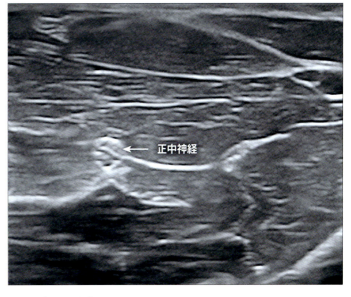

### USの主要原則
この神経は前腕部まで追跡可能である．この枝を見つけるには刺激が重要である．
枝は正中神経に隣接している．刺激が生じない場合は，前骨間神経の離開の手前まで腕を近位に移動する必要がある．

## 5.18 正中神経：前骨間神経から方形回内筋

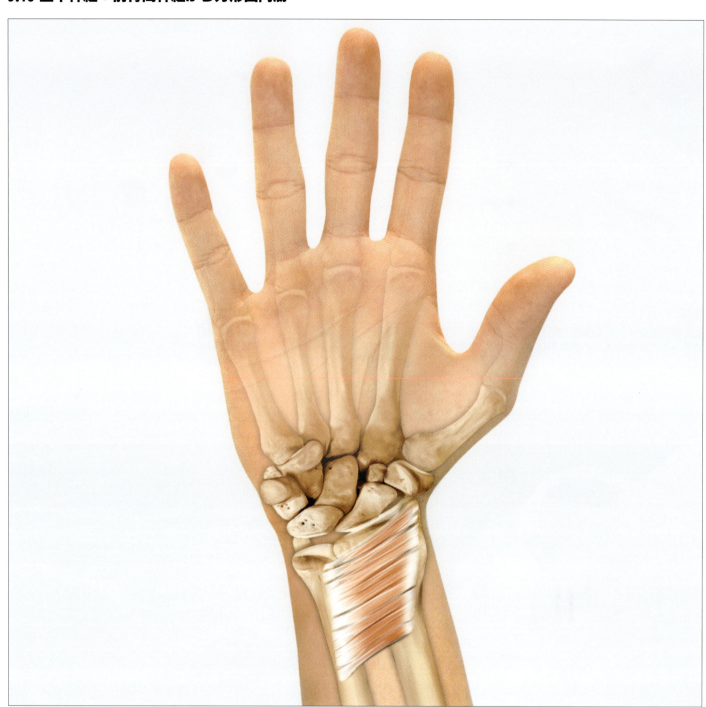

**神経支配**
正中神経の前骨間神経枝，C6–T1．

**起始**
尺骨遠位1/4前面．

**停止**
橈骨遠位1/4前面および外側縁．

**学習のポイント**
脳性麻痺患者では，この筋肉が手くびの回内に関与していることがある．
外科医は，この極小の前骨間神経枝をドナー神経として使用することが知られている．したがって，外科的神経切離が可能であり，この筋へのBoNTの投与も可能である．
DNBは，方形回内筋が回内の一因となっているかを知る手がかりとなる．

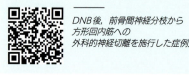

*DNB後，前骨間神経分枝から方形回内筋への外科的神経切離を施行した症例．*

←スマホでcheck
（音声なし・英文のみ）

正中神経：前骨間神経から方形回内筋

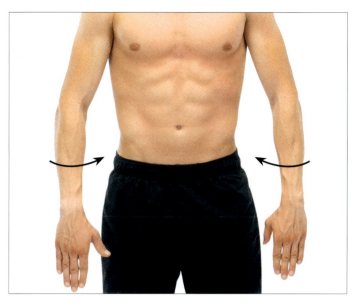

### 作用
方形回内筋は回内をさせ，前腕骨をつなぐ骨間膜との相乗効果で手関節を安定させる．

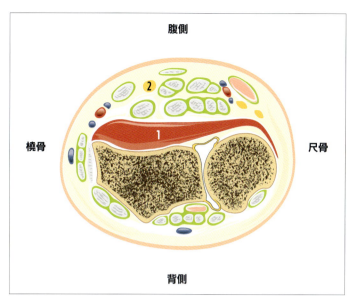

### 水平断の解剖
（1） 方形回内筋
（2） 正中神経

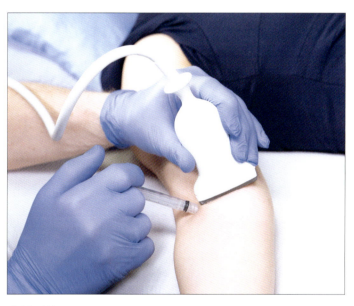

### 注射手技
われわれは，前骨間神経が分岐する手前までの正中神経全体に方形回内筋へのDNBを適用することを提案する．
これは，前腕筋が神経支配された後，受動的または能動的に上体を反らす能力を区別するためである．
より遠位へのアプローチとしては，電気刺激によって極小の前骨間神経分岐を見つける方法がある．

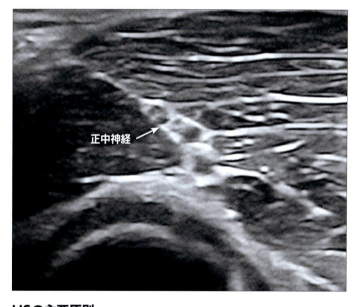

### USの主要原則
電気刺激により，回内が近位ではなく手くびで起こっていることを確認することができる．
刺激が発生する限り，神経を滑走させることが可能である．

## 5.19 正中から内在筋：虫様筋 1-2，短母指外転筋，短母指屈筋，母指対立筋

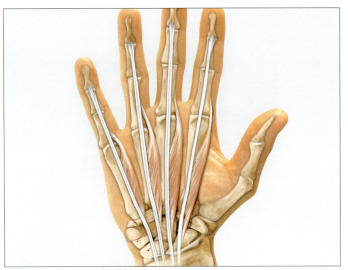

**神経支配 – 手の虫様筋**
*虫様筋*1 and 2：**正中神経**，C8–T1.
*虫様筋*3 and 4：**尺骨神経深枝**，C8–T1.

**起始**
深指屈筋腱.

**停止**
総指伸筋腱に対応する外側（橈側）.

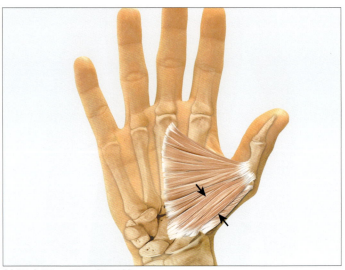

**神経支配 – 短母指屈筋**
**正中神経**，C7–T1.

**起始**
舟状骨結節，僧帽筋結節，屈筋網様体.

**停止**
母指近位指骨基部.

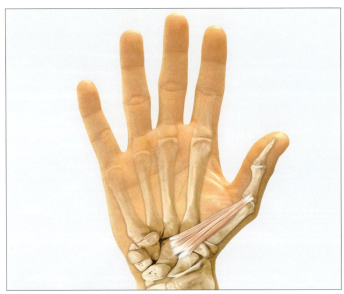

**神経支配 – 母指対立筋**
*表在頭部*：**正中神経**，C8–T1
*深層頭部*：**尺骨神経**，C8–T1

**起始**
表在頭：手指屈筋.
深部頭部：大菱形骨（第1手根骨），台形骨（第二手根骨），帽状骨（第三手根骨）.

**停止**
母指近位指骨基部橈側.

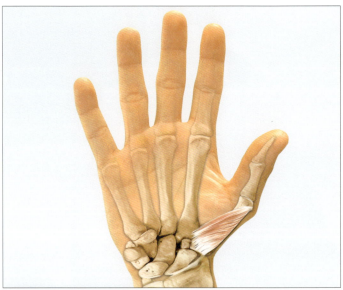

**神経支配 – 短母指外転筋**
**正中神経**，C7–T1.

**起始**
大菱形骨，屈筋支帯.

**停止**
第1中手骨側面.

**学習のポイント**
内在筋にアプローチするDNBに有用な部位.
感覚障害が生じる可能性が高いが，脳卒中患者の多くは感覚神経障害のため気づかない.

正中から内在筋：虫様筋 1–2，短母指外転筋，短母指屈筋，母指対立筋

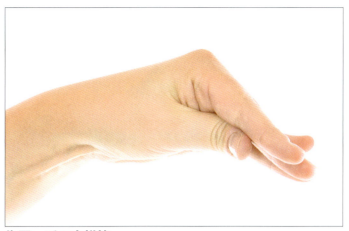

**作用 – 手の虫様筋**

虫様筋は中手指節関節II-Vを固定し，それぞれの近位指節間関節を伸ばす．

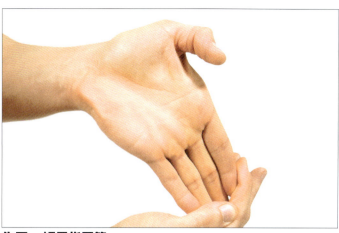

**作用 – 短母指屈筋**

２つの短母指屈筋頭は母指の中手指節関節の屈曲，外転，内転をもたらし，母指の反張を引き起こすこともある．

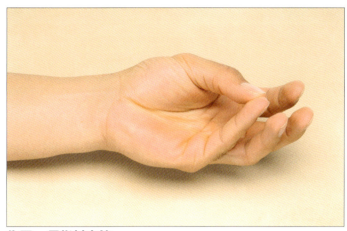

**作用 – 母指対立筋**

母指対立筋，その名の通り，母指を小指に対向させる．この運動は，母指手根関節の屈曲，外転，回旋，そして最終的には内転の組み合わせである．伸筋を除けば，母指のすべての筋肉が関与している．

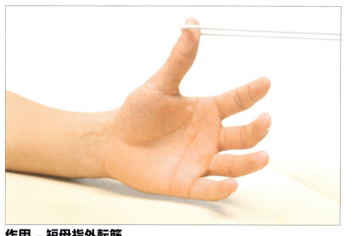

**作用 – 短母指外転筋**

短母指外転筋は母指の外転と中手指節関節を伸展させる．この筋はまた，背側骨端筋（伸筋フード）にも挿入し，母指の指節間関節を伸展させる．

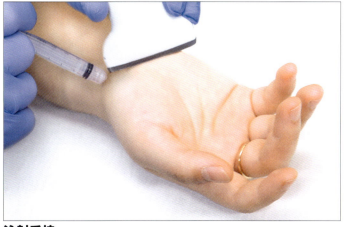

**注射手技**

一般的に手根管に注射するときと同様である．患者の通常の感覚に影響をもたらしうる．

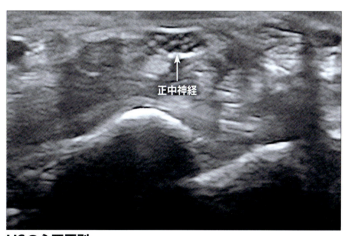

**USの主要原則**

正中神経は前腕に沿って手くびのこのレベルまで追跡することができるが，周囲の屈筋腱とすぐには区別できない．

神経を標的とする手技　—上肢編

## 5.20 尺骨神経：尺側手根屈筋

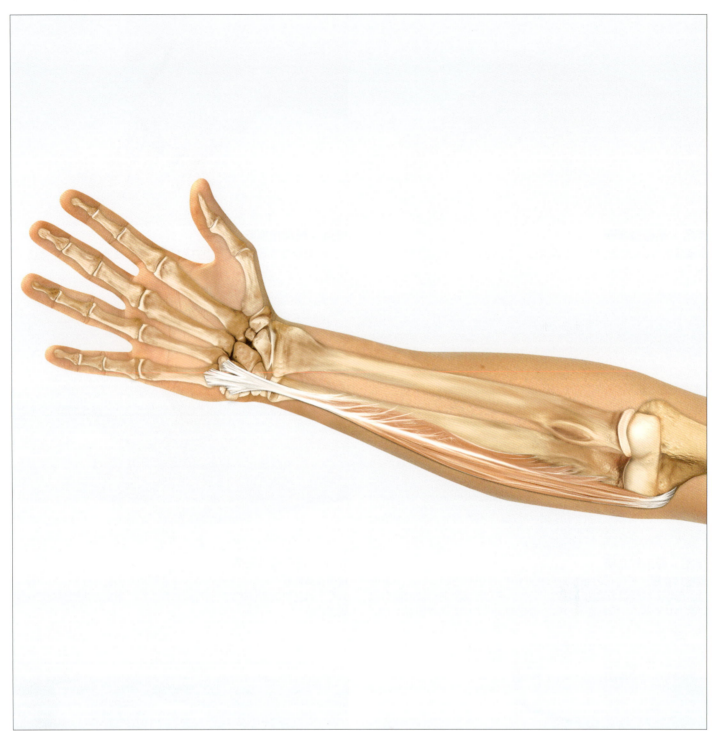

**神経支配**
尺骨神経, C7–T1.

**起始**
上腕骨頭：上腕上顆内側.
尺骨頭：肘頭, 近位尺骨体, 前腕筋膜.

**停止**
有鉤骨, 豆状骨, 第5中手骨.

**学習のポイント**
これは, 尺側手根屈筋の手関節屈曲への寄与を評価するのに有効なDNBレベルである.
感覚に異常を感じない場合は感覚神経に障害がある.
神経は肘上方で遮断されるが, U字形筋の下方に一貫して確認できる（左側は蜂巣状）.

尺側手根屈筋は筋肉内刺激が可能である.

←スマホでcheck
（音声なし・英文のみ）

尺骨神経：尺側手根屈筋

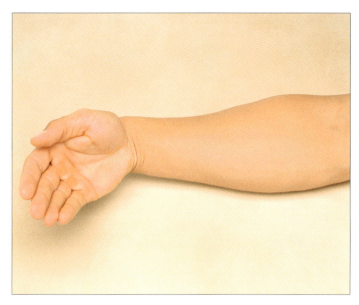

### 作用
尺側手根屈筋と尺側手根伸筋の相乗効果で手くびを浮かせ，手を内転させる（尺側偏位）．

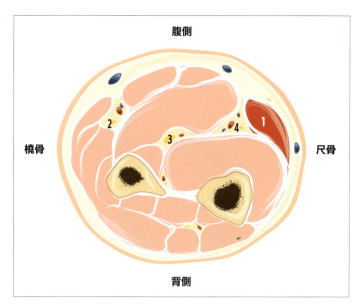

### 水平断の解剖
（1） 尺側手根屈筋
（2） 橈骨神経浅枝
（3） 正中神経
（4） 尺骨神経

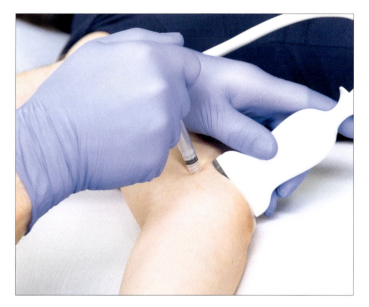

### 注射手技
尺骨神経は肘の上方でもっとも容易に可視化できる．
このレベルでは，尺骨神経支配筋のすべてと感覚枝が影響を受ける．

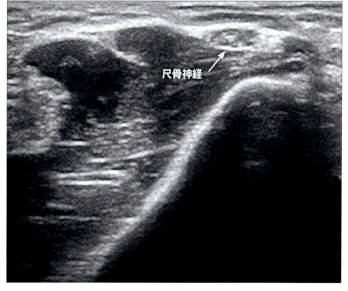

### USの主要原則
尺骨神経は尺側手根屈筋に1〜4本の枝を出し，平均して内側上顆の1.4 cm遠位で枝分かれしている．
しかし，尺側手根屈筋への分岐は上顆の近位2 cmまで観察されているため，近位に注射することが鍵となる．

117

## 5.21 尺骨神経：深指屈筋

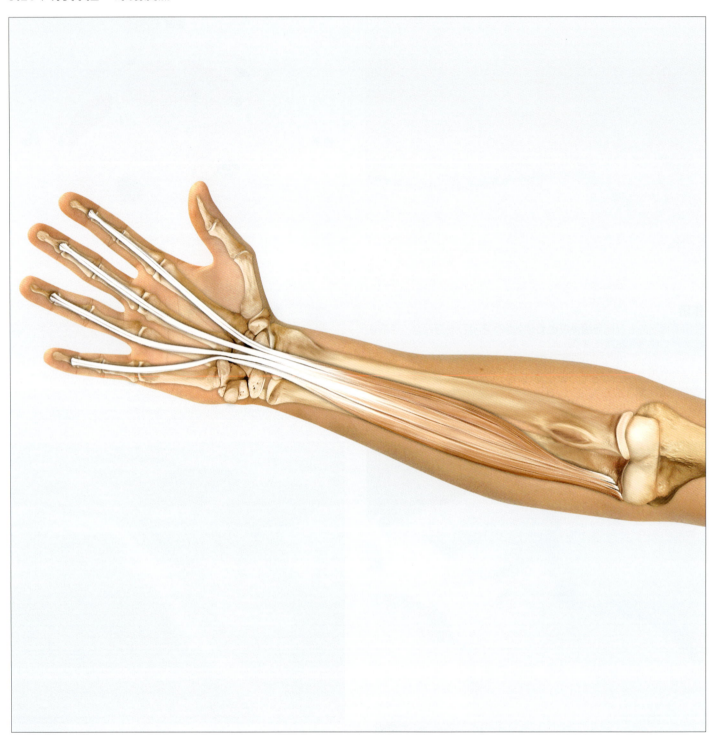

**神経支配**
外側半分：前骨間神経と正中神経（C 8–T 1）.
内側半分：尺骨神経，C 8–T 1.

**起始**
尺骨体前方近位表面.
前腕筋膜.
骨間膜.

**停止**
浅指屈筋の4つの腱と末節骨前表面の底に入る.

**学習のポイント**
尺骨神経はD 4–5の屈曲に影響する．深指屈筋，虫様筋と骨間筋がこのレベルであれば，浅指屈筋は無傷のままであっても，指に活発な屈曲があるかどうかを確認することができる．

尺骨神経：深指屈筋

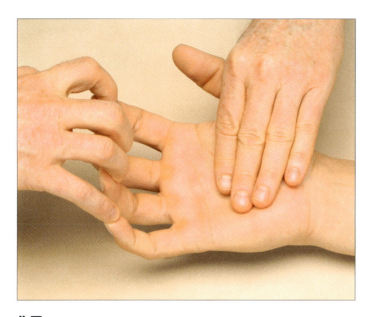

## 作用

深指屈筋は中手指節関節II-Vとそれぞれの近位指節間関節および遠位指節間関節を屈曲させる．
遠位指節間関節の唯一の屈筋である．
手くびが伸筋によって固定されているときにもっとも力を発揮するが，そうでない場合は深指屈筋も手関節で屈曲する．

### 水平断の解剖
（1）深指屈筋
（2）橈骨神経浅枝
（3）正中神経

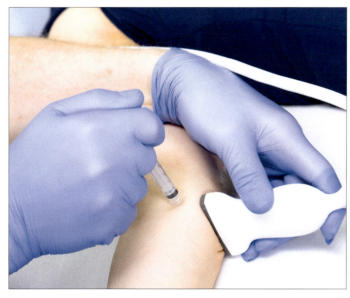

## 注射手技

これは，尺骨神経を立方骨トンネルを通して追跡することにより，非常に一貫して底部で発見される．
尺骨神経は，内側上顆から平均5.0 cm遠位でFDPに1～2本の神経枝を分枝する．
別の研究では，立方骨窩から手首の2つの茎状突起の中間点までの距離の平均14％の位置で深指屈筋への神経枝を分枝している．

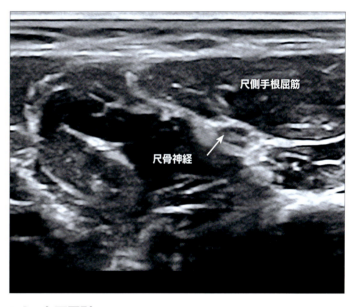

## USの主要原則

これは一貫して，特徴的な半月形または楕円形をした尺側手根屈筋の下端にみられる．

## 5.22 尺骨神経：尺骨深部内在筋 –part 1

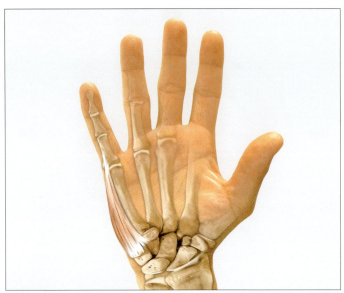

**神経支配 – 小指外転筋**
尺骨神経の深部分枝，C8-T1．
**起始**
豆状骨，屈筋支帯，尺側手根屈筋腱．
**停止**
小指の近位指骨の付け根の内側（尺側）で，小指の背側腱膜（伸筋伸展部またはフード）に挿入する．

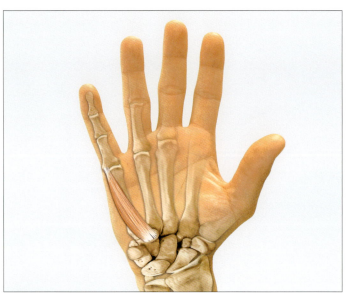

**神経支配 – 手指の小指屈筋**
尺骨神経の深部分枝，C8-T1．
**起始**
有鈎骨．
屈筋支帯．
**停止**
小指近位指骨の尺側の底．

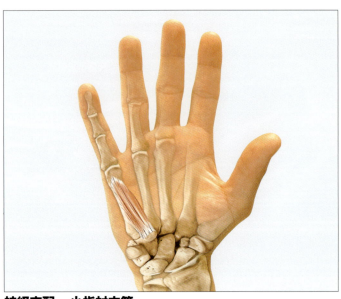

**神経支配 – 小指対立筋**
尺骨神経の深部分枝 C8-T1．
**起始**
有鈎骨鈎，屈筋支帯．
**停止**
内側（尺側）の第5中手骨．

*Guyon管への
尺骨神経ブロック．*

←スマホでcheck
（音声なし・英文のみ）

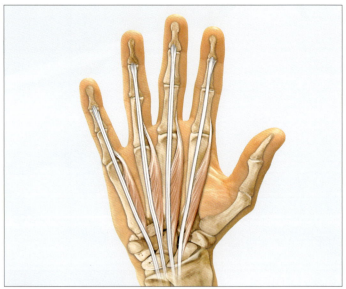

**神経支配 – 手の虫様筋**
*虫様筋1と2*：正中神経，C8-T1．
*虫様筋3と4*：尺骨神経の深部分枝，C8-T1．
**起始**
深指屈筋腱．
**停止**
総指伸筋腱の外側（橈側）．
**学習のポイント**
Guyon管への注射の典型的な例である．

尺骨神経：尺骨深部内在筋 –part 1

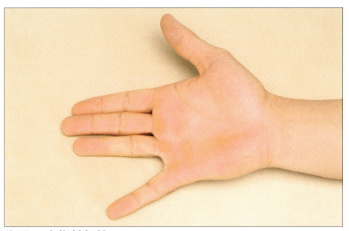

**作用 – 小指外転筋**
小指外転筋は第5指の外転と屈曲（例．バイオリンの演奏など）に作用する．小指外転筋は尺側手根屈筋の連続体として機能し，尺側手根屈筋の尺骨を屈曲する機能がある．

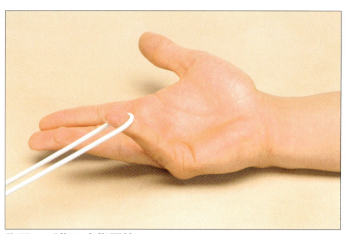

**作用 – 手指の小指屈筋**
小指屈筋は中手指節関節 第5指に作用する．

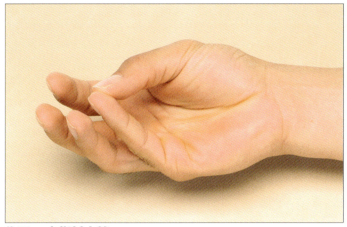

**作用 – 小指対立筋**
小指対立筋は小指を回転，反転させ，わずかに内転させる．母指とは異なり，小指は真の対立を行うことはできない．そのため，この筋肉の名前は誤解を招く．

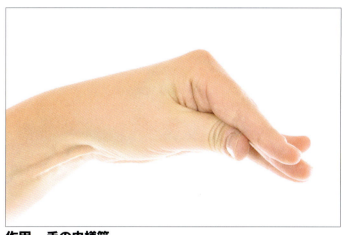

**作用 – 手の虫様筋**
虫様筋は中手指節関節 II–Vを屈曲し，近位指節間関節を拡張する．この動作は例えば，鉛筆やペンを持って書くときや，カトラリー（銀食器など）を持つときに重要である．

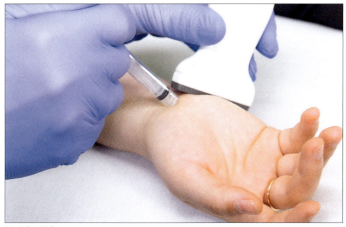

**注射手技**
尺骨神経は手くびのGuyon管近接部を標的とする．

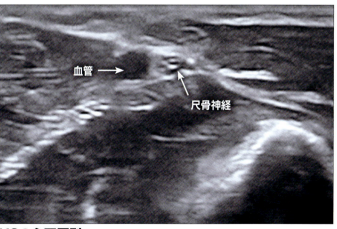

**USの主要原則**
尺骨神経の次に動脈が見える．ドップラーを有効にすると局在同定に役立つ．

## 5.23 尺骨神経：尺骨深部内在筋 –part 2

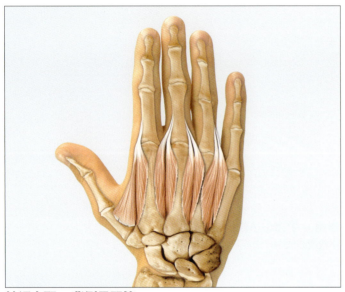

**神経支配 – 背側骨間筋**
尺骨神経の深部分枝，C 8 –T 1．

**起始**
2つの頭を経由して中手骨と隣接する．

**停止**
示指の基節骨外側（橈側）の底．
中指の基節骨外側（橈側）と内側（尺側）の底．

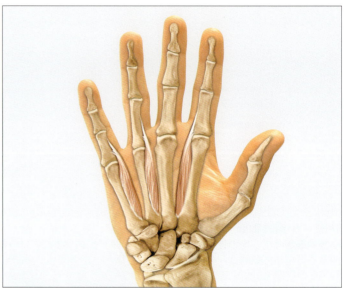

**神経支配 – 手掌骨間筋**
尺骨神経の深部分枝，C 8 –T 1

**起始**
*第 1 掌骨間膜：内側（尺側）．第 1 中手骨基部側（ないことが多い）．*
*第 2 掌骨間：人差し指内側（尺側）．第 3 掌側骨間および第 4 掌側骨間：第 4 中手骨および第 5 中手骨の外側（橈側）．*

**停止**
それぞれの近位指骨の背側腱膜（伸筋拡張部またはフード）の中．

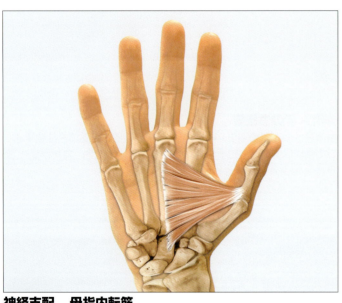

**神経支配 – 母指内転筋**
尺骨神経の深部分枝，C 8 –T 1

**起始**
*斜頭部：第 2 および第 3 中手骨の前面，有頭骨，大菱形筋，手根間靱帯．*
*横頭部：第 3 中手骨の掌側表面の近位 3 分の 2．*

**停止**
内側（尺側）母指近位指骨の基部，内側（尺側）中節骨，中尺骨

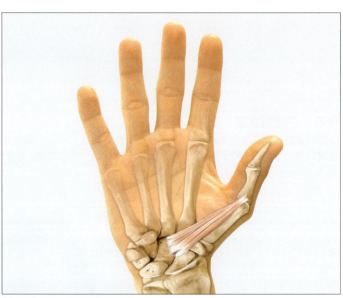

**神経支配 – 短母指屈筋**
*表在部：正中神経，C 8 -T 1，深在部：尺骨神経，C 8 -T 1．*

**起始**
*表在性頭部：手指屈筋．深部頭部：大菱形筋骨（第一手根骨），台形骨（第二手根骨），有頭骨（第三手根骨）．*

**停止**
母指近位指骨基部の橈側．

**学習のポイント**
このGuyon管での注射は，中手指節関節の屈曲や，骨間牽引とD 4～5への内反による母指変形を評価するのに重要である．

尺骨神経：尺骨深部内在筋−part 2

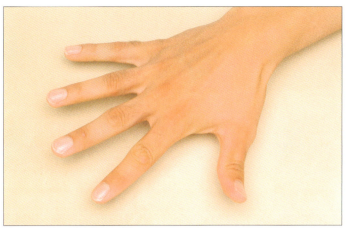

**作用 − 手の背側骨間筋**
背側骨間膜は中手指節関節において第3指から指を外転させ，同時に指節間関節を伸展させる．

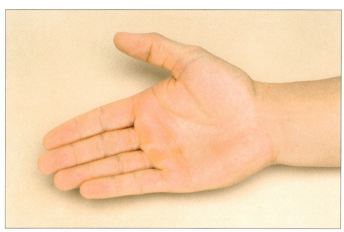

**作用 − 手掌骨間筋**
手掌骨間筋は，中手指節関節で指を中指側に内転させ，これらの関節の屈曲と指節間関節の伸展を補助する．

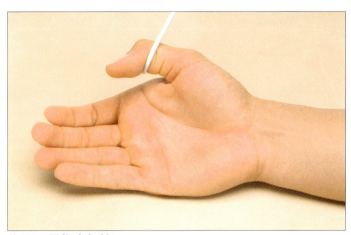

**作用 − 母指内転筋**
母指内転筋は母指を内転させ，母指と指の対立運動（母指と示指の挟み込み運動など）に関与する．

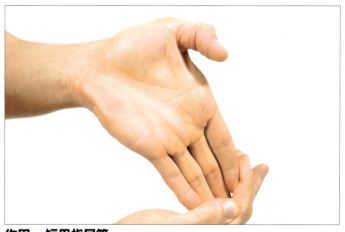

**作用 − 短母指屈筋**
両頭の短母指屈筋は，母指の中手指節関節で屈曲，外転，内転をもたらし，母指の反対側を引き起こすこともある．

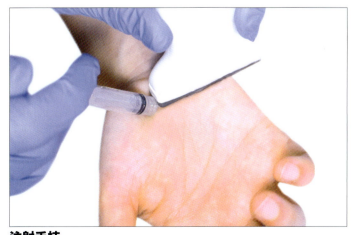

**注射手技**
尺骨神経深部運動枝は，感覚合併症を最小化/回避するために，梨状突起を越えて掌に入るGuyon管を目標とするのが最適である．

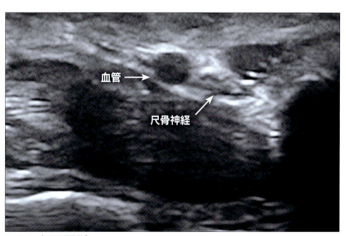

**USの主要原則**
この画像では管を通って掌に降りてきている．

## 5.24 橈骨神経：長橈側手根伸筋と短橈側手根伸筋

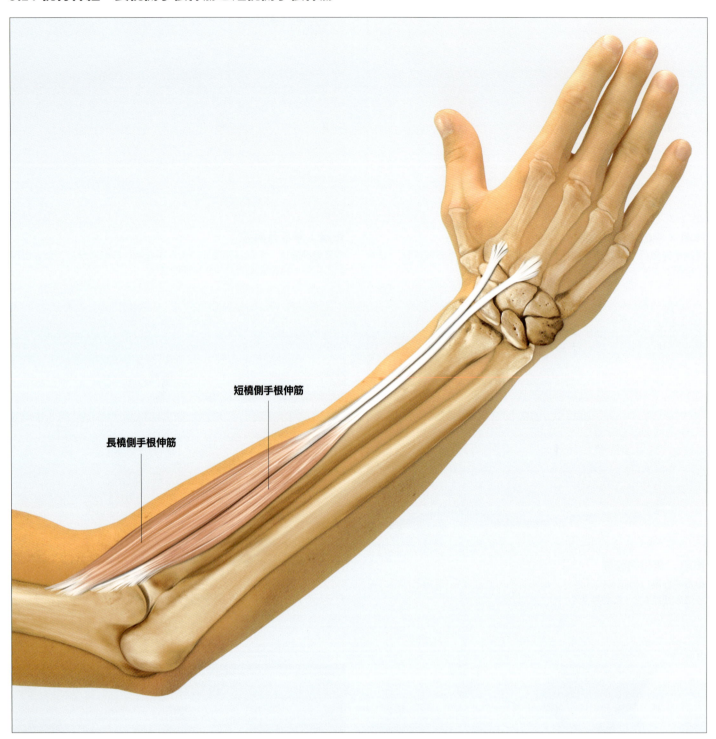

**神経支配**
橈骨神経，C6–C7．

**起始**
長頭：前腕外側の顆上稜．
短頭：前腕外側上顆．

**停止**
長頭：第2中手骨後表面の底．
短頭：第3中手骨後表面の底．

**学習のポイント**
注射にはあまり一般的ではない筋群である．
重度な手首の伸展は腱膜炎を悪化させ，手の攣縮を引き起こす．

橈骨神経：長橈側手根伸筋と短橈側手根伸筋

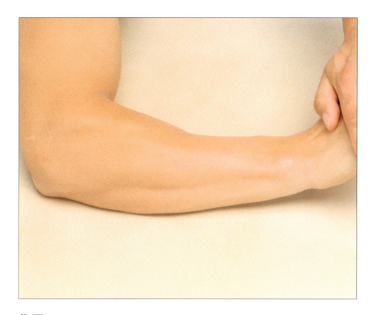

### 作用
どちらの筋肉も手くびを伸ばす．また，橈骨筋と相乗的に手を外転させる（橈骨外転）動作も担う．仰臥位で，長橈側手根伸筋はわずかに回内させることができる．

### 水平断の解剖
（1） 長橈側手根伸筋
（2） 短橈側手根伸筋
（3） 橈骨神経浅枝
（4） 正中神経浅枝

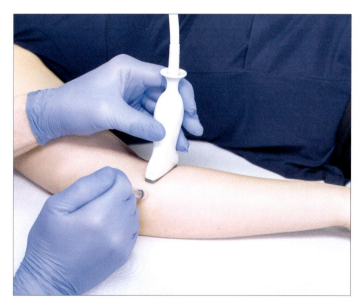

### 注射手技
長橈側手根伸筋は通常1つか2つの運動枝を主橈骨神経もしくは後骨間神経へ出している．橈骨神経分枝から長橈側手根伸筋の筋の長さは3つの運動点の平均で約3.2 cmである．

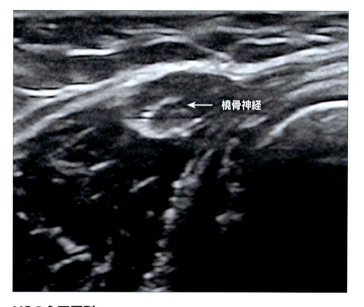

### USの主要原則
内側上顆と外側上顆を結ぶ線（別称：経上顆線）を解剖学的なランドマークとすることで，運動枝は1.5〜3.5 cm近位で筋を貫通すると予想される．

神経を標的とする手技　—上肢編

## 5.25 橈骨神経：尺側手根伸筋

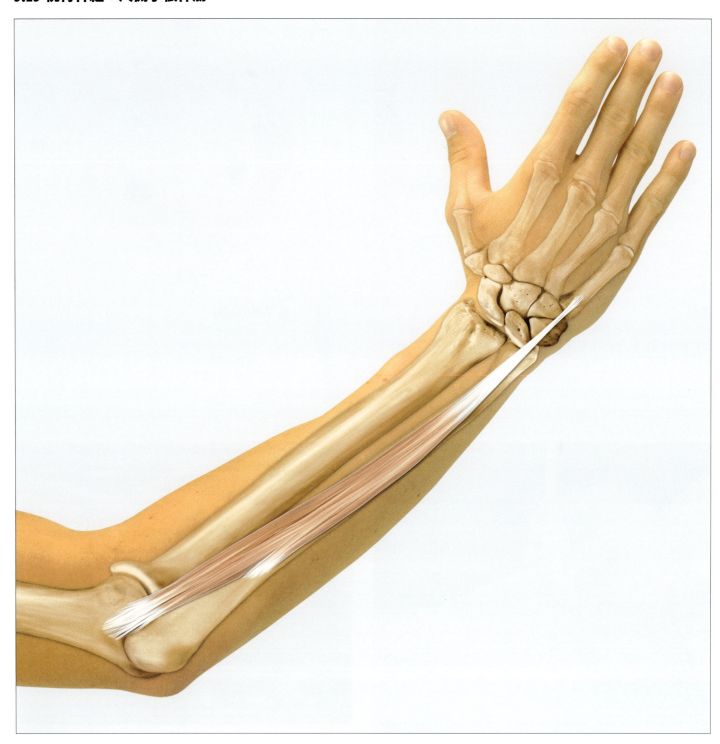

**神経支配**
橈骨神経，C6–C8．

**起始**
上腕骨頭：上腕外側上顆，前腕筋膜．
尺骨頭：後尺骨表面．

**停止**
第5中手骨内側の底．

**学習のポイント**
より一般的にみられるジストニアの位置または腱伸展により挫屈したときに手指の状態を悪化させ問題となる．

橈骨神経：尺側手根伸筋

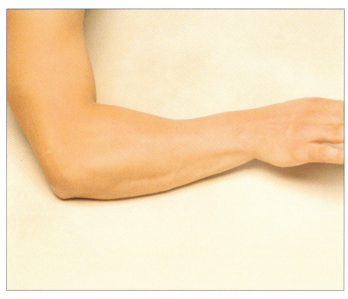

### 作用
尺側手根伸筋は尺側手根屈筋とともに手くびの伸展と手の外転（尺側偏位）をもたらす．手くびを固定することによって前腕の力を指に伝えることができる．

### 水平断の解剖
（1） 尺側手根伸筋
（2） 橈骨神経浅枝
（3） 正中神経浅枝

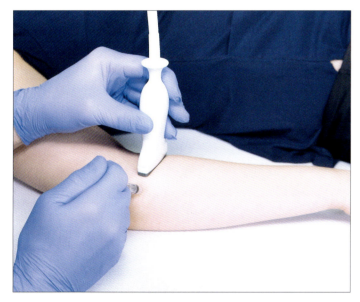

### 注射手技
運動枝は，経顆線から約10 cm遠位で尺側手根伸筋を貫通する．

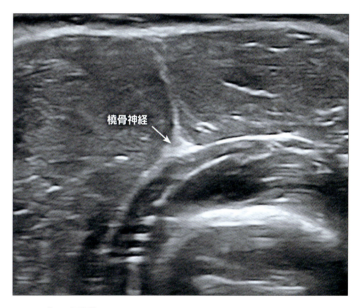

### USの主要原則
運動枝への刺激によって近位から遠位へ追跡できる

## 5.26 橈骨神経:総指伸筋

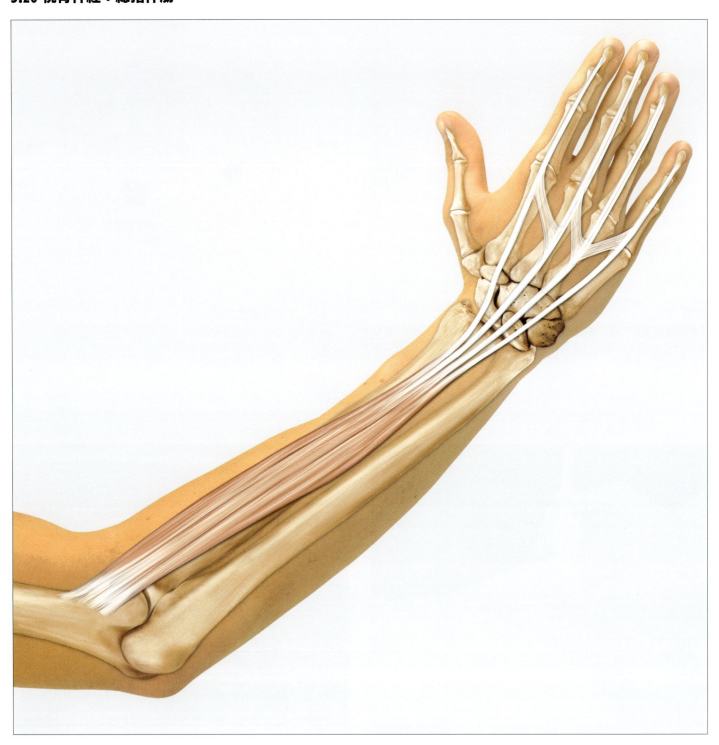

**神経支配**
橈骨神経の深枝,C6–C8.

**起始**
上腕外側上顆,尺骨側副靱帯,前腕筋膜.

**停止**
この腱は手の甲で分岐し,伸筋の伸展または伸筋フードとよばれる骨膜を形成する.

**学習のポイント**
おそらくジストニアか日常生活動作に影響を与えるときだけ処置が必要となると思われる.

橈骨神経：総指伸筋

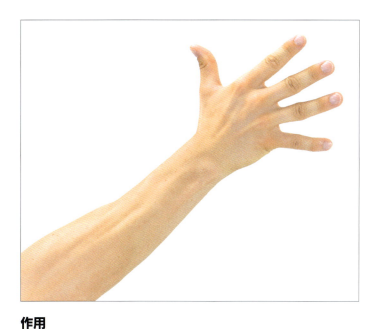

### 作用
総指伸筋は手くびと指を接続する．手の外転にもほとんど関与していない．

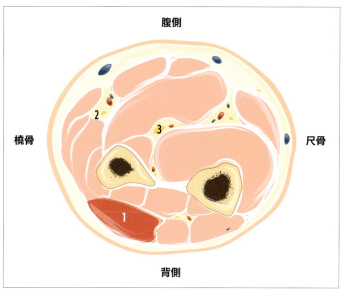

### 水平断の解剖
（1） 総指伸筋
（2） 橈骨神経浅枝
（3） 正中神経浅枝

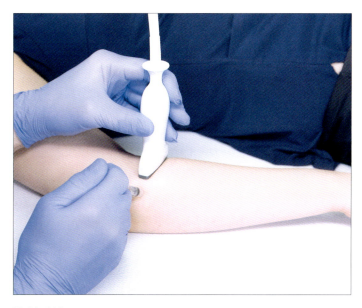

### 注射手技
尺側頭伸筋と同様にアプローチする．

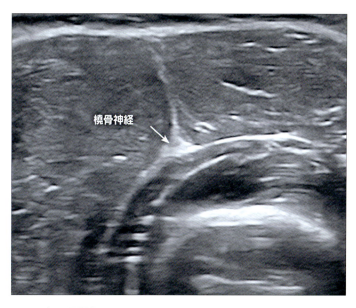

### USの主要原則
運動枝は経顆線から約12 cmの筋に侵入する．局所を特定するための刺激が不可欠である．

## 6 神経を標的とする手技 —下肢編

### 6.1 閉鎖神経

Arman Brar

大腿内転筋の痙縮は，さらに罹患率が高くなっている．典型的な症状としては，疼痛や歩行障害につながる臀部のはさみ脚歩行がある[1]．この症状で衛生管理の行動が妨げられるため肛門周囲が不衛生となり，皮膚感染や，膀胱直腸障害を引き起こすこともある[2]．

古典的に内転筋群に神経を供給している閉鎖神経は，外転神経管からの脱出点付近を標的としてきた．この点は，死体解剖で恥骨結節の約1.5～2 cm外側と下方に確認されている[3]．この部位をフェノールでブロックすると，修正Ashworthスケール（Modified Ashworth Scale：MAS）と関節可動域（ROM）を介入後数か月で改善することが報告されている[1]．

透視検査は，電気刺激と併用して，刺入位置確認のために使用されてきた[4]．従来のアプローチは有効にもかかわらず，骨盤内構造物に近接しているため，膀胱穿孔や血管損傷のリスクがある[5]．さらに，閉鎖神経は前枝と後枝に分岐している．

ある死体研究では閉鎖神経の前枝，後枝の分岐レベルは骨盤内（23.22％），骨盤管内（51.78％），または大腿内側部（25％）であった[1]．新しいアプローチでは，鼠径溝の直下で，表在性注射と深部注射を使い，これらの枝を個別に標的としており，大腿動脈と長内転筋の中間点で鼠径溝のすぐ下方にある[6]．このランドマークアプローチは，従来のアプローチよりも成功率が高く，ブロック開始が早い．

閉鎖神経の解剖学的構造には個人差があるが，超音波（US）ガイド下診断的神経ブロック（DNB）は，可視化が可能である．閉鎖神経の前枝と後枝は，最初神経が閉鎖管から出てくるところで，恥骨筋と外閉鎖筋の間を走行している[2]．下方にある前枝は長内転筋と短内転筋の間を通り，後枝は長内転筋と大内転筋の間を走行する．また，前枝は運動神経を短内転筋，長内転筋，薄筋に供給する．そして，皮膚枝を介して大腿内側に感覚神経を供給する．後枝は，かなり近位で外転筋に供給し，その後，大内転筋に供給し，前枝とともに内転筋に分岐する．

Akkayaらは，鼠径溝の高さにプローブを矢状に配置するUSガイド下アプローチを開発した[7]．前枝は32.4 mm，後枝は39.2 mmの深さで同定された．鼠径溝における追加のブロック手技も確認されている[2, 8, 9]．近位のシングルインジェクション手技と，遠位のダブルインジェクション手技の有効性を比較評価するためのさらなる研究が必要である．ランダム化比較試験においてLamら[10]は，MASの有意な減少，安静姿勢の改善，および衛生スコアの改善を認めた．ブロックの効果は36週間の追跡調査後も持続した．

このUSガイド下でのアプローチは，解剖学的多様性を考慮した可視化により，選択的な股関節内転筋ブロックを可能にする．

### 解剖学的位置関係

われわれは，閉鎖神経ブロックにUSガイドと電気刺激を用いた2つの類似したアプローチを提案する．患者は仰臥位で股関節はわずかに外転，外旋させる．縦方向のアプローチでは，トランスデューサーは大腿前内側に沿って矢状方向に設置し，針を画面内頭側へ45°で進める．

前枝は長内転筋と短内転筋を隔てる高エコーの筋膜で描出される．後枝は，注射針を前進させ，長内転筋と短内転筋の間の高エコーの筋膜の周囲に注射する．横方向のアプローチでは，トランスデューサーを横向きに設置し，針を外側から内側に45°で進める．

### References

[1] Akkaya T, Unlu E, Alptekin A, Gumus HI, Umay E, Cakci A. Neurolytic phenol blockade of the obturator nerve for severe adductor spasticity. Acta Anaesthesiol Scand, 2010;54:79–85.

[2] Yoshida T, Nakamoto T, Kamibayashi T. Ultrasound-guided obturator nerve block: a focused review on anatomy and updated techniques. BioMed Research Int 2017;2017:7023750.

[3] Jo SY., Chang JC, Bae HG, Oh JS, Heo J, Hwang JC. A morphometric study of the obturator nerve around the obturator foramen. J Korean Neurosurg Soc, 2016;59:282–286.

[4] Viel EJ, Perennou D, Ripart J, Pélissier J, Eledjam J. Neurolytic blockade of the obturator nerve for intractable spasticity of adductor thigh muscles. Eur J Pain 2002;6:97–104.

両側閉鎖神経ブロックの施術前後の歩行．

DNB後閉鎖神経凍結融解前後の歩行比較．

## References

[5] Aghamohammadi D, Gargari RM, Fakhari S, Bilehjani E, Poorsadegh S. Classic versus inguinal approach for obturator nerve block in transurethral resection of bladder cancer under spinal anesthesia: a randomized controlled trial. Iran J Med Sci 2018;43:75–80.

[6] Choquet O, Capdevila X, Bennourine K, Feugeas JL, Bringuier-Branchereau S, Manelli JC. A new inguinal approach for the obturator nerve block: anatomical and randomized clinical studies. Anesthesiology 2005;103:1238–1245.

[7] Akkaya T, Ozturk E, Comert A, et al. Ultrasound-guided obturator nerve block: a sonoanatomic study of a new methodologic approach. Anesth Analg 2009;108:1037–1041.

[8] Fujiwara Y, Sato Y, Kitayama M, Shibata Y, Komatsu T, Hirota K. Obturator nerve block using ultrasound guidance. Anesth Analg 2007;105:888–889.

[9] Taha AM. Ultrasound-guided obturator nerve block: A proximal interfascial technique. Anesth Analg 2012;114:236–239.

[10] Lam K, Wong D, Tam CK, Wah SH, Myint M, et al. Ultrasound and electrical stimulator-guided obturator nerve block with phenol in the treatment of hip adductor spasticity in long-term care patients: A randomized, triple blind, placebo controlled study. Journal of the American Medical Directors Association 2015;16:238–246.

## 6.2 閉鎖神経：長内転筋への前部分枝

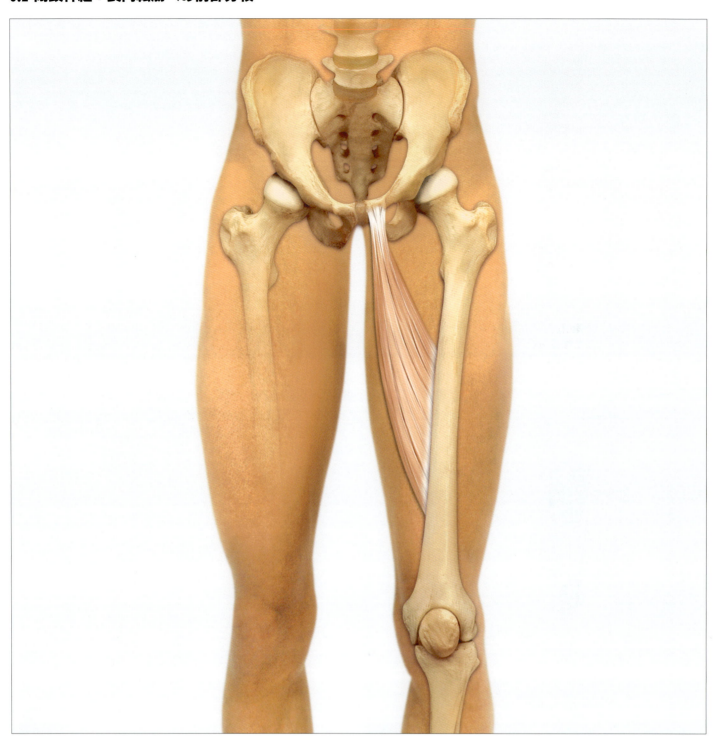

**神経支配**
閉鎖神経，前枝．

**起始**
恥骨上縁．

**停止**
恥骨線内縁（中3番目）．

**学習のポイント**
内転は歩行に大きな支障をきたし，典型的なはさみ脚歩行の原因となる．
フェノールブロックのもっとも一般的な標的の1つであり，ボツリヌス神経毒素製剤（BoNT），化学的除神経，および凍結神経融解が用いられる．

両側閉鎖神経ブロック．　　←スマホでcheck
（音声なし・英文のみ）

閉鎖神経：長内転筋への前部分枝

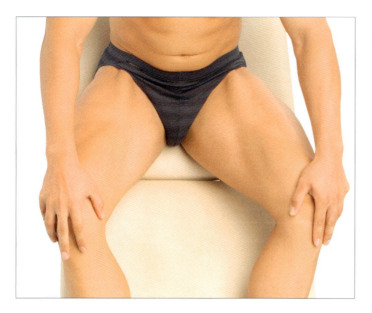

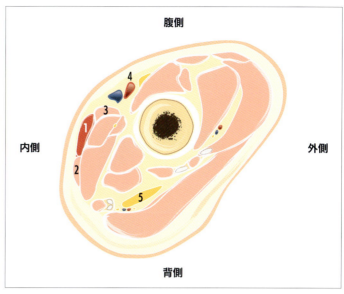

### 作用
長内転筋は大内転筋と同様のはたらきをする．
股関節が開いた状態，または股関節が強く伸展した状態で，極端な回旋位から脚をニュートラルポジションに誘導する．

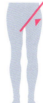

### 水平断の解剖
（1）長内転筋
（2）薄筋
（3）恥骨筋
（4）大腿静脈，大腿動脈，神経
（5）坐骨神経

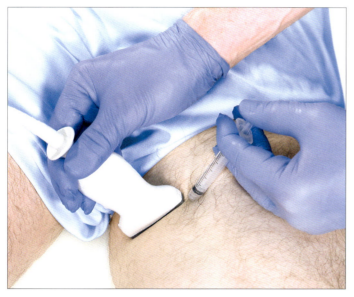

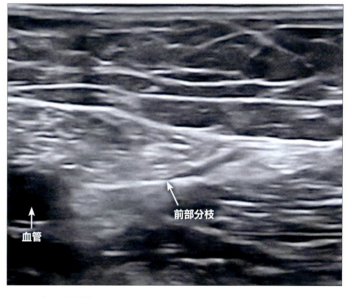

### 注射手技
矢状面において閉鎖動脈は容易に確認できる．
前枝は長内転筋と短内転筋を隔てる高エコーの筋膜で描出される．

### USの主要原則
神経の分節には大きなばらつきがあるため，閉鎖動脈から離れたところで神経を見つけるのが最善である．
刺激により標的を確認する．横断面は動脈をよく映し出す．
前枝は長内転筋と短内転筋を隔てる高エコーの筋膜で描出される．

## 6.3 閉鎖神経：短内転筋への前部分枝

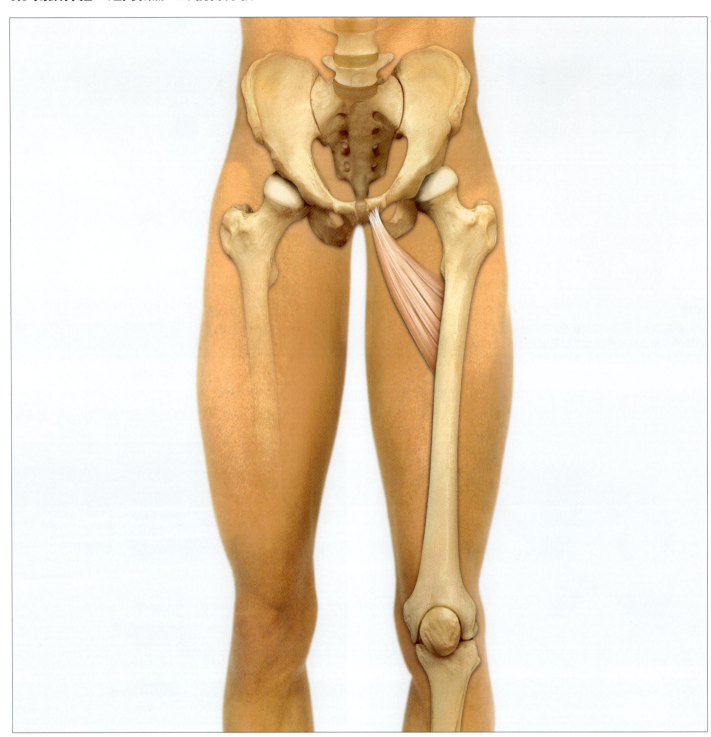

**神経**
閉鎖神経，前枝 L2–L4.

**起始**
恥骨下縁.

**停止**
恥骨線内縁（近位1/3）.

**学習のポイント**
内転は痙縮を克服すべき強力な運動である．痙縮を抑えるためにはBoNTの大量投与が必要となる．
DNBは，神経を標的とした処置が有益であるかどうかを示す．

 閉鎖神経：内転筋への前部分枝に対する神経ブロック．

←スマホでcheck
（音声なし・英文のみ）

閉鎖神経：短内転筋への前部分枝

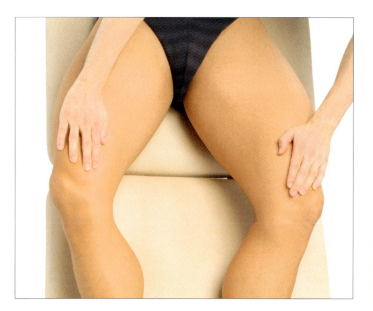

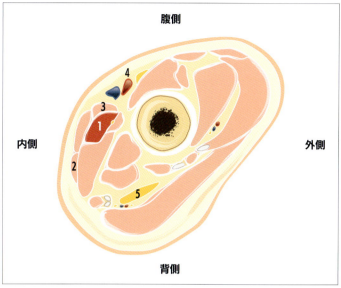

### 作用
大腿内転筋は股関節で大腿を内転させる．股関節が開いた状態，または股関節が強く伸展している状態で，極端な回旋位脚をニュートラルポジションに誘導する．

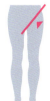

### 水平断の解剖
（1）長内転筋
（2）薄筋
（3）恥骨筋
（4）大腿静脈，大腿動脈，神経
（5）坐骨神経

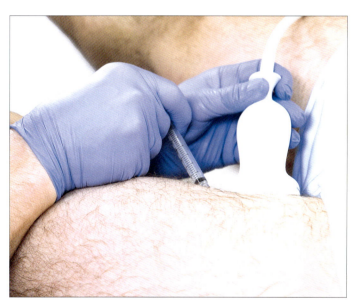

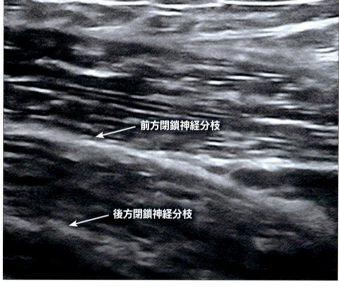

### 注射手技
神経の位置を確認するために縦断面アプローチを用いる．

### USの主要原則
血管は目立たないが，閉鎖神経の分枝を明らかにする2つの明瞭な層がある．

135

神経を標的とする手技　―下肢編

## 6.4 閉鎖神経：薄筋への前部分枝

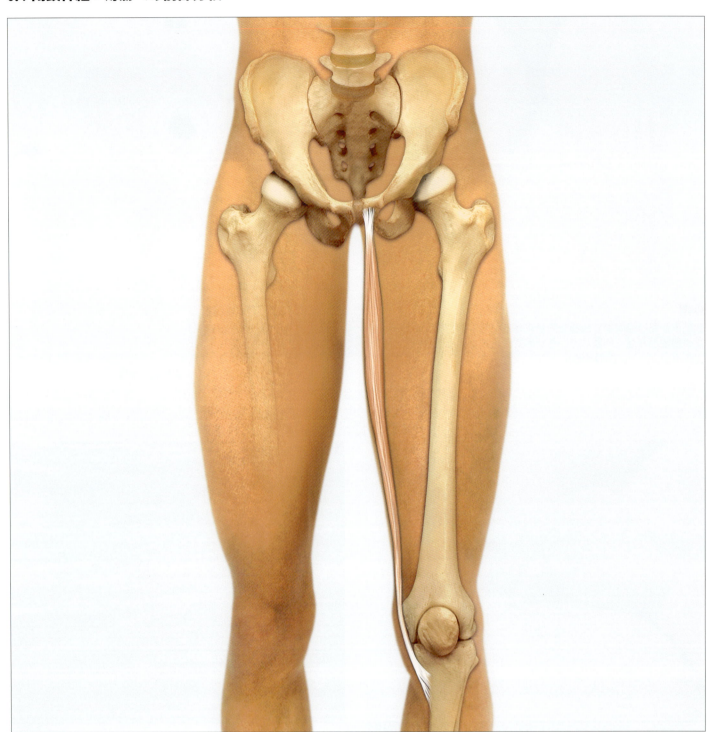

**神経支配**
閉鎖神経，前枝L2–L4．

**起始**
恥骨下縁，内側縁．

**停止**
脛骨近位端，脛骨結節の内側（一般的な縫工筋と半腱様筋の挿入部，いわゆる鵞足）．

**学習のポイント**
DNBにより，これらの筋の活動低下による歩容の悪化を予測することができる．脳性麻痺ではこの筋群に拘縮が多い．

閉鎖神経：薄筋への前部分枝

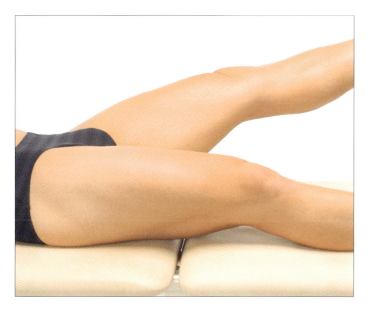

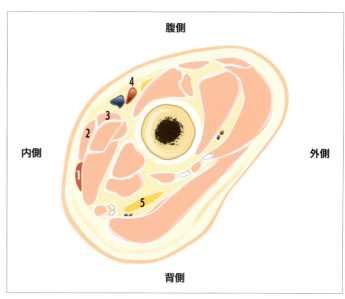

### 作用
薄筋は，股関節と膝関節の両方で，特に歩行の最初の運び出しの段階，同時に大腿の内転筋としてもはたらく．
膝関節を屈曲させる際には，膝関節の内旋を補助する．

### 水平断の解剖
（1）薄筋
（2）長内転筋
（3）恥骨筋
（4）大腿静脈，大腿動脈，神経
（5）坐骨神経

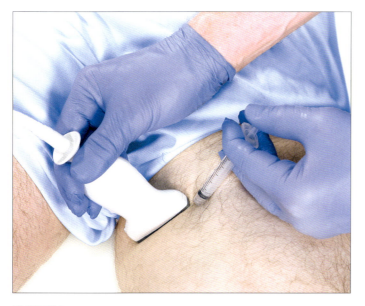

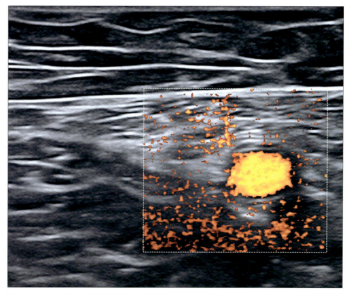

### 注射手技
このレベルのDNBは，支配筋の前区分のほとんどに影響する．

### USの主要原則
カラードップラーは，神経血管束を方向付けるために閉鎖動脈の位置を確認するため，線維化した筋パターンに使用することができる．

137

## 6.5 閉鎖神経：恥骨筋への前部分枝

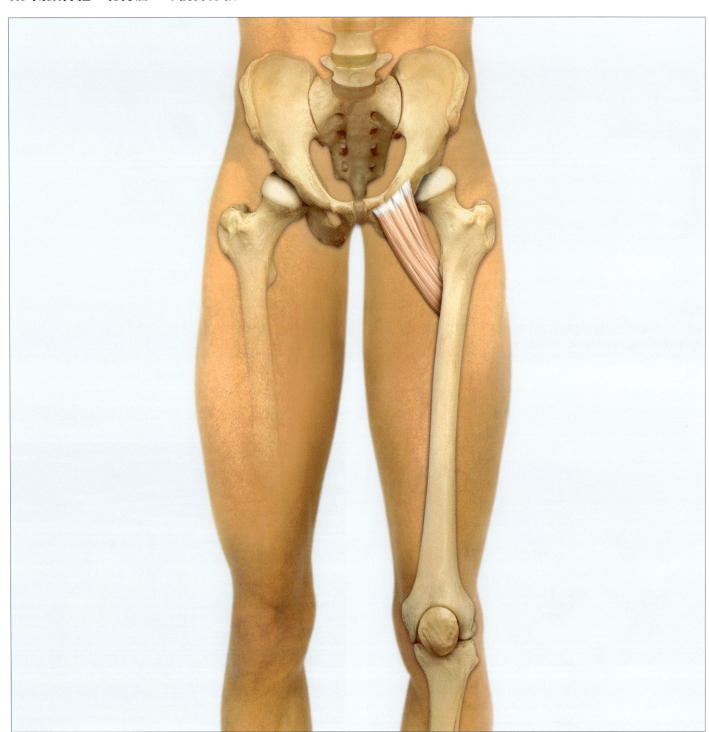

**神経支配**
大腿神経，L2-L3．
閉鎖神経，前枝 L3．

**起始**
恥骨結合線(恥骨櫛)．

**停止**
大腿骨小転子から骨端線まで．

**学習のポイント**
この筋肉はおもに大腿神経によって支配されている．歩行や会陰部ケアの対象となることは少ない．しかし閉鎖神経へのDNBはこの筋肉に影響を及ぼす可能性がある．

閉鎖神経：恥骨筋への前部分枝

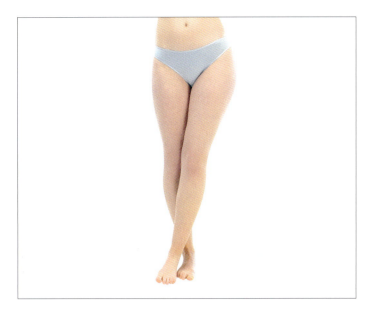

**作用**
恥骨筋は，あらゆる姿勢で股関節の大腿を内転させる．股関節が伸展しているときは屈筋であるが，例えば深く座った姿勢から直立姿勢になるときなど，股関節が強く伸展しているときには伸筋としてはたらくことがある．後者の動作では，座位で脚を組むときのように，側方回旋の要素もある．

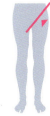

**水平断の解剖**
（1）恥骨筋
（2）長内転筋
（3）薄筋
（4）大腿静脈，大腿動脈，神経
（5）坐骨神経

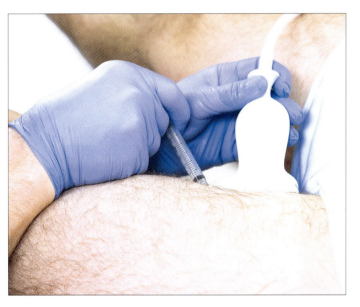

**注射手技**
正しい位置関係を把握するために，トランスデューサーをトグリングして，縦位置と横位置を切り替えることが推奨される．

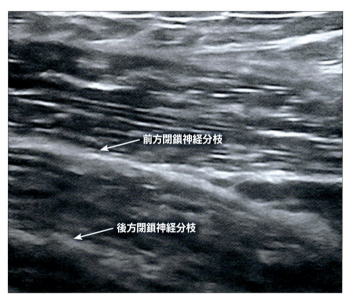

**USの主要原則**
閉鎖神経全体が近位で遮断した場合，ほとんどが大腿神経に支配されている恥骨筋への線維に影響を及ぼすことを示す．

神経を標的とする手技 —下肢編

## 6.6 閉鎖神経：大内転筋への後部分枝

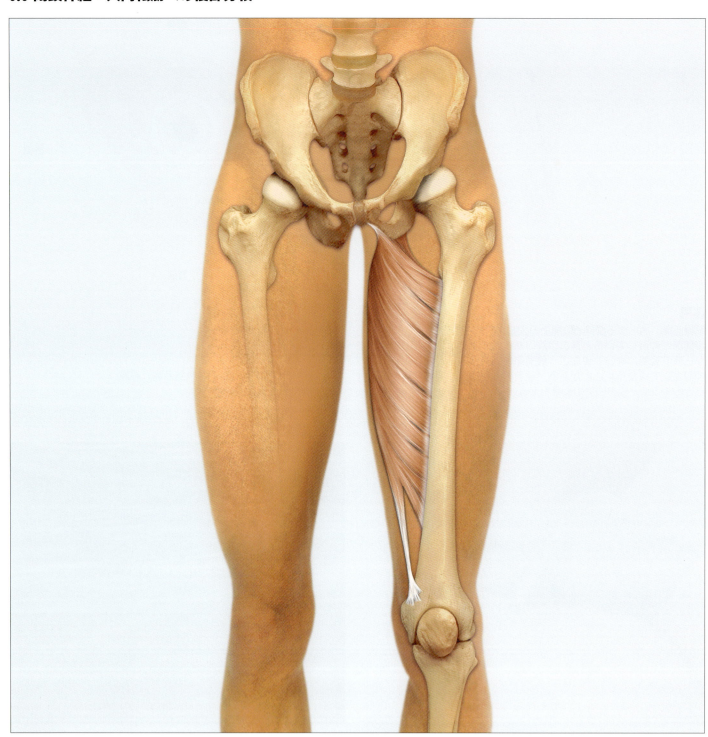

### 神経支配
閉鎖神経，L 2 –L 4　前部または大内転筋線部分．
坐骨神経，L 4 –S 1　後部または大内転筋結節部分．

### 起始
恥骨下縁および坐骨上縁（内側縁），坐骨結節下部．

### 停止
前部：骨端線内側縁（近位 2 / 3 ），大臀筋結節．
後部：大腿骨内転筋結節（両挿入部間の内転筋裂隙）．

### 学習のポイント
ハムストリングス後部は，前部とともに標的として，これらの強力な筋肉を確実にブロックすべきである．
坐骨神経部分にはほとんど必要ない．

閉鎖神経後部の神経ブロック．

←スマホでcheck
（音声なし・英文のみ）

閉鎖神経：大内転筋への後部分枝

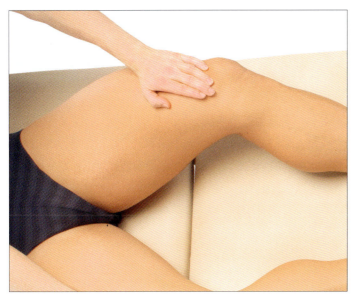

### 作用
大腿内転筋は，遊脚期大腿を内転させ，体重の負荷で脚が曲がるのを防ぐ．
体重を支える脚では，小殿筋とともに大腿骨頭で骨盤のバランスをとり，重心を調整する．

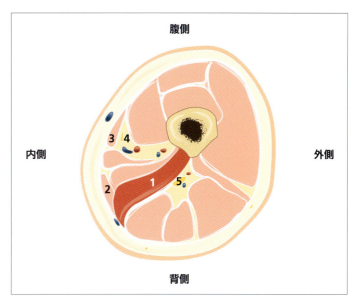

### 水平断の解剖
（1）　大内転筋
（2）　薄筋
（3）　縫工筋
（4）　伏在神経
（5）　坐骨神経

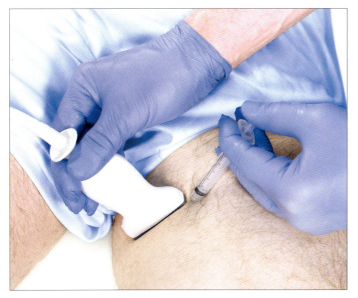

### 注射手技
動脈のプローブの位置が2つの分枝を見つける鍵となる．
短内転筋と大腿内転筋の間の高エコーの筋膜を囲むように後枝を標的として刺入し，針を進め注入する．

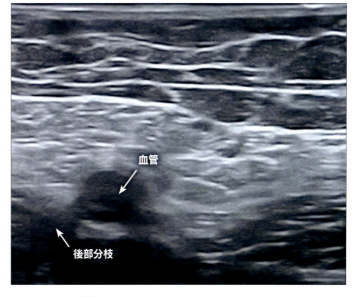

### USの主要原則
後枝は大腿動脈の下部に位置し，確認のために刺激する．

### 6.7 大腿神経

Arman Brar

　股関節と大腿四頭筋の痙縮は，片麻痺患者の歩行障害に大きく寄与している[1]．遊脚，立脚時の膝関節屈曲障害は，痙性歩行の一因となる．そのため，遊脚初期のつま先の引きずりが生じ，転倒のリスクが高まる[2]．このようなつま先の引きずりが起こらないように，股関節の回旋や対側跳躍などの代償的なメカニズムが採用されることがあり，歩行に必要な労力をさらに増加させる[2]．立脚相で膝が完全に伸展する膝関節反張は，関節痛や変形を増大させる[3]．このような合併症は，患者の機能的能力に大きな影響を与える．

　痙性歩行に対する治療では，大腿四頭筋を支配する大腿神経を標的にすることが多い[4]．腰神経叢は，傍脊椎手技によって直接標的とすることもできるが，このようなブロックは技術的に困難であり，腎臓や隣接神経を損傷するリスクがある[5]．もっともアクセスしやすい部位は大腿三角であり，大腿神経は，容易に拍動を触知可能な大腿動脈の外側で，縫工筋の内側に存在する[4]．大腿三角では，ランドマークガイド下でのブロックが従来から行われており[6]，大腿動脈の外側，鼠径溝で行われる[7]．US検査による評価では，大腿深部動脈分枝は52%の人で大腿動脈の外側を走行しており，神経ブロック手技中に血管損傷を引き起こす可能性がある[8]．

　さらに，大腿四頭筋群の完全麻痺は歩行困難を増大させるが，選択的ブロックでは，MASや歩行分析で改善はみられなかった[9]．

　大腿直筋の選択的ブロックでは，股関節と，膝関節の屈曲の両方に機能する大腿直筋を標的にすることで，より大きな効果が得られている．

　Sungらは，死体解剖により，大腿直筋分枝のあるポイントを特定した．これは，大腿神経と鼠径靱帯の交点から約7cm下，大腿直筋のすぐ内側に位置する．このポイントでのリドカインブロックは，膝関節屈曲と歩行速度の有意な改善を示した[11]．

　USガイド下に大腿三角内の大腿神経をブロックすることは，血管損傷のリスクを最小限に抑える再現性の高い手技である[12]．しかし，すべての大腿四頭筋が影響を受け，臨床的改善が得られない可能性がある．Grossらは，リドカインによる大腿直筋枝のUSガイド下ブロックを実施後，膝関節屈曲のピーク値は大幅に改善した．この研究では，大腿直筋枝の選択的神経切除術を行い，歩行距離，歩行速度，歩幅が有意に改善した．大腿直筋はUSガイド下でのDNBの標的として，アクセスしやすく，臨床的にも適切である．

### 解剖学的位置関係

　大腿直筋を標的としたアプローチを提案する．患者は仰臥位で脚はニュートラルポジションとする．トランスデューサーは大腿の1/4と2/4の中間で脚に対して横向きに設置し，大腿前内側に配置する．大腿直筋枝は大腿動脈の外側で，大腿筋膜張筋と大腿直筋枝の内側に高エコー構造として認められる．画面内での注射方向は外側から内側になる．

カラードップラーのフローは大腿動脈の脈動が電気刺激による筋肉の脈動と同期していないことを示している．

←スマホでcheck
（音声なし・英文のみ）

## References

[1] Albert T, Yelnik A, Colle F, Bonan I, Lassau JP. (2000). Anatomic motor point localization for partial quadriceps block in spasticity. Arch Phys Med Rehabil 2000;81:285–287.

[2] Sung DH, Bang HJ. Motor branch block of the rectus femoris: Its effectiveness in stiff-legged gait in spastic paresis. Arch Phy Med Rehabil 2000;81:910–915.

[3] Gross R, Delporte L, Arsenault L, et al. Does the rectus femoris nerve block improve knee recurvatum in adult stroke patients? A kinematic and electromyographic study. Gait Posture 2014;39:761–766.

[4] Yablon CM, Hammer MR, Morag Y, Brandon CJ, Fessell DP, Jacobson JA. US of the peripheral nerves of the lower extremity: a landmark approach. Radiographics 2016;36:464–478.

[5] Koyama H, Murakami K, Suzuki T, Suzaki K. Phenol block for hip flexor muscle spasticity under ultrasonic monitoring. Arch Phys Med Rehabil 1992;73:1040–1043.

[6] Khoo ST, Brown TCK. Femoral nerve block — the anatomical basis for a single injection technique. Anaesth Intensive Care 1983;11:40–42.

[7] Vloka JD, Hadzić A, Drobnik L, Ernest A, Reiss W, Thys D. M. Anatomical landmarks for femoral nerve block: a comparison of four needle insertion sites. Anesth Analg 1999;89:1467–1470.

[8] Muhly WT, Orebaugh SL. Ultrasound evaluation of the anatomy of the vessels in relation to the femoral nerve at the femoral crease. Surg Radiol Anat 2011;33: 491–494.

[9] Albert TA, Yelnik A, Bonan I, Lebreton F, Bussel B. Effectiveness of femoral nerve selective block in patients with spasticity: preliminary results. Arch Phys Med Rehabil 2002;83:692–696.

[10] Sung DH, Jung J-Y., Kim H-D, Ha BJ, Ko YJ. Motor branch of the rectus femoris: anatomic location for selective motor branch block in stiff-legged gait. Arch Phys Med Rehabil 2003;84:1028–1031.

[11] Sung DH, Bang HJ. Motor branch block of the rectus femoris: its effectiveness in stiff-legged gait in spastic paresis. Arch Phys Med Rehabil 2000;81:910–915.

[12] Szucs S, Morau D, Iohom G. Femoral nerve blockade. Med Ultrason. 2010 Jun;12:139–44. PMID: 21173942.

[13] Gross R, Robertson J, Leboeuf F, Hamel O, Brochard S, Perrouin-Verbe B. Neurotomy of the rectus femoris nerve: short-term effectiveness for spastic stiff knee gait: clinical assessment and quantitative gait analysis. Gait Posture 2017;52:251–257.

## 6.8 大腿神経：大腿直筋

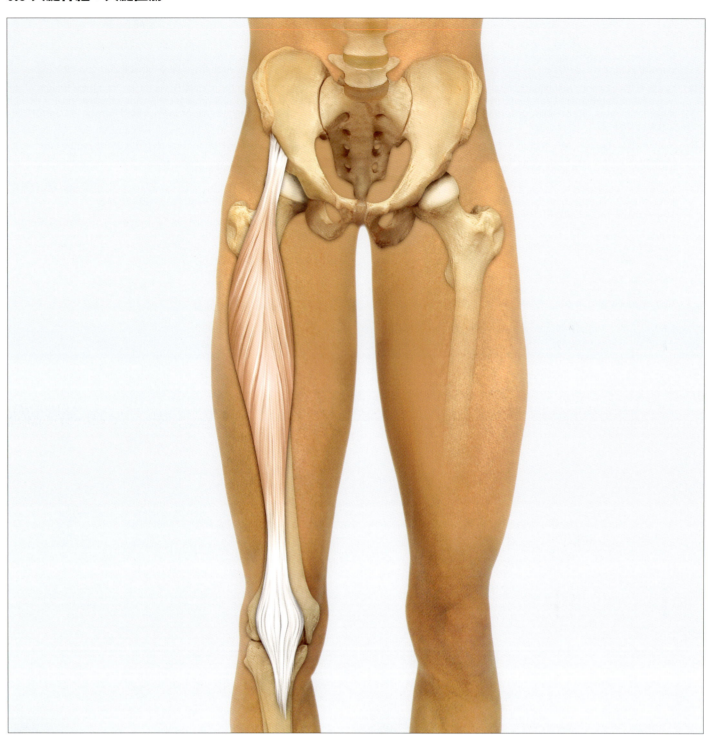

**神経支配**
大腿神経，L 2–L 4．

**起始**
直頭：下前腸骨棘．
反回頭：寛骨臼の後方上部．

**停止**
膝蓋骨，膝蓋靭帯を経由して脛骨結節へ．

**学習のポイント**
膝関節伸展の鍵となる筋肉である．神経を標的とした手技が膝関節伸展に障害のある歩行困難な患者には，もっとも効果的である．
歩行可能な患者には，DNBが硬直した膝の歩行を矯正できるか，また歩行に支障をきたすほど脚力が低下していないかどうかを判断するのに役立つ．また、BoNTの注入量や注射できるかを予測することもできる．

 大腿直筋に対する，大腿神経ブロック．

←スマホでcheck
（音声なし・英文のみ）

大腿神経：大腿直筋

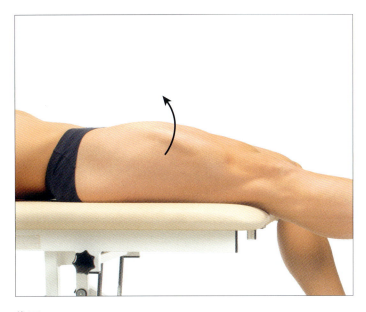

### 作用
大腿四頭筋のこの部分の作用は，股関節と膝関節の両方に及ぶ．前者では屈曲し，後者では大腿四頭筋の他の部分とともに伸展する．この筋肉は，サッカーボールを蹴るときのように，大腿の伸展と脚の伸展を同時に行う必要があるときに使われる．歩行では，大腿四頭筋は踵の打撃と初期の支持の際に，膝の屈曲を妨げる．

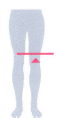

### 水平断の解剖
(1) 大腿直筋
(2) 内側広筋
(3) 外側広筋
(4) 伏在神経
(5) 坐骨神経

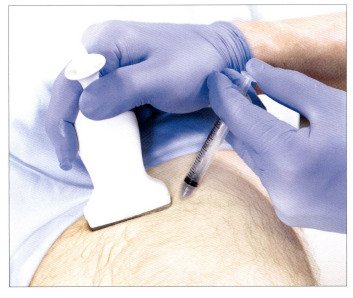

### 注射手技
大腿動脈の脈拍は触診でも確認できるが，ドップラー機能で容易に確認できる．

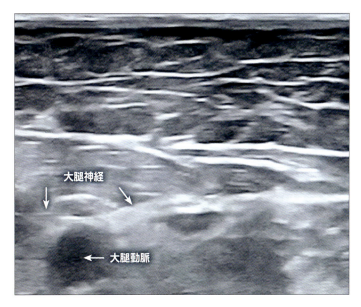

### USの主要原則
神経は大腿動脈の上方に容易に確認できる．動脈を避けて安全に刺激するよう，注意する．

## 6.9 坐骨神経　　Mahdis Hashemi & Eve Boissonnault

坐骨神経は人体最大の末梢神経である（L 4 -S 3 ）．坐骨神経は，梨状筋と上殿筋の間にある大坐骨孔を通り，骨盤から出て，臀部下腔に入る[1]．その大きさにもかかわらず，近位では高エコーのハムストリングス腱に隣接しているため，USによる可視化は困難である．半腱様筋二頭筋腱および半膜様筋腱とともに，坐骨神経で形成される臀下部の領域（"bright triangle"）は，つねにこれらの坐骨内膜腱の外側に位置する．坐骨神経はその後，臀部の後方まで進み，凹状にカーブしながら内側と垂直に大腿上部の後面まで続く．少し下ると，膝嵩の中心まで内側に曲がり，そこで末端枝に分かれる．脛骨神経と総腓骨神経という 2 つの異なる神経が，坐骨神経幹内で物理的に並置されている[3]．

坐骨神経は末端枝に分かれる前に，いくつかの筋肉を支配している．Bretonnierらは，ハムストリングスへのすべての分枝は，坐骨神経から 5 cm上方〜10 cm下方の間の大転子外側中央に発生すると報告している[4]．

また大転子外側中心からの平均距離は大腿二頭筋長頭では2.2 ± 3.6 cm，半腱様筋では2.3 ± 3.0 cmである．半膜様筋は2.2 ± 3.0 cmである[4]．

坐骨神経自体では感覚機能をもたないが，その末端枝が足と脚の外側の皮膚神経を支配している[1]．

坐骨神経は，大腿二頭筋の長頭と短頭を含む大腿後面の筋肉，大腿二頭筋，半腱様筋，半膜様筋，大内転筋を含む神経を支配している[1]．

ハムストリングスの緊張亢進は膝の受動運動に影響を及ぼし，膝嵩溝の衛生上の問題，疼痛，関節の変形を引き起こす可能性がある[4]．歩行パターンの変化により，歩行障害が生じ，歩行に多くのエネルギーを要する[5]．重度のハムストリング痙縮は，座位姿勢や車いすの移動にさえも支障をきたすことがある[6]．

痙縮に対処するための坐骨神経幹への介入に関する文献は少ない．しかし，坐骨神経ブロックは，下肢の手術麻酔や術後鎮痛のために広く行われている．Di Benedettoらは，表面ランドマークと神経刺激を用いた後臀部下アプローチについて述べている[7]．神経ブロックにおけるUSガイドの普及にともない，さまざまな新しい手技が報告されている．

Karmakarらは，大転子と坐骨結節のレベルでの大殿筋と大腿四頭筋の間への臀部腔下アプローチを発表した[8]．その中では患者を仰臥位にした場合，大腿内側，外側，前中央へのアプローチが記述されている[9-15]．最後に，膝嵩部位へのより遠位からのアプローチは，側方または後方から行うこともできるとされている[16, 17]．

## 推奨される手技

ハムストリングスへの坐骨幹のブロックに一般的で安定したアクセスを提供するため，患者を腹臥位にした後方アプローチを提案する[2]．脚はできるだけ伸展させる．皮膚から神経までの距離とUSの視認性を高めるため，広範なリニアトランスデューサーを臀部下嵩の遠位 5.4 〜 10.8 cmの間に設置する[18]．US画面内では外側から内側になるように注入する[2]．

# References

[1] Rigoard, P. (2017). The Sciatic Nerve. In: Rigoard, P. (eds) Atlas of Anatomy of the Peripheral Nerves. Springer, Cham.

[2] Gray AT. Sciatic nerve block. In: Atlas of Ultrasound-Guided Regional Anesthesia (3rd Ed), Elsevier 2019;179–188.

[3] Karmakar MK, Reina MA, Sivakumar RK, Areeruk P, Pakpirom J, Sala-Blanch X. Ultrasound-guided subparaneural popliteal sciatic nerve block: there is more to it than meets the eyes. Reg Anesth Pain Med 2021;46:268–275.

[4] Bretonnier M, Lemee JM, Berton JE, Morandi X Haegelen C. Selective neurotomy of the sciatic nerve branches to the hamstring muscles: an anatomical study. Orthop Traumatol Surg Res 2019;105:1413–1418.

[5] Ganjwala D, Shah H. Management of the knee problems in spastic cerebral palsy. Indian J Orthop 2019;53:53–62.

[6] Sitthinamsuwan B, et al. Improvement of sitting ability and ambulation status after selective peripheral neurotomy of the sciatic hamstring nerve together with obturator branches for severe spasticity of the lower extremities. Stereotact Funct Neurosurg 2012;90:335–343.

[7] Di Benedetto P, Casati A, Bertini L, Fanelli G. Posterior subgluteal approach to block the sciatic nerve: description of the technique and initial clinical experiences. Eur J Anaesthesiol 2002;19:682–686.

[8] Karmakar MK, Kwok WH, Ho AM, Tsang K, Chui PT, Gin T. Ultrasound-guided sciatic nerve block: description of a new approach at the subgluteal space. Br J Anaesth 2007;98:390–395.

[9] Osaka Y, Kashiwagi M, Nagatsuka Y, Miwa S. Ultrasound-guided medial mid-thigh approach to sciatic nerve block with a patient in a supine position. J Anesth 2011;25:621–624.

[10] Yoshida T. An ultrasound-guided lateral approach to proximal sciatic nerve block: pitfalls and tips. Asian J Anesthesiol 2019;57:23–24.

[11] Tedesco M, Sepolvere G, Cibelli M. Ultrasound-guided lateral, mid-shaft approach for proximal sciatic nerve block [epub ahead of print 7 June 2019]. Reg Anesth Pain Med doi: 10.1136/rapm-2019-100657.

[12] Ota J, Sakura S, Hara K, Saito Y. Ultrasound-guided anterior approach to sciatic nerve block: a comparison with the posterior approach. Anesth Analg 2009;108:660–665.

[13] Kim H-J, Chin KJ, Kim H, et al. Ultrasound-guided anterior approach to a sciatic nerve block: influence of lower limb positioning on the visibility and depth of the sciatic nerve. J Ultrasound Med 2020;39:1641–1647.

[14] Barrington MJ, Lai SL, Briggs CA, Ivanusic JJ, Gledhill SR. Ultrasound-guided midthigh sciatic nerve block–a clinical and anatomical study. Reg Anesth Pain Med 2008;33:369–376.

[15] Nielsen JK, Tranum-Jensen J, Bogevig S. Proximal lateral approach to ultrasound-guided sciatic nerve block: a volunteer and cadaveric study [epub ahead of print 17 May 2019]. Reg Anesth Pain Med doi: 10.1136/rapm-2018-100203.

[16] McCartney CJ, Brauner I, Chan VW. Ultrasound guidance for a lateral approach to the sciatic nerve in the popliteal fossa. Anaesthesia 2004;59:1023–1025.

[17] van Geffen GJ, van den Broek E, Braak GJJ, Giele JLP, Gielen MJ, Scheffer GJ. A prospective randomised controlled trial of ultrasound guided versus nerve stimulation guided distal sciatic nerve block at the popliteal fossa. Anaesth Intensive Care 2009;37:32–37.

[18] Bruhn J, Van Geffen GJ, Gielen MJ, Scheffer GJ. Visualization of the course of the sciatic nerve in adult volunteers by ultrasonography. Acta Anaesthesiol Scand 2008;52:1298–1302.

## 6.10 坐骨神経：大腿二頭筋

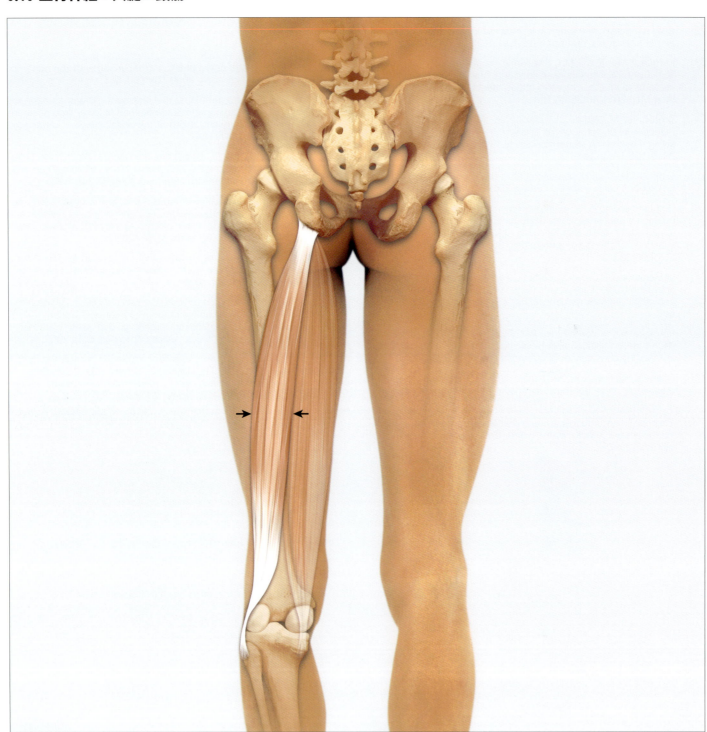

**神経支配**
長頭：坐骨神経，脛骨部 L5-S2．
短頭：坐骨神経，腓骨部 L5-S2．

**起始**
長頭：坐骨結節，仙結節靭帯．
短頭：骨端線，外側筋間隔膜．

**停止**
腓骨頭と脛骨外側顆の外側．

**学習のポイント**
歩行できる患者の歩行テストには推奨されない．痙縮や拘縮の程度を評価する目的のみである．

坐骨神経：大腿二頭筋

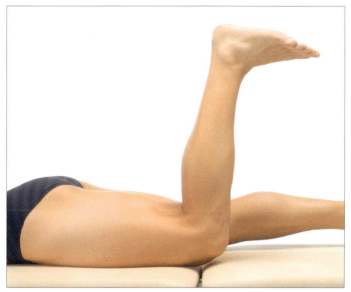

**作用**
大腿二頭筋は股関節を伸展させ，大腿を側方に回旋させる．
また，伸展した膝を強力に屈曲させ，伸展した膝を側方に回転させることもできる．
さらに，体幹を前傾姿勢から直立姿勢にし，間接的に腰椎前湾を平坦にする．

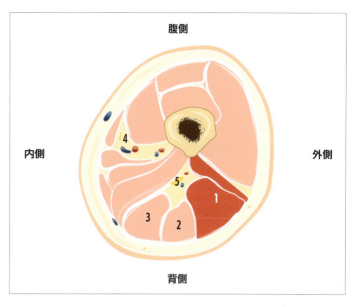

**水平断の解剖**
（1） 大腿二頭筋
（2） 半腱様筋
（3） 半膜様筋
（4） 伏在神経
（5） 坐骨神経

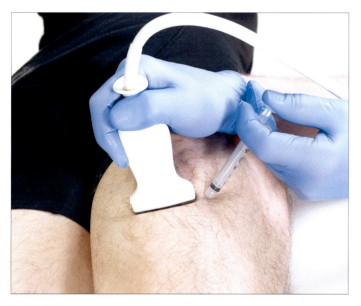

**注射手技**
臀下ひだの下，5～10 cm．

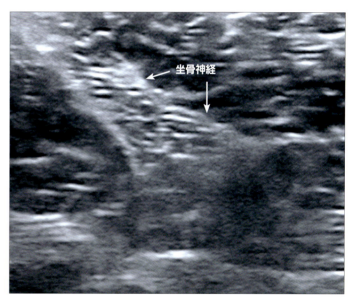

**USの主要原則**
このブロックは遠位の脛骨筋と腓骨筋に作用する．

149

## 6.11 坐骨神経：半膜様筋

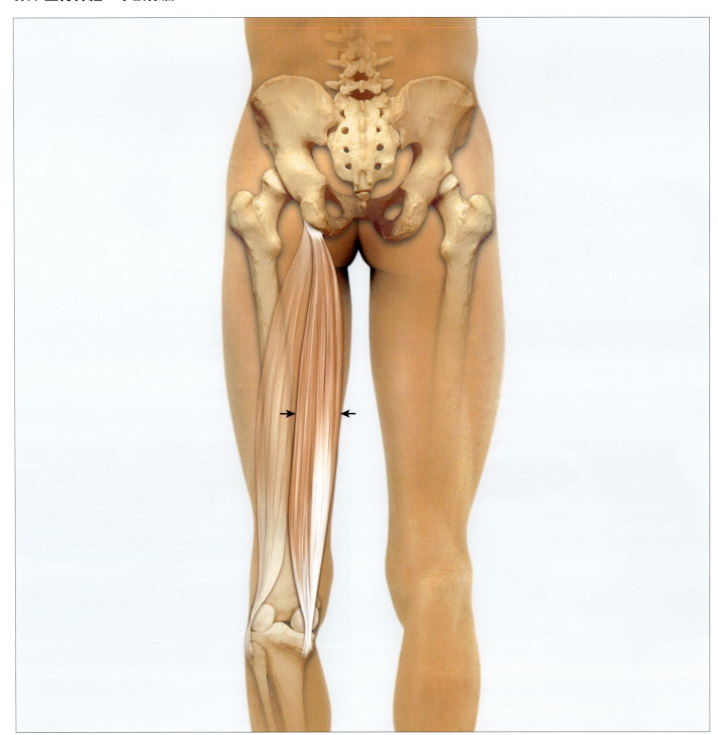

**神経支配**
坐骨神経の脛骨部，L5-S2．

**起始**
坐骨結節の共通起始部の近位および外側部分．

**停止**
脛骨内側顆の後面と内側面．

**学習のポイント**
歩行できる患者では神経を標的とする手技は推奨しない．
DNBが成功すれば，次のステップでBoNTの投与量を増やすことが提案できる．

坐骨神経：半膜様筋

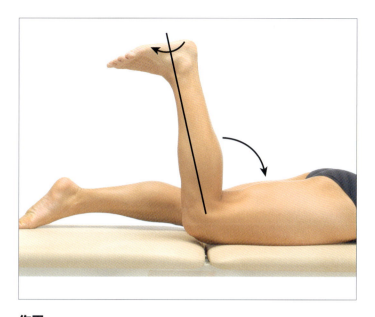

### 作用
半膜様筋は他のハムストリングスとともに，体重を支える脚の股関節を伸展させ，歩行の推進力を生み出す．
また，遊脚期の膝関節を屈曲させ，屈曲位での単独収縮は，膝関節で脚を内旋させる．

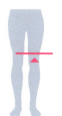

### 水平断の解剖
（1）半膜様筋
（2）半腱様筋
（3）大腿二頭筋
（4）伏在神経
（5）坐骨神経

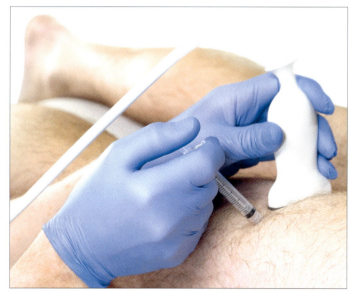

### 注射手技
このブロックはハムストリングと同様である；孤立枝は電気刺激とともに行われることもある．

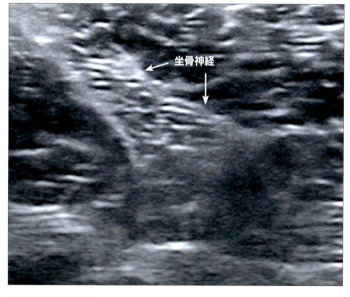

### USの主要原則
脚全体が収縮するため，非常に弱い刺激が必要である．

## 6.12 坐骨神経：半腱様筋

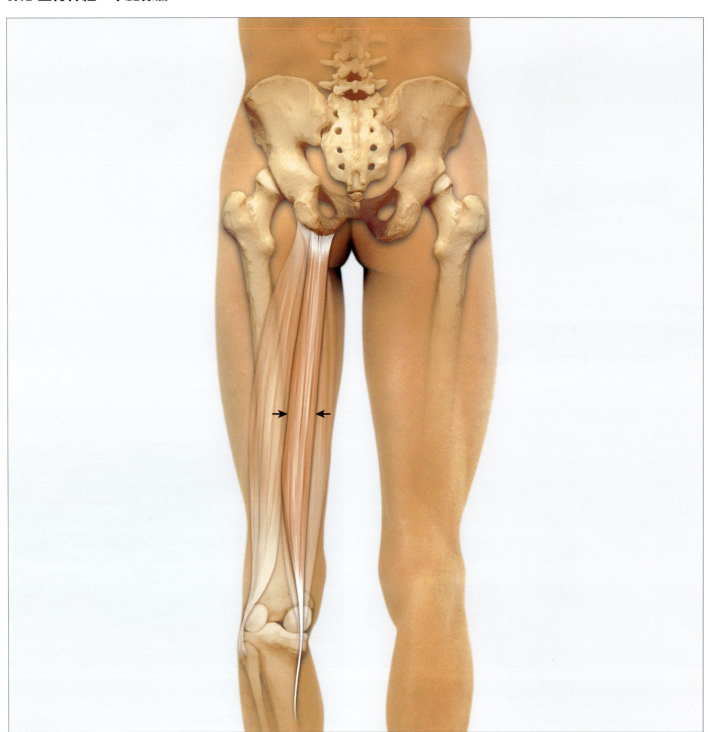

**神経支配**
坐骨神経の脛骨部，L5-S2．

**起始**
坐骨結節の大腿二頭筋長頭の主要な腱の起始部と一緒．

**停止**
脛骨粗面(内側面，鵞足)とともに薄筋と縫工筋．

**学習のポイント**
DNBは拘縮を見分け，変形を減少させるのに有用である．
知覚過敏の患者は脚にしびれを感じることが予想される．

坐骨神経：半腱様筋

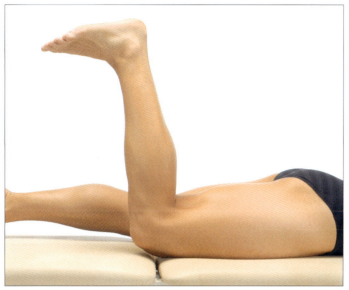

**作用**
半腱様筋は体重を支える脚の股関節を伸展させ，歩行の推進力を生み出す．
ハムストリングスは，歩行中に遊脚を伸展させる際に脛骨の前方への動きを減速させ，膝の伸展を妨げる．また，体幹の前傾をコントロールし，屈曲位から体幹を挙上させるのに役立つ．歩行には，これらの筋肉の大きな力が必要である．

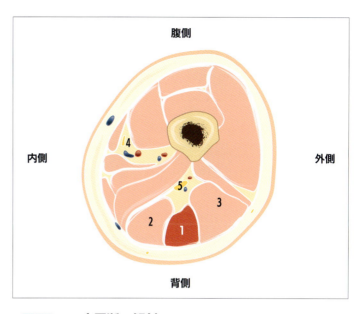

**水平断の解剖**
（1）半腱様筋
（2）半膜様筋
（3）大腿二頭筋
（4）伏在神経
（5）坐骨神経

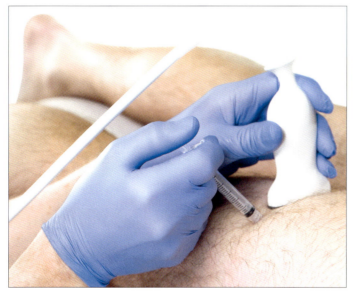

**注射手技**
トランスデューサーは臀ひだの下5～10cmに位置する．

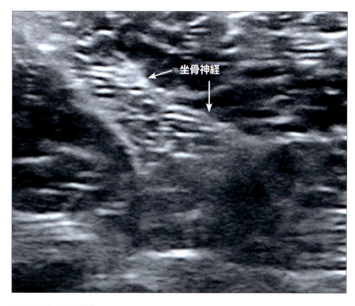

**USの主要原則**
大きな神経幹が容易にみえる．

## 6.13 足部痙縮の管理における診断的神経ブロックの役割

Thierry Deltombe

痙性足（SEVF）は，痙性麻痺の患者にもっともよくみられる変形のひとつである．SEVFは脚の不安定性と痛みを引き起こす．そのため脚関節装具（AFO）が必要となり，遊脚期には股関節外旋パターンを強いられることがある．

SEVF変形は，足底屈筋の痙性筋過活動（SMO）によるものである可能性があり，ボツリヌス神経毒素製剤A型（BoNT A）注射または外科的神経切離，ストレッチや筋腱伸張術で対処できる．

拘縮は，手術による伸長，背屈筋の筋力低下，前脛骨筋と後脛骨筋のアンバランスなどが原因である．筋力強化，AFO，機能的電気刺激，または腱の外科的移植によって対処することができる[1]．

しかしながら，SEVFの原因は患者によって異なり，これがすべての変形を矯正する単一の方法が存在しない理由である[2]．そのため，治療法，特に外科的治療法を提案する前に，考えられるさまざまな原因のそれぞれの役割を正確に特定する必要がある．SEVFの原因を探るための臨床検査には，以下のようなものが含まれる．

ビデオ歩行運動分析：筋長，筋力，痙縮，足関節可動性測定，または歩行分析などである．しかし，このような詳細な分析を行っても，適切な治療によって最終的に得られる結果を予測することはできない．

DNBは，ふくらはぎの筋肉のSMOを一過性に減少させることで，治療後の患者の転帰を予測できる唯一の診断ツールである．このことが，DNBがSEVF管理の基礎となっている理由である[1]．さらに，外科的神経切離とは異なり，腱延長術や移植術によって得られる結果は予測できない．

臨床検査でSMOと拘縮の鑑別ができない場合，膝窩の上方2cm，中央に位置する脛骨神経の感覚運動枝へのDNBが適応となる．脛骨神経は（特にUS検査で）容易に見つけることができる．DNBは，脛骨神経が支配するすべての筋（腓腹筋，ヒラメ筋，後脛骨筋，長母趾屈筋，短母趾屈筋）のSMOを低下させ，足底の感覚障害を引き起こす可能性がある．SMO低下後に感覚低下が発現すると，歩行に支障をきたす可能性がある．このことは，腓腹筋外側および内側，ヒラメ筋および/または脛骨神経運動枝を標的とした選択的ブロックの使用を支持する．しかし，多くの脳卒中患者は感覚鈍麻があり，前述のような障害を認めないこともある．選択的DNBは，感覚障害を起こすことなく，対象となる運動神経枝に支配される筋の痙縮を軽減するため，患者をより正確に評価することができる．ヒラメ筋は下腿三頭筋におけるSMOのおもな構成筋で，特にクローヌスが存在する場合は，ヒラメ筋神経枝を最初にターゲットとする．選択的ヒラメ筋神経DNB後のSEVF変形の効果的な矯正は，痙縮におけるヒラメ筋の典型的な役割と一致しており，他の筋に対する不適切で不必要な治療を防ぐことができる．

下腿三頭筋におけるSMOの改善がこの手技で不完全な場合は，後脛骨筋神経枝および/または腓腹筋神経枝のDNBに評価を進める[4,5]．ただしこの手順は臨床診察所見によって異なる．

DNBは，必要であれば，その後の診察時に別の順番で繰り返すこともできる．

622名の患者を対象とした一連の調査では，10%の症例で脛骨神経にDNBが行われ，90%の症例で選択的にDNBが行われた．DNBにより，17%の症例では改善がみられなかったが，27%の症例で足の変形が中程度に矯正され，26%の症

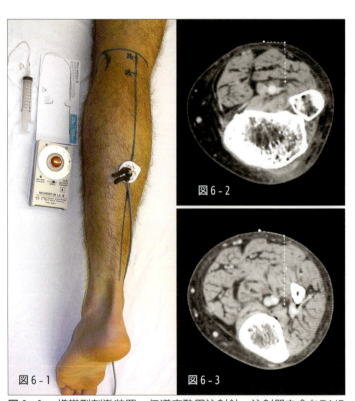

図6-1 携帯型刺激装置，伝導麻酔用注射針，注射器を含むDNB前の脚．皮膚には水平線と垂直線，ヒラメ筋神経の入り口（上の十字）と後脛骨神経の入り口（下の十字）のマーキングがある．
図6-2 ヒラメ筋神経の位置を示す．
図6-3 コンピュータ断層（CT）撮影による後脛骨神経の位置．

例でほぼ完全に矯正された.

さらに，DNB後に得られた結果は，実施した治療の種類と相関していた（掲載予定の論文データより）.

解剖学的ランドマーク（腓骨上端からの水平線と膝窩中央を通る垂直線）に対する選択的運動神経枝の位置は，CT（図6-2，3）とUS検査によって決定されている[6,7].

ヒラメ筋神経皮膚入口部（図6-1）は，腓骨頭の上端を通る仮想水平線より10 ± 5 mm遠位，膝窩の中央を通る垂直線より17 ± 9 mm外側に位置する．神経の深さは30 ± 4 mm．内側腓腹筋神経皮膚入口点は，同じ水平線に対して近位15 ± 27 mm，同じ垂直線に対して内側に17 ± 13 mmの位置にある．深さは11 ± 0.4 mm．外側腓腹筋神経皮膚入口部は，水平線より近位に9 ± 22 mm，垂直線より外側に18 ± 17 mmの位置にある．その深さは10 ± 3 mmである.

後脛骨神経皮膚入口点は，水平線から45 ± 6 mm遠位，垂直線から17 ± 8 mm外側に位置する．深さは 47 ± 4 mmである.

DNBはまた，長趾屈筋・短趾屈筋および足内在筋の緊張を緩和するために，下腿のより遠位（ヒラメ筋神経と後脛骨神経が出現する位置より下）にある脛骨神経を標的にすることもできる．また，足関節内側踝のレベルでは，短趾屈筋と足部内在筋の緊張のみを低下させ（感覚障害の可能性がある）鉤爪趾を評価することもできる.

最後に，感覚障害を避けるために，長趾屈筋を（神経の代わりに）標的にすることもできるが，この場合は麻酔薬の量が多くなる．実際，DNBに比べ，筋肉への局所麻酔薬の注入は，はるかに効果が低く，より多くの量と投与が必要となる.

DNB評価に代わるものとして，BoNT注射はより長く持続するブロックとして頻繁に使用されている．しかし，BoNTの効果は用量依存的であり，数日から数週間後に発現するため，BoNT注射後に最終的に改善がみられない理由（例えば，対象となる筋肉が間違っている，用量が不適切，拘縮があるなど）を特定することは困難である.

DNBは筋反射を介する求心性Ia線維を優先的に遮断し，Hmax/Mmax比の低下と相関してSMOの低下を明らかにする．また，随意収縮を媒介する求心性α線維も遮断され，立脚相終了時の推進力の低下につながる下腿三頭筋のさらなる筋力低下も明らかにする[5,8]．アキレス腱の異所性断裂を避けるために，痙縮で下腿三頭筋の筋力低下がみられる患者や，それにともなう下腿三頭筋の拘縮がみられる患者には，特別な注意を払う必要がある[9]．興味深いことに，SEVFの場合，DNBは外科的神経切離後に得られる痙縮の低下と足関節の歩行運動の改善を予測することから，DNBは外科的神経切離前の貴重なスクリーニングツールとして使用できることが示唆される[10]．さらに，DNBはBoNT注射よりも有意に大きな改善をもたらす[11].

## References

[1] Deltombe T, Wautier D, De Cloedt P, Fostier M, Gustin T. Assessment and treatment of spastic equinovarus foot after stroke: guidance from the Mont-Godinne interdisciplinary team. J Rehabil Med 2017;49:461–468.

[2] Fuller DA, Keenan MA, Esquenazi A, Whyte J, Mayer NH, Fidler-Sheppard R. The impact of instrumented gait analysis on surgical planning: treatment of spastic equinovarus deformity of the foot and ankle. Foot Ankle Int 2002;23:738–743.

[3] Arendzen J, van Duijn H, Beckmann MK, Harlaar J, Vogelaar TW, Prevo AJ. Diagnostic nerve blocks of the tibial nerve in spastic hemiparesis: effects on clinical, electrophysiological and gait parameters. Scand J Rehabil Med 1992;24:75–81.

[4] Decq P, Cuny E, Filipetti P, Keravel Y. Role of soleus muscle in spastic equinus foot. Lancet 1998;352:118.

[5] Buffenoir K, Decq P, Lefaucheur JP. Interest of peripheral anesthetic blocks as a diagnosis and prognosis tool in patients with spastic equinus foot: a clinical and electrophysiological strudy of the effects of block of nerve branches to the triceps surae muscle. Clin Neurophysiol 2005;116:1596–1600.

[6] Deltombe T, De Wispelaere JF, Gustin T, Jamart J, Hanson P. Selective blocks of the motor nerve branches to the soleus and tibialis posterior muscles in the management of the spastic equinovarus foot. Arch Phys Med Rehabil 2004;85:54–58.

[7] Picelli A, Chemello E, Verzini E, et al. Anatomic landmarks for selective blocks of the tibial nerve motor branches in the management of spastic equinovarus foot after stroke: an ultrasound study. J Rehabil Med 2019;51:380–384.

[8] Deltombe T, Jamart J, Hanson P, Gustin T. Soleus H reflex and motor unit number estimation after tibial nerve block and neurotomy in patients with spastic equinus foot. Neurophysiol Clin 2008;38:227–233.

[9] Deltombe T, Nisolle JF, De Cloedt P, Hanson P, Gustin T. Tibial nerve block with anesthetics resulting in Achilles tendon avulsion. Am J Phys Med Rehabil 2004;83:331–334.

[10] Deltombe T, Bleyenheuft C, Gustin T. Comparison between tibial nerve block with anaesthetics and neurotomy in hemiplegic patients with spastic equinovarus foot. Ann Phys Rehabil Med 2015;58:54–59.

[11] Picelli A, Battistuzzi E, Modenese A, et al. Diagnostic nerve block in prediction of outcome of botulinum toxin treatment for spastic equinovarus foot after stroke: a retrospective observational study. J Rehabil Med 2020;52:jrm00069.

神経を標的とする手技　一下肢編

## 6.14 脛骨神経への超音波

Alessandro Picelli

### 解剖学的過程

脛骨神経は坐骨神経の主要分枝である(L4, L5, S1, S2, S3). この神経は, 膝窩の頂点で発生し, 下腿の中を比較的直線的に走行する. 膝窩では, 脛骨神経は膝窩血管の近くに位置し, 血管を外側から内側へ横切る[1]. 脛骨神経は, 膝窩の下角でヒラメ筋の腱性弓の下を通り, 内側を通って足くびの後内側, 踵骨の内側踝骨と内側結節の間に達する. 足くび付近の足根管遠位部で, 脛骨神経は内側踵骨枝, 内側足底枝, 外側足底枝に分かれて終端する[1].

### 感覚機能

脛骨神経は, 脚部(後側方), 踵, 足部(側方), 足底の感覚神経を支配する. 特に, 脛骨神経の終末枝は, 踵の皮膚(内側踵骨神経), 内側の3.5趾の足底面および関連する足底部(内側足底神経), 外側の1.5趾の足底面および関連する足底部(外側足底神経)を支配している[1, 2].

### 運動機能

脛骨神経は下腿後面の筋肉と足の内在筋のほとんどを支配している. 脛骨神経が支配するおもな筋肉は, 腓腹筋, ヒラメ筋, 後脛骨筋, 長趾屈筋, 長母趾屈筋, 足底筋と膝窩筋も脛骨神経に支配されている[1].

### 超音波

超音波(US)は, 軟部組織に対する解像度が高く, リアルタイムかつダイナミックなイメージングが可能で, スキャン速度が速く, 安価で持ち運びが容易であるため, 下肢末梢神経の評価に一般的に使用されている. 技術的な観点からは, 脛骨神経は高周波トランスデューサー(表在枝には17〜5MHzのトランスデューサー, 深部枝には12〜5MHzのトランスデューサー)を用いてスキャンする必要がある[2]. USでは, 解剖学的ランドマークを考慮し, 短軸(横断面)で神経

腓腹筋内側への
脛骨神経分枝の
デモンストレーション.

←スマホでcheck
(音声なし・英文のみ)

を同定し, 近位または遠位に神経を追跡する(エレベーターテクニック)のが簡便である.

場合によっては, 腱と神経枝がUSで類似した外観を示すこともあるため, 電気刺激／筋電図検査とUSを併用することは, 判別が難しいなどの不利な状況において有用である.

### 痙縮診療における脛骨神経ブロックへの超音波

内反足は, 下肢痙縮の一般的なパターンである. ふくらはぎの筋肉(ヒラメ筋, 腓腹筋, 後脛骨筋, 長趾屈筋, 長母趾屈筋など)の痙縮, 拘縮・短縮, 筋力低下による遊脚期の下垂(前脛骨筋, 短趾伸筋, 長母趾伸筋など), 前脛骨筋と腓骨筋のアンバランスの4つがおもな原因である. 前脛骨筋と腓骨筋群(長腓骨筋と短腓骨筋)のアンバランスにより, 遊脚相で後足部が内反する[3]. 脛骨神経とその運動枝のDNBは, 内反足の原因, およびもっとも適切な治療法を特定するための必須ステップである[3, 4].

脛骨神経の本幹は, 「エレベーターテクニック」を用いて, 大腿部下1/3の坐骨神経の終末部(膝窩の中央部に近接)に, 周囲の構造物(膝窩動脈など)との関係も追跡しながら, USによって位置決めすることができる. 脛骨神経運動枝の解剖学的ランドマークは, 腓骨頭の上端(水平線)と, 膝窩の中央からアキレス腱の挿入部まで伸びる垂直線にもとづく座標系に従って, USを用いて位置決めする.

このような直交座標系にもとづき, 脛骨神経運動枝の平均座標は以下のように記述されている.

腓腹筋内側運動枝は, 垂直方向 1.5 cm(SD 2.7), 水平方向 1.7 cm(SD 1.3), 深さ 1.1 cm(SD 0.4).

腓腹筋外側運動枝は, 垂直方向 0.9 cm(SD 2.2, 水平線より近位), 水平方向 1.8 cm(SD 1.7, 垂直線より外側), 深さ 1.0 cm(SD 0.3).

ヒラメ筋運動枝は, 垂直方向 1.4 cm(SD 1.1)(水平線より遠位), 水平方向 1.6 cm(SD 0.7)(垂直線より外側), 深さ 2.8 cm(SD 0.7).

後脛骨筋運動枝は, 垂直方向 4.3 cm(SD 1.5), 水平方向 1.9 cm(SD 0.9), 深さ 4.2 cm(SD 0.8)[4].

長趾屈筋と長母趾屈筋の運動枝については, 大腿骨外側上顆と内側上顆を結ぶ水平線を基点とした解剖学的ランドマークが死体研究で記載されている[5]. 下腿後面および前面の皮

膚表面における運動枝の投影を表す第3の線を用いて，横断面を横切って深く運動枝の位置を特定した．この座標系に従い，線の長さを比率で考慮すると，長趾屈筋に対する脛骨神経運動枝の平均座標は，水平 46.2％（SD 4.4），垂直 41.3％（SD 3.8），深部 54.6％（SD 3.9）であった．さらに，長母趾屈筋に対する脛骨神経運動枝の平均座標は，水平 55.2％（SD 3.6），垂直 45.4％（SD 3.6），深部 55.9％（SD 3.5）である[5]．

遠位ブロックは，足趾の屈曲を呈する複雑なパターンの患者において，足部内在筋の役割を検討するのに有用で，後方から前方に平行法でのアプローチが必要である．このとき針の位置は，脛骨神経が内側足底枝，外側足底枝，内側踵骨枝に分かれる内側踝の後方近位とする[1, 6]．

## References

[1] Kaufmann P. Tibial nerve. In: Aminoff MJ, Daroff RB (eds). Encyclopedia of the Neurological Sciences. Cambridge, MA: Academic Press, 2003:537–539.

[2] Andrew TA. Atlas of ultrasound-guided regional anesthesia, ed 3. Amsterdam: Elsevier, 2019.

[3] Deltombe T, Wautier D, De Cloedt P, Fostier M, Gustin T. Assessment and treatment of spastic equinovarus foot after stroke: guidance from the Mont-Godinne interdisciplinary group. J Rehabil Med 2017;49:461–468.

[4] Picelli A, Chemello E, Verzini E, et al. Anatomical landmarks for tibial nerve motor branches in the management of spastic equinovarus foot after stroke: an ultrasonographic study. J Rehabil Med 2019;51:380–384.

[5] Apaydin N, Loukas M, Kendir S, et al. The precise localization of distal motor branches of the tibial nerve in the deep posterior compartment of the leg. Surg Radiol Anat 2008;30:291–295.

[6] Hu S, Zhuo L, Zhang X, Yang S. Localization of nerve entry points as targets to block spasticity of the deep posterior compartment muscles of the leg. Clin Anat 2017;30:855–860.

## 6.15 脛骨神経の外科的解剖　　Mark A. Mahan

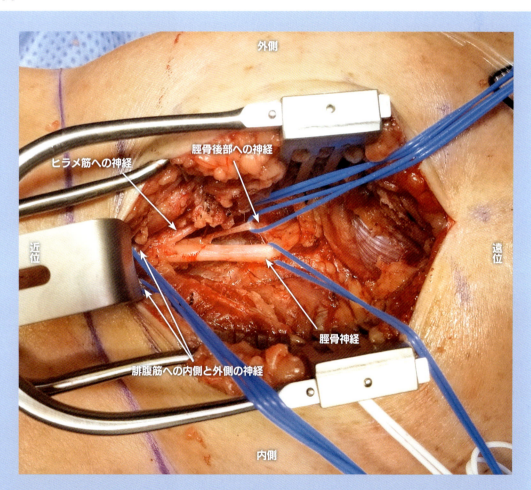

図6-4　内反尖足に対する高選択的部分神経切除術の準備．神経枝が互いにどの程度接近しているかを示す（写真提供：Dr. Mark A. Mahan）．

## 6.16 脛骨神経幹と神経枝

### 神経幹

痙性内反足，尖足，鉤爪趾は，もっとも困難で難治性の痙縮による変形である．治療には装具や理学療法に加え，化学的除神経，外科手術，介入療法など多くの選択肢が存在する．DNBによる評価と結果に基づいた治療が鍵となる．神経障害のある患者の多くは感覚が鈍く，しびれを感じないこともある．

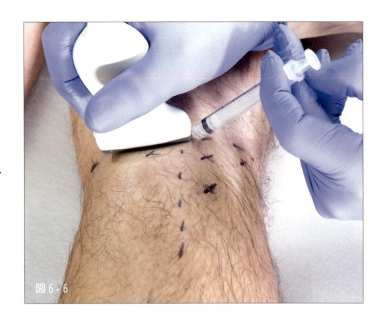

図6-5 腓骨頭の上端（水平線）および膝窩の中央からアキレス腱の挿入部まで伸びる垂直線を基準とした座標系．

図6-6 このレベルでのDNBは，すべての遠位筋に影響する．
尖足の脚では，このレベルが必要な場合がある．
脳卒中患者のような感覚鈍麻の患者には，感覚障害がないことが多い．

図6-7 脛骨神経は非常に太い．
痙縮患者では，線維化や血管構造が影を落とすことがあり，刺激が鍵となる．特に脛骨神経の分割では刺激がもっとも重要である．
この場合，後脛骨筋のみを対象とする．

図6-8 神経幹が脛骨動脈に隣接する大きな構造として可視化される．カラードップラーを強化することで，血管穿刺を防げる．

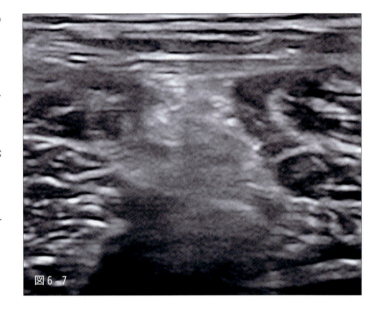

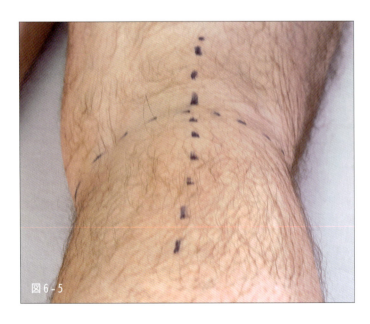

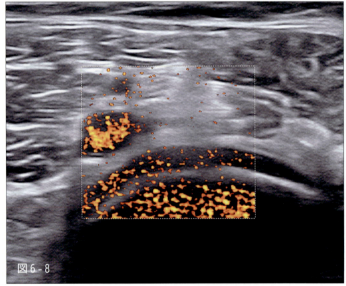

脛骨神経幹と神経枝

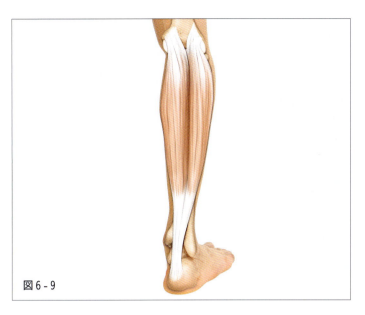
図 6-9

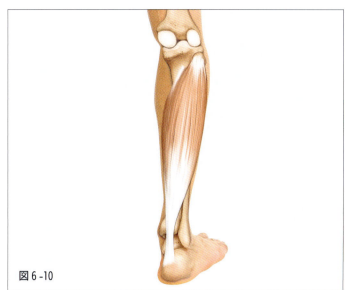
図 6-10

- 図 6-9　腓腹筋
- 図 6-10　ヒラメ筋
- 図 6-11　後脛骨筋
- 図 6-12　長母趾屈筋
- 図 6-13　長趾屈筋

↓スマホでcheck
（音声なし・英文のみ）

脛骨神経幹
ブロック．

脛骨神経への
凍結神経融解が
内反尖足を改善した
治療経過．

脛骨神経幹への
凍結神経融解
直後の患肢への
効果．

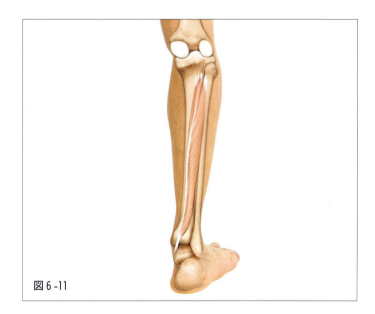
図 6-11

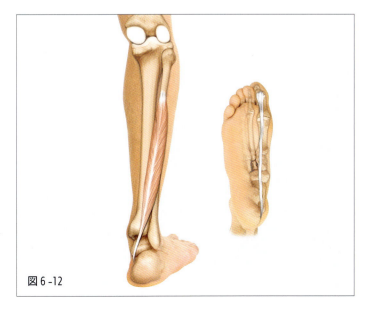
図 6-12

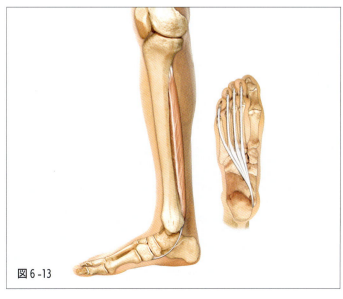
図 6-13

## 6.17 脛骨神経：腓腹筋

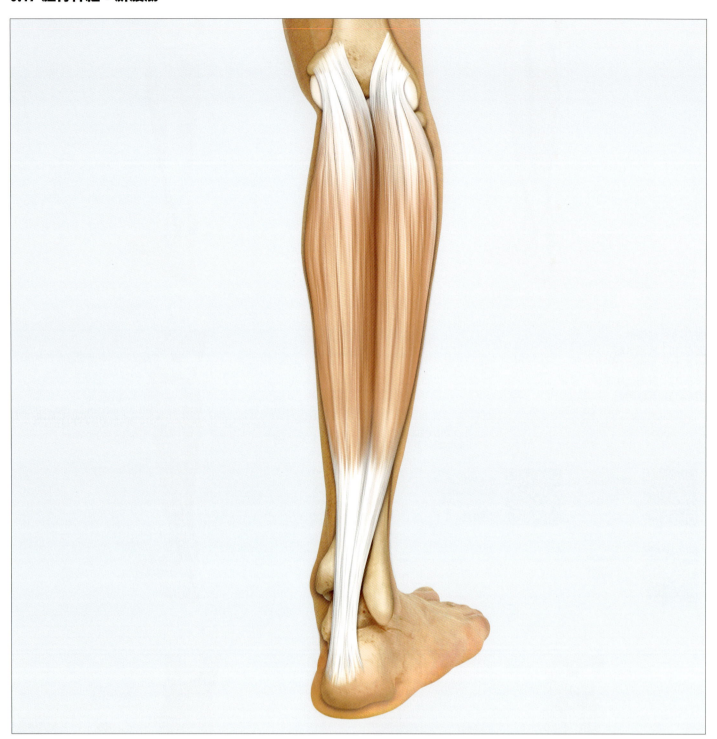

**神経支配**
脛骨神経，S1-S2.

**起始**
内側骨頭：大腿骨膝窩表面，大腿骨内側顆.
外側骨頭：大腿骨外側顆の膝窩表面.

**停止**
踵骨腱（アキレス腱）を介した踵骨結節.

**学習のポイント**
内側枝と外側枝は個別に標的化できる.
この部位へのDNBは，感覚障害を避けるために行う.
膝を曲げた状態で脚関節が完全に屈曲できるが，伸展した状態では屈曲できない場合に重要な選択となる.

脛骨神経分枝から
外側腓腹筋頭への施注.

←スマホでcheck
（音声なし・英文のみ）

脛骨神経：腓腹筋

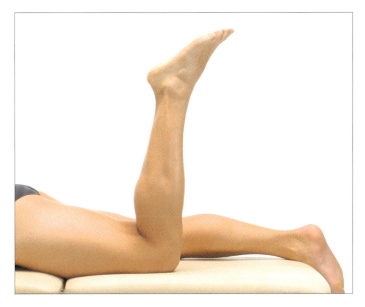

### 作用
腓腹筋は膝関節と足関節の両方をつなぐ強力な屈筋である．歩行のロールスルーとトーオフの段階で必要な推進力を生み出す重要な役割を担っている．
また，距腿関節で足を反転（上転）させ，足関節で屈曲する際に足の内側を持ちあげる．

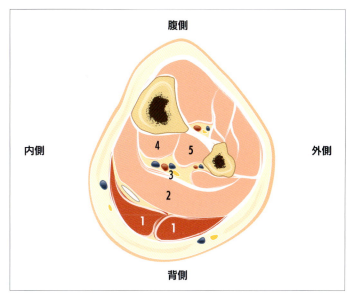

### 水平断の解剖
（1）腓腹筋
（2）ヒラメ筋
（3）神経と血管（脛骨神経，後脛骨動脈と静脈）
（4）長趾屈筋
（5）後脛骨筋

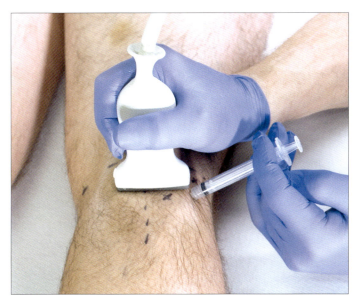

### 注射手技
脛骨神経枝は，脛骨神経の幹を動脈の脇に位置させ，遠位側にスライドさせて2つの枝を見つけるのがもっともよい方法である．

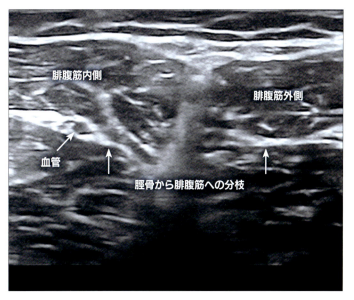

### USの主要原則
注射は2回に分けて行う．
腓腹筋外側への注射は，足底屈曲神経を刺激しながら行う．
注射側とプローブは新たに内側の注射部位から行う．

## 6.18 脛骨神経：ヒラメ筋

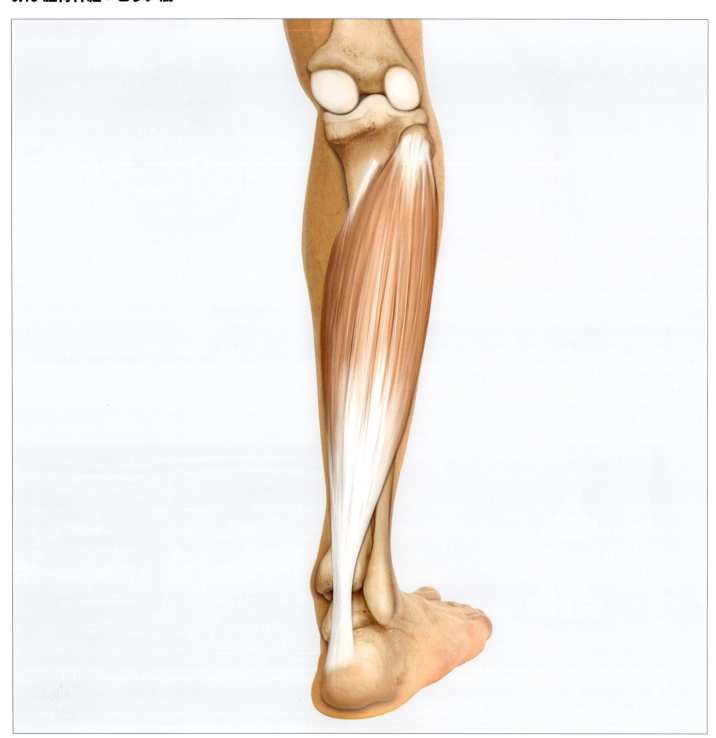

**神経支配**
脛骨神経，S1-S2．

**起始**
脛骨後方表面（ヒラメ筋線），腓骨後面の上1/3，脛骨と腓骨の間の線維性アーチ．

**停止**
踵骨腱（アキレス腱）を介した踵骨結節．

**学習のポイント**
ヒラメ筋は，特に膝を曲げ伸ばしして足底屈があるときに標的となる．ここでの分離DNBは，膝のこわばりがない場合と同様に，腓腹筋の筋力維持を可能にする．

脛骨神経：ヒラメ筋

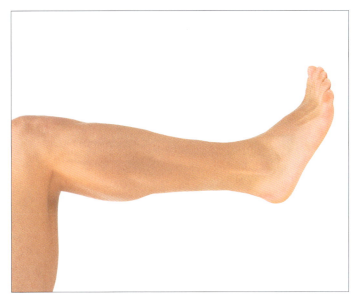

**作用**
ヒラメ筋は足関節を屈曲し，距腿関節を内転（上転）する重要な筋である．また，直立姿勢を維持し，体重の負荷による足関節の崩壊に抵抗するために特に重要である．これで足関節上で身体のバランスがとられている．

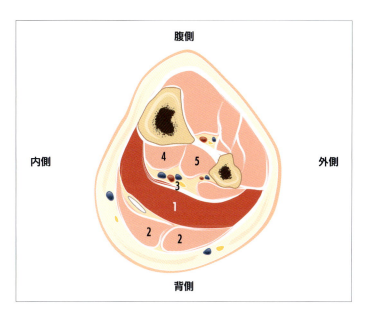

**水平断の解剖**
（1）ヒラメ筋
（2）腓腹筋
（3）神経と血管（脛骨神経，後脛骨動脈と血管）
（4）長趾屈筋
（5）後脛骨筋

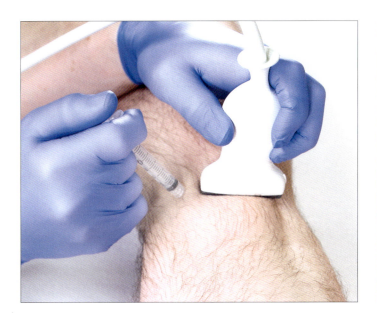

**注射手技**
ヒラメ筋枝は，腓骨の水平線より下を走査して見つける．

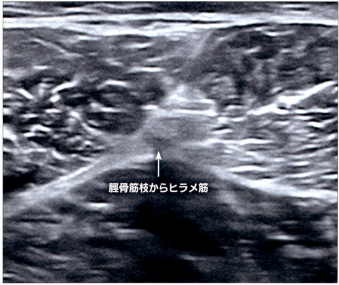

脛骨筋枝からヒラメ筋

**USの主要原則**
ヒラメ筋の刺激は重要であり，腓腹筋との区別は容易である．

## 6.19 脛骨神経：後脛骨筋

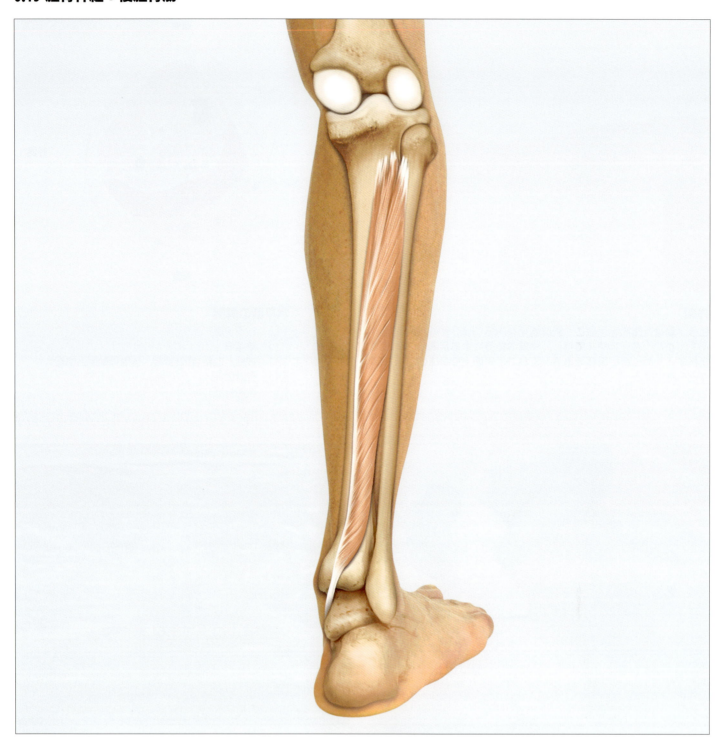

**神経支配**
脛骨神経，L5–S1．

**起始**
脛骨後面の外側部分，
骨間膜，腓骨後面の近位半分．

**停止**
舟状骨結節，立方骨，楔状骨，第2，3，4中足骨，踵骨距骨の支持骨．

**学習のポイント**
後脛骨筋は，歩行に対する作用を評価するためのDNBとして，電気刺激で分離することができる．
BoNT，外科的神経切除，化学的除神経はすべて治療が可能である．

難治性内反足に関する腓骨神経．
脛骨神経治療後に
内がえしが残ることがあるが，
前脛骨筋への腓骨神経ブロックがこれを改善する可能性がある．

←スマホでcheck
（音声なし・英文のみ）

脛骨神経：後脛骨筋

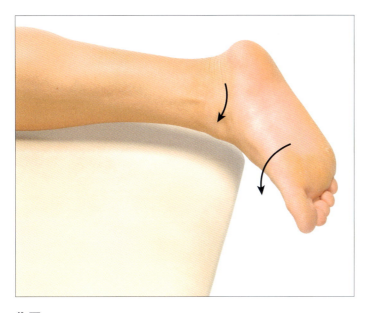

**作用**
足底は足を屈曲させ，倒立させる．
その腱は足底の下を通っているため，長腓骨筋や前脛骨筋とともに足底のアーチを支えている．

**水平断の解剖**
（1）後脛骨筋
（2）腓腹筋
（3）神経と血管（脛骨神経，後脛動脈と静脈）
（4）長趾屈筋
（5）ヒラメ筋

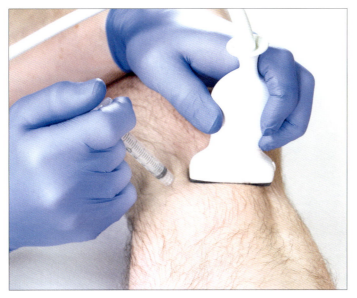

**注射手技**
この小枝は，脚を走査し，刺激で明確な内反足が確認できるまで刺激することで発見される．

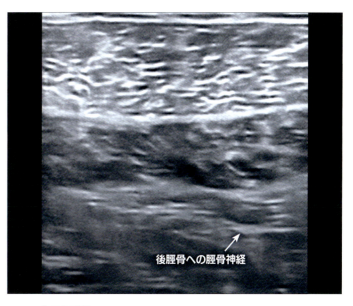

後脛骨への脛骨神経

**USの主要原則**
とても小さな分枝である．非常に低い出力で驚くほど簡単に刺激できる．

## 6.20 脛骨神経：長趾屈筋

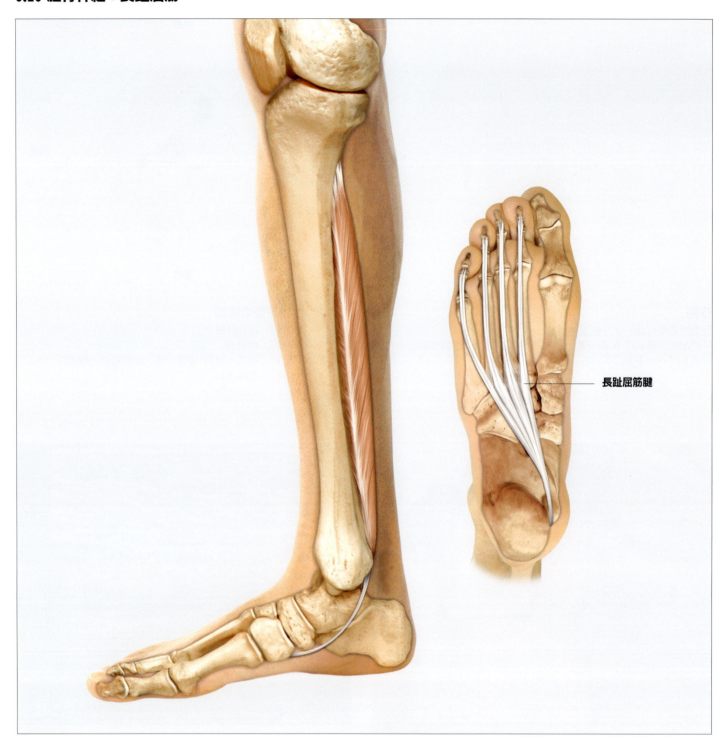

長趾屈筋腱

**神経支配**
脛骨神経，L5-S2．

**起始**
脛骨後表面．

**停止**
第2趾から第5趾の遠位指骨の基部．

**学習のポイント**
もっとも鉤爪趾の変形に関与することが多い．多くの場合，この変形は運動にともなって起こるジストニア変形である．
足趾は安静時に完全な可動域を示すことができ，これは神経融解術，腱延長術，外科的神経切離を検討する前の重要な段階である．

↓スマホでcheck
（音声なし・英文のみ）

鉤爪趾は痙性ジストニアを反映している可能性がある．
DNBにより，鉤爪趾の進行は抑制された．
凍結神経融解により，経過観察中の2年後に鉤爪趾は改善した．

脛骨神経：長趾屈筋

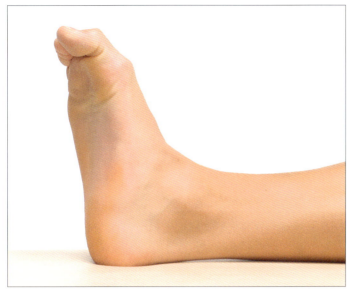

**作用**
長趾屈筋は足趾と足裏を屈曲させる．
地面から足を押し出す段階と，立っているときのバランスをとるために重要である．

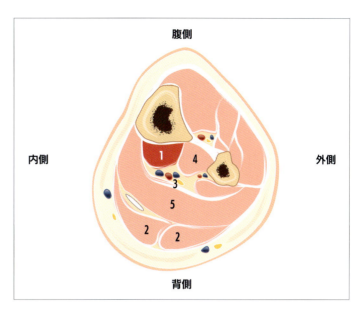

**水平断の解剖**
（1）長趾屈筋
（2）腓腹筋
（3）神経と血管（脛骨神経，後脛動脈と静脈）
（4）後脛骨筋
（5）ヒラメ筋

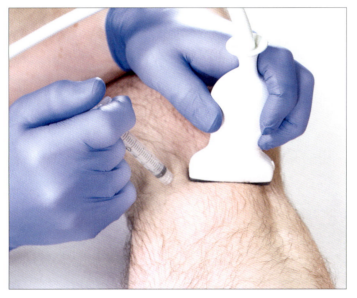

**注射手技**
この枝は後脛骨筋に非常に近く，刺激によって発見される．

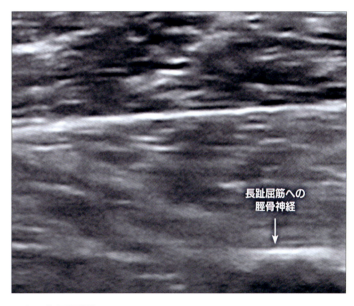

**USの主要原則**
刺激により，神経枝の分離が可能である．深部の神経であるが，アクセスは可能である．

167

神経を標的とする手技 ―下肢編

## 6.21 内在筋に対する脛骨神経支配：内側足底神経と外側足底神経

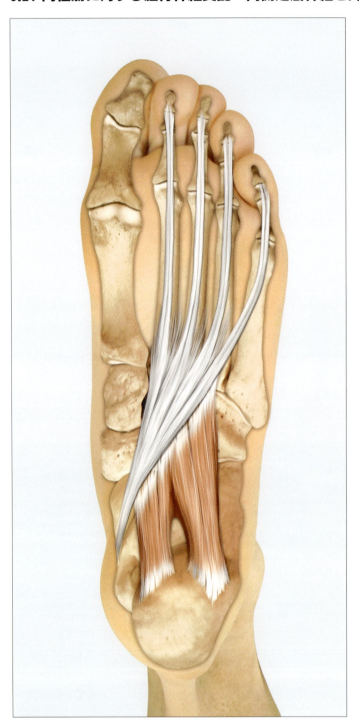

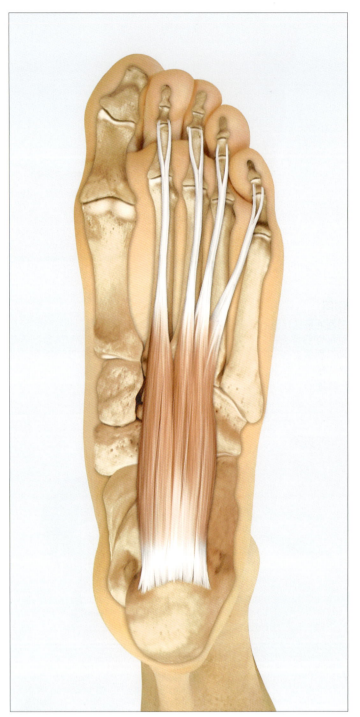

**神経支配 – 足底方形筋**
外側足底神経，S2–S3．

**起始**
踵骨内側および外面，長趾靱帯．

**停止**
個々の腱に分かれる前の長趾屈筋腱の外縁．

**学習のポイント**
足首の足根管レベルでのDNBは，内側足底神経と外側足底神経の両方に作用し，さまざまな内在筋に影響を与える．これには，長母趾屈筋，短趾屈筋，足底方形筋，虫様筋，骨間筋，母趾外転筋，小趾屈筋，小趾外転筋，母趾内転筋が含まれる．

**神経支配 – 短趾屈筋**
内側足底神経，S1–S2．

**起始**
踵骨結節の足底面，足底筋膜．

**停止**
第2趾から第5趾の中指節骨．

**学習のポイント**
このレベルのDNBは，拘縮，痙縮，ジストニアの鑑別に用いることができる．難治性のジストニアや拘縮に対しては，経皮的腱切開術や開腹手術が行われることもある．
通常，最初の治療としてBoNTが試みられる．
神経障害のある患者では感覚障害に注意する．

内在筋に対する脛骨神経支配：内側足底神経と外側足底神経

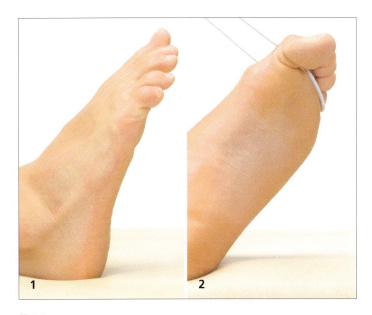

### 作用
**足底方形筋（1）**は，足の内側から外側に走る長趾屈筋の腱を引っ張る．そのため，つま先を踵の方向に屈曲させる．
長趾屈筋の作用に足底方形筋の作用が加わることで，特に足首がすでに屈曲しているとき，足指をより強力に屈曲できる．
**短趾屈筋（2）**は，長趾屈筋を補足して足指を屈曲させる．
短趾屈筋の方が短いため，長趾屈筋は足関節と距腿関節の屈曲に集中することができる．

### 水平断の解剖
（1）短趾屈筋
（2）足底方形筋
（3）足底内側神経，動脈，静脈
（4）足底外側神経，動脈，静脈
（5）母趾外転筋
（6）伏在静脈

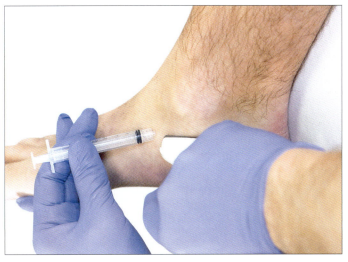

### 注射手技
注射は，足底神経の内側と足底の両部分に作用する．血管への近接に注意して刺入する．

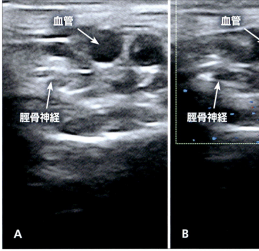

### USの主要原則
これは足根管注射によく使われる部位と同じである．
両方の枝が影響を受ける（A）．
カラードップラーを用いると，線維症の患者でも神経の位置がわかり，穿刺を避けることができる（B）．

Index

# Index

## 筋

手の小指外転筋　120 f.

短母指外転筋　114 f.

短内転筋　134 f.

長内転筋　132 f.

大内転筋　140 f.

母指内転筋　122 f.

上腕二頭筋　84 f.

大腿二頭筋　148 f.

上腕筋　86 f.

腕橈骨筋　88 f.

手の背側骨間筋　122 f.

短橈側手根伸筋　93, 124 f.

長橈側手根伸筋　93, 124 f.

尺側手根伸筋　93, 126 f.

総指伸筋　128 f.

橈側手根屈筋　91, 104 f.

尺側手根屈筋　92, 116 f.

小指屈筋　120 f.

短趾屈筋　168 f.

長趾屈筋　166 f.

深指屈筋　91, 92, 108 f., 118 f.

浅指屈筋　91, 106 f.

短母指屈筋　124 f.

長母指屈筋　91, 110 f.

腓腹筋　160 f.

薄筋　136 f.

広背筋　78 f.

手の虫様筋　114 f., 120

小指対立筋　120 f.

母指対立筋　114 f.

手掌骨間筋　122 f.

恥骨筋　138 f.

大胸筋　74 f.

小胸筋　76 f.

方形回内筋　112 f.

円回内筋　91, 102 f.

足底方形筋　168 f.

大腿直筋　144 f.

半膜様筋　150 f.

半腱様筋　152 f.

ヒラメ筋　162 f.

後脛骨筋　164 f.

## 神経

大腿神経　142-145

外側胸筋神経　74

正中神経　90, 97, 99, 102-115

内側胸筋神経　72, 76

筋皮神経　80 f., 84-87, 97, 98

閉鎖神経　130-141

橈骨神経　88 f., 93, 98, 124-129

坐骨神経　146-153

脛骨神経　156-169

胸背神経　72, 78

尺骨神経　92, 98 f., 99, 116-123

## 訳者略歴

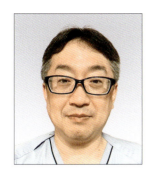

**久保　仁（くぼ　じん）**
医学博士
獨協医科大学卒業
国際医療福祉大学市川病院　リハビリテーション科部長
国際医療福祉大学市川病院　病院准教授
国際医療福祉大学医学部リハビリテーション医学教室講師

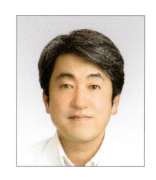

**瀬戸　一郎（せと　いちろう）**
医学博士，歯学博士
東京医科歯科大学歯学部歯学科卒業
スイス・ベルン大学医学部医学科卒業
総合南東北病院放射線治療科
東京大学医学部非常勤講師

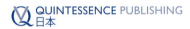

## 超音波を用いた痙縮治療アトラス
標的筋への最適な施注のために

2024年11月10日　第1版第1刷発行

編　著　者　Paul Winston／Daniel Vincent
　　　　　　ポール ウィンストン　ダニエル ヴィンセント

翻　　　訳　久保　仁／瀬戸一郎
　　　　　　くぼ　じん　せ と いちろう

発　行　人　北峯康充

発　行　所　クインテッセンス出版株式会社
　　　　　　東京都文京区本郷3丁目2番6号　〒113-0033
　　　　　　クイントハウスビル　電話(03)5842-2270(代表)
　　　　　　　　　　　　　　　　　(03)5842-2272(営業部)
　　　　　　　　　　　　　　　　　(03)5842-2279(編集部)
　　　　　　web page address　https://www.quint-j.co.jp

印刷・製本　サン美術印刷株式会社

Printed in Japan
ISBN978-4-7812-1027-8　C3047

禁無断転載・複写
落丁本・乱丁本はお取り替えします
定価はカバーに表示してあります